pfeiffer
bei Klett-Cotta

Zu diesem Buch

Insbesondere im Bereich der Kinder- und Jugendlichenpsychotherapie ist es wichtig und notwendig, möglichst kreativ und abwechslungsreich zu arbeiten. Dieser Erkenntnis trägt der vorliegende *erste Band (für die Arbeit mit Kindern und Jugendlichen)* ebenso Rechnung, wie der 2005 erscheinende *zweite Band (für die Arbeit mit Bezugspersonen und Familien).*
Im Zentrum dieses Buches stehen erlebnisorientierte Übungen und Materialien sowie Störungs- und Behandlungs-Informationen, welche die praktische psychotherapeutische Arbeit und die Vorbereitung von Therapiesitzungen erleichtern. *Einstiegs-, Gefühls- und Besinnungsübungen* werden ebenso mit wörtlichen Instruktionen vorgestellt wie *Übungen zur Sozialen Kompetenz, Selbsthilfe und störungsbezogene Übungen.* Verschiedene Informationen, Übungen und Materialien eignen sich auch für Eltern und Erzieher als »Hilfe zur Selbsthilfe«.
Fragen der Rahmenbedingungen von Kinder- und Jugendlichenpsychotherapie, verschiedene Störungen sowie die theoretische Einbettung und Anwendungsmöglichkeit der Übungen werden verständlich thematisiert. Zahlreiche *Fallbeispiele* und ein *Fragebogen* für Kinder und Jugendliche machen das Buch zu einem anschaulichen praxisbezogenen »Arbeitsbuch«.

Die Autorin:
Gudrun Görlitz, Diplom-Psychologin, arbeitet als Psychotherapeutin für Kinder, Jugendliche und Erwachsene in einer Praxisgemeinschaft in Augsburg. Sie ist als Lehrtherapeutin, Supervisorin und Selbsterfahrungsleiterin anerkannt und gehört dem festen Dozentenstamm der Bayerischen Akademie für Psychotherapie (BAP) und dem Centrum für Integrative Psychotherapie (CIP) in München an. Weitere Veröffentlichungen bei Pfeiffer: *Körper und Gefühl in der Psychotherapie (Basis- und Aufbauübungen).*

Gudrun Görlitz

Psychotherapie für Kinder und Jugendliche

Erlebnisorientierte Übungen und Materialien

Pfeiffer bei Klett-Cotta

Leben lernen 174

Pfeiffer bei Klett-Cotta

Printed in Germany
Umschlag: Michael Berwanger, München
Titelbild: Pablo Picasso: »Paul als Pierrot«

Satz: PC-Print, München
Auf holz- und säurefreiem Werkdruckpapier gedruckt
und gebunden von Gutmann + Co., Talheim
ISBN 3-608-89735-6

Bibliographische Information Der Deutschen Bibliothek
Die Deutsche Bibliothek verzeichnet diese Publikation in der
Deutschen Nationalbibliographie; detaillierte bibliographische
Daten sind im Internet über <http://dnb.ddb.de> abrufbar.

Inhalt

für
Hannah
Sarah
Nico
Carsten
Axel
und
Andi

mit großer Dankbarkeit
für die schöne gemeinsame Kinder-Zeit

Besonders bedanken möchte ich mich bei *Friederike Bröhan*, die mit viel Fachverstand das Manuskript las und mir wertvolle Anregungen gab. Mein Dank gilt auch den Teilnehmern meiner Supervisonsgruppen, die mit ihrer Begeisterung für Kinder- und Jugendlichenpsychotherapie, ihrem Wissensdurst und ihren intelligenten Fragen einen indirekten Anstoß für dieses Buchprojekt gaben. Einige ihrer Gedanken und Beiträge finden sich auch in diesem Band wieder. Hier möchte ich insbesondere *Andreas Mühlbauer, Michaela Nagel, Christiane Hoch, Sabine Schrödl* und *André van Wickeren* erwähnen. Ein herzliches Dankeschön möchte ich auch an meine kleinen und größeren Patienten richten, deren Fortschritte und kreative Ideen mich immer wieder von neuem beflügeln und die mir stets die Wichtigkeit eines lebendigen erlebnisorientierten Umgangs widerspiegeln. Frau *Dr. Christine Treml* danke ich für die Ermunterung zu diesem Projekt und die mühelose Zusammenarbeit.

Augsburg, im April 2004 *Gudrun Görlitz*

Einleitung

Für Kinder und Jugendliche einen »kreativen Erlebnisraum« zu schaffen, ist sowohl im Alltag als auch in der Therapiesitzung förderlich und wichtig.

- Spielen, Malen, Kneten, Trommeln, Tanzen, Hüpfen, Klatschen, Rollen spielen,
- Masken herstellen, mit Puppen spielen, Briefe und Erlebnisbücher schreiben,
- den Körper spüren, Gefühle darstellen, Gesang und Musik einsetzen,
- ein Video drehen, Bilderbücher ansehen, ein Memory oder Problempuzzle basteln
- Entspannungsgeschichten erfinden, sich bewegen, Lösungen durchspielen usw.

sind erlebnisorientierte Interventionen – die, zielorientiert eingesetzt, den persönlichen und therapeutischen Alltag von Kindern, Eltern und Therapeuten bereichern.

In diesem Zusammenhang beschäftigen sich Kinder- und Jugendlichenpsychotherapeuten, Kollegen in der Aus- und Weiterbildung häufig mit folgenden ganz konkreten Themen und Fragen, zu denen es bisher – als Überblick – kaum praxisbezogene Literatur gibt:

- Was braucht ein Kind, um sich gesund zu entwickeln?
- Welche psychischen Auffälligkeiten sind im Kindes- und Jugendalter als »behandlungsbedürftige Krankheit« ernst zu nehmen?
- Ist die kindliche Verhaltensauffälligkeit ein Symptom mit Krankheitswert oder vielleicht nur ein »gesundes Aufbäumen« gegen krank machende Lebensumstände?
- Was zeichnet einen guten Kindertherapeuten aus?
- Welches Wissen ist nötig, um gute Kindertherapie durchführen zu können?
- Wie transportiere ich das Wissen kindgerecht?
- Wie bekomme ich Zugang zum Kind und seiner Familie?
- Wie motiviere ich Kinder, Mütter und vor allem auch Väter zur Mitarbeit?

- Wie ist der konkrete Ablauf einer Kinderpsychotherapie?
- Wie kann ich in möglichst kurzer Zeit die Symptomzusammenhänge erkennen?
- Welche Übungen und Materialien eignen sich für den Erziehungsalltag und die Psychotherapie mit Kindern, Jugendlichen und Eltern?
- Wie werden erlebnisorientierte Übungen in den Behandlungsplan integriert?
- Mit welchen Methoden können die verschiedenen Störungen behandelt werden?
- Wie verläuft der Weg vom Erstgespräch zum Behandlungsplan?
- Was ist bei Falldarstellungen und der Erstellung eines Antrages zur Kostenübernahme bei den Krankenkassen zu beachten?
- Welche weiteren Möglichkeiten, außerhalb einer Psychotherapie, gibt es, Eltern und Kinder zu unterstützen und zu stärken?

Diese und andere Fragen werden, neben der Darstellung vieler erlebnisorientierter Übungen für Kinder, Jugendliche und Bezugspersonen, in den beiden Bänden *Psychotherapie für Kinder und Jugendliche* und *Psychotherapie für Kinder und Familien* praxisorientiert beantwortet.
Im *ersten Band* wird die praktische Arbeit mit Kindern und Jugendlichen dargestellt, im *zweiten Band* die Arbeit mit Bezugspersonen und Familien. Als theoretische Grundlage dienen wissenschaftliche Erkenntnisse der Entwicklungspsychologie und der Verhaltenstherapie, die größtenteils auch auf andere methodische Ausrichtungen der Kinder- und Jugendlichenpsychotherapie übertragbar sind. Erlebnisorientierte Übungen erleichtern es, Kinder- und Jugendlichenpsychotherapie sowie die notwendige Eltern- und Familienarbeit mit Inhalt zu füllen, d. h., das umfangreiche Wissen kann damit oft müheloser in den Therapiealltag transportiert werden.

Die Therapie mit Kindern und Jugendlichen ist besonderen Gesetzmäßigkeiten unterworfen, da meist die Eltern oder andere Bezugspersonen die so genannten »Auftraggeber« sind und das Kind sich selten freiwillig in Psychotherapie begibt. Nur Jugendliche sind manchmal auch selbst an einer Psychotherapie interessiert. Diesen Besonderheiten der Kinder- und Jugendlichenpsychotherapie muss

Rechnung getragen werden, indem auch die Bezugspersonen in den Behandlungsprozess einbezogen werden. Kinder- und Jugendlichenpsychotherapeuten berücksichtigen neben ihrem Patienten und seiner Familie weitere Personen und Systeme (wie z. B. Erst- und Zweit-Familie, Großfamilie, Kindergartengruppe, Schulsituation, peer group usw.).

Nach einem kurzen Theorieüberblick werden in diesem *ersten Band* verschiedene kindgerechte Basisübungen und leicht verständliche Informationen für Kinder und Jugendliche in Form von *Einstiegsübungen*, *Gefühlsübungen*, *Sozialen Kompetenzübungen* und *Übungen zur Selbsthilfe* vorgestellt. In einem störungsbezogenen Kapitel werden Informationen und *Übungen zu verschiedenen Störungen* dargestellt. Der Band schließt mit einem *Fragebogen für Kinder- und Jugendliche* sowie weiteren hilfreichen Interventionen, Anregungen und Informationen für Therapeuten.

Im *zweiten Band »Psychotherapie für Kinder und Familien«* folgen dann Informationen für die Eltern- und Familienarbeit sowie erlebnisorientierte *Übungen für Familien und Bezugspersonen*, *Falldarstellungen*, *Übungen für die gemeinsame Arbeit mit Eltern und Kindern*, *zwei Kassenanträge und Behandlungsverläufe*, ein *Elternfragebogen* für die Kindertherapie und weitere Anregungen für die Psychotherapie mit Bezugspersonen und Familien.

I. Grundlagen der Kinder- und Jugendlichenpsychotherapie

Es ist nie zu spät,
eine glückliche Kindheit zu haben.
(Ben Furman, 2002)

1. Einführung

1.1 Fallbeispiel Klaus

Dieses erste – eher theoretische – Kapitel möchte ich mit einer kurzen Falldarstellung beginnen, um Ihnen, dem Leser, die Anwendungsmöglichkeiten der erlebnisorientierten Übungen, Informationen und Therapiematerialien in einem Gesamttherapiekonzept kurz zu veranschaulichen.

> Klaus ist elf Jahre alt. Er geht nicht mehr zur Schule. Er hat seine Mama verloren. Sie ist an Brustkrebs verstorben, als er neun Jahre alt war. Heute ist sein Papa immer noch genauso traurig wie damals.
> »Er hängt in letzter Zeit in Kneipen rum und kommt spät nach Hause. Er hat doch mich«, sagt Klaus, »aber ich bin eben nicht so viel wert wie Mama. Ich vermisse doch Mama auch. Aber jetzt geht es um mich und meinen Papa. Ich kann auch keinen zu mir einladen, weil Papa nichts mehr in der Wohnung macht, aber alles schaffe ich auch nicht. Es ist ihm egal, ob ich gut in der Schule bin oder nicht. Die anderen hänseln mich. Ich habe Angst um Papa. Ich habe Papa so lieb und will ihm helfen. Aber manchmal bin ich auch so wütend auf ihn. Ich habe keinen Bock mehr auf Schule.«

Im Verlauf von 30 Einzelsitzungen werden zunächst die schwierigen Lebensumstände, die Trauer des Sohnes und die des Vaters thematisiert. Es werden lebenspraktische Veränderungen eingeleitet (Unterstützung durch eine Tante und eine Zugehfrau) und Kontakte zur Lehrerin hergestellt. Ein *Hausbesuch* und ein Besuch in der

Schule geben Anhaltspunkte für therapeutisch nutzbare *Verstärker* und *Ressourcen* von Klaus (sprachliche, sportliche und künstlerische Begabung) und des Vaters (handwerkliche Geschicklichkeit und Spaß an *Spielen* wie Schach, Siedler von Catan usw.). Der Vater beginnt mit Klaus ein Regal für sein Zimmer zu bauen und bringt ihm Schach bei. Am Wochenende gehen sie regelmäßig einmal gemeinsam zum Sport. Klaus darf auch einmal wöchentlich einen Freund einladen.

- Klaus sortiert seine Probleme und entwickelt allmählich mit meiner Hilfe Lösungsstrategien, in erster Linie mit der Übung *Problemtopf*.
- Er profitiert von den Übungen *Das starke Ich*, *Mein innerer Helfer*, *Grenzen wahren* und *Trösten**. Er lernt mithilfe des Arbeitsblattes *Gefühle von A bis Z* seine Gefühle besser wahrzunehmen und auszudrücken.
- Der Vater erhält die *Informationen Entwicklungsförderndes Verhalten** und *Eine Stunde Elternzeit**;
- er erfährt die Übungen *Liebe ist …**, *Mein Wunschkind**, *Blick auf das Positive** und *Kraftquellen für die Familie**.
- Beide führen einmal wöchentlich eine *Selbstbeobachtungsliste*, z. T. auch mit der Tante eine *Familienkonferenz** durch.
- Ein *Verstärkerprogramm** für Klaus (Schulbesuch, Hausaufgaben, begrenzte Pflichten im Haushalt übernehmen) und für den Vater (pünktliches Nachhausekommen, regelmäßige Spiel- und Zuwendungszeit für Klaus), wird von beiden relativ gewissenhaft eingehalten. Sie belohnen sich für 100 Punkte mit einem gemeinsamen Ausflug in einen Freizeitpark.
- Die noch notwendige Trauerarbeit von Klaus geschieht durch ein *therapeutisches Buch* für die Mutter, mit Bildern, Fotos, Beschreibung gemeinsamer Erlebnisse, verschiedenen *therapeutischen Briefen** an die Mutter sowie einem Abschiedsritual.

Für seine notwendige Trauerarbeit und ein beginnendes Alkoholproblem (das sich jedoch durch o. g. Interventionen bereits gebessert hat) holt sich der Vater ebenfalls psychotherapeutische Unterstützung bei einem Kollegen. Klaus geht nach zwei Monaten wieder

---

Die genannten Übungen und Materialien findet der Leser in diesem Band (für Kinder und Jugendliche) oder im zweiten Band* (für die Arbeit mit Familien und Bezugspersonen).

regelmäßig zur Schule und hat nach fünf Monaten wieder Interessen und Kontakte aufgebaut. Dadurch und aufgrund der wieder erwachten Liebe des Vaters zu seinem Sohn hat sich allmählich seine Stimmungslage deutlich verbessert. Zum Abschied hat mir Klaus das folgende Bild gemalt:

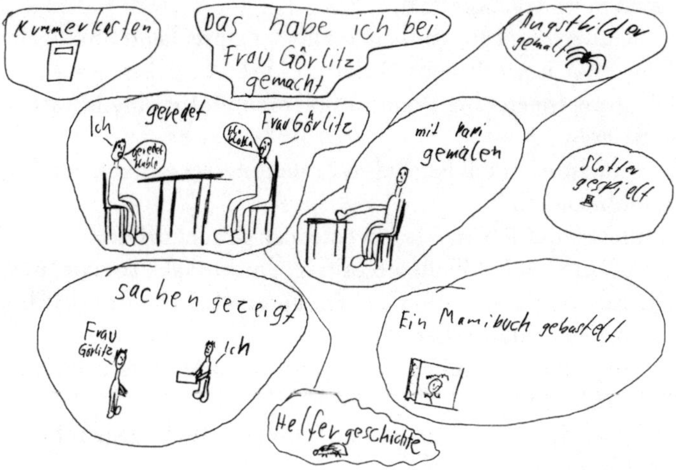

Kummerkasten
Das habe ich bei Frau Görlitz gemacht
Angstbilder gemalt
Ich
geredet
Frau Görlitz
mit Kari gemalen
gespielt
sachen gezeigt
Frau Görlitz
Ich
Ein Mamibuch gebastelt
Helfergeschichte

1.2 Anforderungen an einen guten Kinderpsychotherapeuten

Sie haben einen sehr anspruchsvollen Beruf gewählt mit einer langen und umfangreichen Ausbildung. Die Anforderungen an einen guten Kinder- und Jugendlichenpsychotherapeuten sind komplex, die therapeutische Weiterbildung nach einem Diplom-Studium der Psychologie, dem Studium der Medizin, der Pädagogik oder Sozialpädagogik anspruchsvoll. Sicherlich haben Sie inzwischen häufig genug erlebt, dass für uns die Behandlung von psychischen Auffälligkeiten, Störungen und Erkrankungen bei Kindern und Jugendlichen eine mehrfache Herausforderung darstellt. Neben dem notwendigen:

- Störungswissen
- Methodenwissen
- Beziehungswissen
- Ressourcenwissen

müssen wir weiteren vielfachen Anforderungen gerecht werden. Wir sollten in der Lage sein,

- mit Kindern und Jugendlichen altersentsprechend umzugehen
- ebenso mit Erwachsenen (Eltern, Lehrer, Erzieher usw.)
- Bezugspersonen »ins Boot zu holen« und für eine Mitarbeit zu motivieren
- die manchmal brach liegenden Erziehungsressourcen von Vätern zu mobilisieren
- Familien- und Partner-Interventionen durchzuführen
- uns auf unterschiedliche kognitive, emotionale, soziale, moralische Entwicklungsstufen des Patienten (1. Lebensmonat bis 21. Lebensjahr) einzustellen
- den »Spagat« zwischen Elternauftrag und Kindbedürfnissen hinzubekommen
- mit besonderen Problemen der Schweigepflicht gegenüber Kind und Eltern umzugehen
- Fachwissen in kindgerechte Sprache zu übersetzen
- Kindern, die häufig unmotiviert sind, eine tragfähige Therapiemotivation zu vermitteln
- Erziehungsvorstellungen von Eltern, die manchmal den unsrigen konträr laufen, mit Distanz und ohne Abwertung zu betrachten
- mit Reparaturwünschen von Eltern, für das Kind förderlich, umzugehen
- Zeit und Mobilität für zusätzliche Interventionen außerhalb der Therapieräume zu ermöglichen (In-vivo-Übungen, Hausbesuche, Kindergarten- und Schulbesuche usw.)
- Spaß am Spiel mit Puppen, beim Malen und Spielen, Sitzen auf dem Fußboden, im Rollenspiel, bei verschiedenen Körperübungen usw. zu haben
- unsere eigenen lebensgeschichtlichen Themen nicht auf das Kind oder die Familie zu projizieren

- ausreichend Selbstreflexion und Professionalität zu besitzen als Schutz vor einer möglicherweise unprofessionellen Rolle (gute, bessere oder böse Eltern, Richter, Freund usw.)
- und neben allem auch auf die eigene Psychohygiene zu achten, sodass wir in der Lage sind, pro Tag zwischen 5 und 8 Patienten à 50 Minuten zu diagnostizieren und/oder zu behandeln.

Dies alles erfordert umfangreiches Wissen, Liebe zu Kindern und Eltern und kreative Fähigkeiten, und so manchesmal stehen wir plötzlich vor einem Problem, mit all dem vielen Wissen im Kopf – und fragen uns, was mache ich jetzt? Dieses Wissen lernen Sie in Ihrem Studium und während Ihrer Therapieweiterbildung, viele Fähigkeiten bringen Sie sicherlich auch persönlich mit. Eine Erweiterung dieser Fähigkeiten und eine kurze Auffrischung von Grundlagenwissen soll Ihnen dieses Buch vermitteln. Die verschiedenen Übungen, Informationen und Arbeitsmaterialien für Kinder, Jugendliche und Eltern sollen Ihnen helfen, Ihr Wissen vielleicht noch etwas müheloser kind- und elterngerecht zu transportieren.
Bevor ich zu einem kurzen Theorieüberblick übergehe, möchte ich Ihnen zunächst – zur Schulung von Empathie und Feinfühligkeit, den wichtigsten Voraussetzungen zum Aufbau einer guten Beziehung – die Selbsterfahrungs-Übung *Mein inneres Kind* vorstellen. Diese Übung können Sie bei Bedarf auch in der Elternarbeit einsetzen.

1.3 **Übung** zur Selbsterfahrung: Mein inneres Kind
(für Therapeuten und zur Elternarbeit)

Erfahrungen aus der eigenen Kindheit spielen in der Beziehungsgestaltung zu Kindern oft unbewusst eine wesentliche Rolle. In unserem erwachsenen Körper, in unseren Gedanken und Gefühlen finden sich heute noch alle Erinnerungsspuren der damaligen Empfindungen und Erlebnisse des kleinen Kindes. Therapeuten und Eltern, die ihre kindlichen Anteile nicht reflektieren und sich Kindern und Jugendlichen gegenüber nicht erwachsen verhalten, können diese oft nicht in ausreichendem Maße bei ihrer gesunden Entfaltung oder ihrem Heilungsprozess unterstützen. Die therapeutische Arbeit mit dem inneren Kind findet sich in unterschiedlichen Therapieschulen wieder. Verschiedene Selbsterfahrungsübungen wie die *Mitgefühlsübung* von Reddemann (2003), *Ich hab' an dich gedacht, Das innere Kind wiegen, Pflück dir eine Identität, Rollen in der Lebensgeschichte, Bedürfnisse* usw. von Hippler (in: Hippler & Görlitz, 2001), können eigene regressive Tendenzen identifizieren und Nachreifung einleiten. Auch Sulz (1994) hat einen guten Überblick über die menschlichen Bedürfnisse zusammengestellt. Die folgende Übung *Mein inneres Kind* habe ich aus diesen gesammelten Erfahrungen zusammengestellt. Diese Übung kann auch im Rahmen der *person- oder patientenorientierten Selbsterfahrung* (s. Sulz, 2003) durchgeführt werden.
Der im Anschluss an die Übung dargestellte exemplarische *Brief an das innere Kind* eignet sich auch zur Verwendung als *Therapiematerial.*

1. Ziele der Übung

- Selbstreflexion
- Bewusstmachung und Erweiterung erwachsener Anteile
- Identifizierung blinder Flecken
- Förderung von Empathie und Einfühlungsvermögen
- Analyse der eigenen Lebensgeschichte
- Auseinandersetzung mit eigenen regressiven Wünschen

2. Dauer
Bildbetrachtung: 10 Min.
Kontakt mit dem inneren Kind aufnehmen: 10 Min.
Brief an das innere Kind: 10 Min.

3. Durchführung und Instruktion
Für diese Übung werden verschiedene Kindheitsfotos aus unterschiedlichen Lebensabschnitten benötigt. Sollten keine Fotos mehr vorhanden sein, wird mit inneren Bildern, Symbolen, oder Zeichnungen gearbeitet. Die Übung kann für die einzelnen Abschnitte der Kindheit und Jugend mehrmals wiederholt werden.

Wörtliche Instruktion

In Ihrem Beruf als Therapeut (Mutter/Vater) werden Sie ganz besonders gefordert, selbst erwachsen zu sein, um dem Ihnen anvertrauten Kind eine Stütze sein zu können. Sie sind der Helfer und Förderer dieses Kindes, indem Sie sich einfühlen, mit ihm lachen und spielen, es stützen und leiten und mit ihm Regeln (und Erziehung) aushandeln. Sie werden ihm einen gesunden Weg in sein zukünftiges Leben zeigen. Um gut mit Kindern umgehen zu können, ist es auch wichtig, mit dem eigenen inneren Kind gut umzugehen, dessen Erinnerungsspuren in unserem Körper, in den Gedanken und Gefühlen bis heute verankert sind.

1. Bildbetrachtung
Betrachten Sie nun bitte Ihre mitgebrachten Kinderfotos (oder die vorgestellten) und wählen Sie dasjenige aus, das Sie emotional am meisten berührt (oder Ihr frühestes Foto). Legen Sie dann dieses Bild auf den Stuhl, der vor Ihnen steht, und betrachten Sie es genauer (oder stellen Sie es sich vor). Versuchen Sie nun, so gut es Ihnen heute möglich ist, sich in dieses Kind einzufühlen.
- In welcher Umgebung wächst dieses Kind auf?
- Was denkt und fühlt es?
- Wer kümmert sich um dieses Kind?
- Wer erzieht es?
- Wer gibt ihm Wärme und Liebe?
- Wer handelt mit ihm Regeln aus?

- Wer verletzt es?
- Wer begleitet es in seiner geistig-seelischen Entwicklung?
- Was vermisst dieses Kind?
- Welche angenehmen und unangenehmen Erziehersätze hört es?
- Welche unerfüllten Wünsche hat es?
- Wer fordert und wer fördert es?
- Wer verwöhnt es?
- Wer bringt ihm Verständnis entgegen?
- Darf es Kind sein, oder muss es sich schon wie ein kleiner Erwachsener benehmen?
- Welche weiteren Gedanken und Gefühle löst dieses Bild in Ihnen aus?

Lassen Sie sich ein wenig Zeit, diese und auch Ihre eigenen Fragen auf sich wirken zu lassen (2 Min.).

2. *Kontakt mit dem inneren Kind aufnehmen*
Schließen Sie nun bitte Ihre Augen, setzen (oder legen) Sie sich bequem hin. Überlassen Sie sich dem Rhythmus Ihres Atems, Ihren Gefühlen und Gedanken. – – – / – – –
Versuchen Sie nun, mit Ihrem inneren Kind nochmals in Kontakt zu treten, mit jedem Atemzug ein wenig mehr. – – – / – – – Nehmen Sie auch körperlichen Kontakt auf, indem Sie sich selbst umarmen und dabei an Ihren Oberarmen die Berührung durch Ihre Hände spüren können. Drücken und streicheln Sie Ihr inneres Kind ein wenig. – – – / – – –
Sagen Sie diesem inneren Kind, wie lieb Sie es haben und auf welche Weise Sie für es auch in Zukunft – in Ihrer heutigen und zukünftigen Rolle als erwachsene Frau (Mann) – sorgen werden – – – wie Sie ihm alles zu geben versuchen, was es benötigt, – – – und wie Sie es weiter beachten, pflegen, fordern und fördern werden. – – –
Heute und zukünftig als erwachsene Frau (Mann) sind Sie in der Lage, diesem inneren Kind in Ihnen das zu geben, was es für ein gesundes Leben benötigt, selbst dann, wenn es vielleicht von den eigenen Eltern nicht alles bekommen haben sollte, was es damals gebraucht hätte.
Drücken und streicheln Sie Ihr inneres Kind, indem Sie sich jetzt nochmals fest umarmen und streicheln, und versprechen Sie ihm,

dass Sie ihm ein erwachsener Begleiter sein werden – – – / – – –, damit Sie immer mehr Fähigkeiten entwickeln, auch Ihren kindlichen Patienten (Kindern) ein erwachsener Begleiter zu sein.

– – – / – – –

Nehmen Sie sich nun noch ein wenig persönliche Zeit, liebevoll, energievoll und erwachsen mit Ihrem inneren Kind zu sprechen.

– – – / – – –

Gleichgültig welche verschiedenen Gefühle während dieser Übung in Ihnen hochgekommen sind, versprechen Sie Ihrem inneren Kind, es nicht für eigene Zwecke zu missbrauchen, es nicht zu verlassen und mit ihm respektvoll und erwachsen umzugehen, so wie Sie dies auch mit Ihren Patienten (Kindern) tun werden. – – – / – – –
Nehmen Sie dieses innere Kind in Ihrer Vorstellung bei der Hand und zeigen Sie ihm Schritt für Schritt und Tag für Tag den Weg in ein erwachsenes Leben.

3. Brief an das innere Kind

Wenn Sie dann nach fünf tiefen Atemzügen wieder mit Ihrer Aufmerksamkeit in diesen Raum zurückkehren werden, dann betrachten Sie – nachdem Sie Ihre Augen geöffnet und sich wieder orientiert haben – nochmals in Ruhe, mit Einfühlung, Wohlwollen und einem inneren und äußeren liebevollen Lächeln Ihr Bild. Stellen Sie sich dabei vor, dass Sie gleich, in wenigen Minuten, an dieses innere Kind einen Brief schreiben werden. (1–3 Minuten Pause)
Beginnen Sie nun einen Brief an Ihr inneres Kind aus Ihrer heutigen erwachsenen Perspektive zu schreiben. Versprechen Sie ihm alle Liebe und Geborgenheit, alle Förderung und Unterstützung, allen Respekt und Verständnis und alles andere, was Ihr inneres Kind von Ihnen als sein erwachsener Begleiter benötigt (ebenso wie Ihre Patienten), um die Herausforderungen seines zukünftigen Lebens gesund bewältigen zu können.

4. Mögliche Anschlussübungen

- Bild des »inneren Kindes« malen
- Videoanalysen von Eltern-Kind-Interaktionen zur Identifizierung blinder Flecken
- Information Psychosoziale Entwicklung
- Therapiematerial *Entwicklungsziele**

- Leitfaden *Entwicklungsförderndes Verhalten**
- Therapiematerial *Einfühlsame Erziehersätze**
- Übung: *Familienbotschaften* (in: Görlitz, 2003 b, Körper und Gefühl in der Psychotherapie – Aufbauübungen, S. 241)
- Übung: *Ich bin nicht allein, ich habe mich* (in: Görlitz, 2003 b, S. 194)
- Arbeitsblatt *Persönliche Bedürfnisse* (siehe Hippler, 2001, S. 137)
- Arbeit mit dem inneren Kind als »Ego-State-Therapie« nach Reddemann (2004, S. 117–133)
- Weitere Selbsterfahrungsübungen für Psychotherapeuten (vgl. Sulz, 2003; Hippler & Görlitz, 2001; Schmelzer, 1997)

Beispiel für einen liebevollen Brief an das innere Kind

Liebes Kind,

zunächst möchte ich dich auf dieser Welt und in meinem persönlichen Lebensraum nochmals ganz herzlich willkommen heißen. Du bist in deiner besonderen Art schön, wertvoll und liebenswert. Dass du geboren wurdest, hat einen wichtigen Sinn und ist eine große Freude für mich, für dich und eine Reihe anderer Menschen, die dir im Laufe deines Lebens begegnen. Ich helfe dir dabei, die Menschen zu suchen und zu finden, die es gut mit dir meinen, und den Kontakt mit ihnen zu pflegen. Ich verspreche dir, dass du mir vertrauen und dich auf mich verlassen kannst. Deine seelischen und körperlichen Bedürfnisse will ich beachten und dich nicht über deine persönlichen Grenzen hinaus überfordern. Ich werde dir alle Geborgenheit, Wärme, Liebe, Schutz und Sicherheit geben, die du benötigst. Ich möchte dich wertschätzen, beachten und dich unterstützen, so gut ich es kann; und dir auch all das geben, was du vielleicht von deinen Eltern nicht bekommen konntest. Ich werde versuchen, dir nach meinen Möglichkeiten gleichzeitig eine einfühlsame Mutter und ein guter Vater zu sein. Ich möchte dir auch ein gutes Vorbild sein und dich hinführen zu altersentsprechenden Verhaltensweisen und zur Entwicklung von Normen und Werten. Gleichzeitig werde ich auch darauf achten, dass du in den Grenzen, die angemessen sind, immer mehr selbst bestimmen kannst. Wichtig ist es mir auch, dich zu fördern und zu

fordern sowie deine Begabungen und Talente zu finden und zu pflegen. Das, was du zum Leben brauchst, musst du dir nicht auf ungesunden oder unreifen Umwegen suchen. Du kannst mir deine Gefühle, Wünsche, Sehnsüchte und Bedürfnisse direkt mitteilen, damit wir gemeinsam prüfen können, ob sie für die jeweilige Situation angemessen sind.
Ich halte und umarme dich, ich achte und ich liebe dich.
Deine Beschützerin

Görlitz, G. (2004). Psychotherapie für Kinder und Jugendliche. Erlebnisorientierte Ünungen und Materialien. Pfeiffer. Reihe »Leben lernen« Nr. 174

2. Theoretischer Hintergrund

Mit dem nun folgenden kurzen Theorieüberblick möchte ich Ihnen nochmals verdeutlichen, wie Sie sich die Erkenntnisse der psychologischen Forschung und der Entwicklungspsychologie für die Kinder- und Jugendlichenpsychotherapie nutzbar machen und dies auch in erlebnisorientierte Übungen umsetzen können.

2.1 Grundlagen der Psychologie und Kinderpsychotherapie

Entwicklungspsychologie

Das entwicklungspsychologische Wissen stellt eine wesentliche Grundlage für die Psychotherapie im Allgemeinen und für die Behandlung von Kindern und Jugendlichen im Besonderen dar. Die Entwicklungspsychologie ist ein Teilgebiet der wissenschaftlichen Psychologie. Die empirische Entwicklungspsychologie hat eine etwa hundertjährige Geschichte und befasst sich allgemein mit Veränderungen und Stabilitäten im Lebenslauf. »Entwicklungspsychologie ist der Zweig der Psychologie, der sich mit altersbezogenen Veränderungen in den psychischen Funktionen des Menschen befasst. Derartige Veränderungen sind über die gesamte Lebensspanne von der Zeugung bis zum Tod zu beobachten. Um diesen Aspekt zu betonen, spricht man auch manchmal von einer Entwicklungspsychologie der Lebensspanne« (Zimbardo, 1999, S. 450). Die Entwicklungspsychologie beschreibt die individuelle Entwicklung des Menschen als zeitlich gerichtete und geordnete Folge von teilweise genetisch festgelegten Veränderungsprozessen. Nahezu alle Kinder lernen sprechen, manche früher, manche erst später. Die meisten Jugendlichen können besser logisch denken als ihre jüngeren Geschwister, doch manchen gelingt dies besser als anderen. Um Entwicklung zu erklären, müssen sowohl die universellen gemeinsamen als auch die jeweils individuellen Aspekte berücksichtigt werden, die sich z. B. auf dieses besondere Kind beziehen (S. 456). Gegenstand der Entwicklungspsychologie ist u. a. neben der Be-

schäftigung mit dem gemeinsamen Erbe der Menschen und dem Wechselspiel von Anlage–Umwelt die psychosoziale Entwicklung, die kognitive und die sozial-emotionale Entwicklung (Bindung), die moralische Entwicklung, die Identitätsbildung usw.
Das Modell von Sroufe (1979) beschreibt den Verlauf der Kindheitsentwicklung vom ersten Lebenstag bis zum Alter von 12 Jahren und

Die Rolle der Bezugspersonen vom 1.–12. Lebensjahr

Periode	Alter in Monaten	Entwicklungsaufgaben des Kindes	Die Rolle der Bezugsperson
1	0–3	Physiologische Regulation (sich zu jemandem hinwenden)	Sanfte Routinen, z. B. Synchronizität und Rhythmik
2	3–6	Spannungs- oder Erregungskontrolle	Sensibilität, kooperative Interaktionen
3	6–12	Aufbau einer stabilen und effektiven Bindung	Reagibilität, z. B. kontingentes Verhalten
4	12–18 1 1/2 J.	Erkundung und Bewältigung	Sicherheit geben, z. B. wenn das Kind sich ängstigt
5	18–30 1 1/2–2 1/2 J.	Individuation	Unterstützung und Hilfestellung, z. B. wenn das Kind eine Aufgabe nicht selbst bewältigen kann
6	30–54 2 1/2–4 1/2 J.	Impulskontrolle, Geschlechtsrollenidentifikation, Gleichaltrigenbeziehungen	Klare Verhaltensregeln, flexible Grenzen setzen, Normen und Werte vermitteln
7	72–144 6–12 J.	Körperliche und schulische Kompetenz, soziale Kompetenz, Freundschaften	Problemlösestrategien, z. B. bei Hausaufgaben oder Konflikten, Kontrolle kompetenten Verhaltens, z. B. durch Sport und Spiel

(modifiziert nach Sroufe, 1979)

die altersentsprechende förderliche Haltung von Bezugspersonen. An dieser Tabelle können Sie sich in der Kinderpsychotherapie – auch für die altersangemessene Arbeit mit Bezugspersonen – gut orientieren und z. B. für die Elternarbeit kopieren. Zahlreiche weitere Anregungen für die Elternarbeit finden Sie in *Band zwei.*

Bis vor wenigen Jahrzehnten hat sich die Entwicklungspsychologie überwiegend mit grundsätzlichen, eher theoretischen Fragestellungen beschäftigt und weniger mit angewandten Problemen. »Nachdem die Entwicklungspsychologie zu einem Fachgebiet geworden ist, das immer mehr Anwendung findet, gibt es auch Feldforschung und Forschungsmöglichkeiten in unterschiedlichen Settings. Das Sammeln von Erfahrungen in kulturell, rassisch und ethnisch unterschiedlichen Gruppen gehört immer häufiger zu den therapeutischen Ausbildungsprogrammen« (Cicchetti, 1999, S. 14).
Entwicklungspsychologen haben sich zudem auch mit der Erforschung von Auswirkungen sozialer Probleme beschäftigt, wie z. B. dem Einfluss der Armut auf den psychologischen Entwicklungsprozess, den Auswirkungen von Scheidung der Eltern auf das kindliche Verhalten, den Folgen von Kindesmisshandlung und Vernachlässigung, den Konsequenzen der Erziehung durch minderjährige Mütter oder Väter sowie den Auswirkungen von Tagesheimen und/oder Tagespflege auf die sozioemotionale Entwicklung (S. 1–14).

Entwicklungspsychopathologie

Der Schwerpunkt der Entwicklungspsychopathologie liegt auf der Erforschung der Entstehungsgeschichte von Krankheit, Störung und Beeinträchtigung, weniger jedoch auf deren Behandlung. Sie hat sich in den vergangenen Jahrzehnten als Folge der Integration verschiedener Disziplinen herausgebildet. »Viele der großen Theoretiker auf den Gebieten Embryologie, Neurologie, Verhaltensforschung, Psychoanalyse und Psychiatrie sowie viele Experten der klinischen Psychologie, der experimentellen und der Entwicklungspsychologie haben argumentiert, dass wir mehr über die normale Funktionsweise eines Organismus lernen, wenn wir ihre Pathologie studieren und umgekehrt mehr über ihre Pathologie erfahren, wenn wir ihren Normalzustand erforschen« (Cicchetti, 1999, S. 12).

Die Entwicklungspsychologie hat großen Einfluss auf das Entstehen der Entwicklungspsychopathologie. Auch die Einflüsse von Psychiatrie, der klinischen Psychologie und der Entwicklungspsychopathologie werden in den Forschungsarbeiten von Entwicklungspsychologen immer deutlicher. Sroufe et al. haben in einem 1984 veröffentlichten, zukunftsweisenden Artikel dargelegt, dass die entwicklungspsychopathologische Sicht das auffällige Verhaltensrepertoire, kognitive und sprachliche Funktionen, soziale und emotionale Probleme sowie Veränderungen der anatomischen Strukturen und physiologischen Gehirnprozesse während der gesamten *Lebensspanne* berücksichtigen sollte (S. 15).
Die Entwicklungspsychopathologie konzentriert ihr Interesse hauptsächlich auf die Untersuchung von Risikogruppen oder psychopathologisch auffälligen Bevölkerungsgruppen. Sie enthält aber auch die Kenntnis über normale psychische Entwicklungsprozesse. Entwicklungspsychopathologen erkennen, wie wichtig die Untersuchung des Abnormalen ist, um unser Wissen über normale Abläufe zu vertiefen. »Zusätzlich zur Erforschung der psychologischen Entwicklungsprozesse der gesamten Lebensspanne befasst sich die Entwicklungspsychopathologie auch mit der Mehr-Generationen-Perspektive. Hierbei geht es um zwei wesentliche Punkte: Eltern übertragen ihre Gene und sie liefern den Entwicklungskontext. Entwicklung muss im Zusammenspiel dieser beiden Komponenten gesehen werden« (S. 20). Dieses Mehr-Generationen-Muster gibt es z. B. beim Tourette-Syndrom und bei der Depression. Durch die Erforschung der Interaktionen zwischen Genen und Umwelt im Verlauf der psychologischen Entwicklung kann man die gegenseitigen Wechselwirkungen zwischen konstitutionellen und psychosozialen Faktoren besser verstehen.
Entwicklungspsychopathologen müssen die normalpsychologische Entwicklung kennen und Abweichungen aufdecken, die sich während der Entwicklung ereignen, sowie die Faktoren und Mechanismen definieren, die das Individuum von einem bestimmten Weg abbringen oder auf einen mehr oder weniger angepassten Weg zurückführen können. Entwicklungspsychopathologie unterstreicht auch, dass Menschen im Verlauf einer psychischen Erkrankung Bewältigungsmechanismen zeigen können. »Psychopathologie aus der Sicht der Lebensspanne zu betrachten ermöglicht es, entwicklungs-

psychologische Überlegungen im Einklang mit klinischen Konzepten zu bringen, die angewandt werden, um die natürliche Geschichte von Störungen zu definieren« (S. 21).

Klinische Kinderpsychologie

Die Klinische Psychologie liefert durch Prävention, Behandlung und Rehabilitation neben der medizinisch-ärztlichen Betreuung einen wesentlichen Beitrag zur Gesundheitsversorgung der Bevölkerung. Ihre Erkenntnisse beruhen auf Ergebnissen der Allgemeinen und Differenziellen Psychologie, Sozialpsychologie, Biologischen und Neuropsychologie, Psychosomatik, psychologischen Diagnostik, der allgemeinen Psychopathologie und Therapieforschung in interdisziplinärer Zusammenarbeit mit Psychiatrie und Psychosomatik (Fröhlich, 1997).
Die *Klinische Kinderpsychologie* hat sich nach Petermann (2004) in den letzten 10 Jahren zu einem wichtigen Teilgebiet der Klinischen Psychologie entwickelt, wobei in dieser Teildisziplin vor allem Aspekte der Entwicklungspsychologie das Aufgaben- und Berufsfeld bestimmen. Die Klinische Kinderpsychologie sucht nach früh auftretenden Indikatoren für Entwicklungs- und Verhaltensabweichungen, die man global als Risikofaktoren für psychosoziale Belastungen und psychische Störungen bezeichnen kann. Insgesamt lassen sich fünf wichtige Anwendungs- und Berufsfelder unterscheiden: Prävention und Gesundheitsförderung im Kindesalter, Pädiatrische Kinderpsychologie, Klinische Kinderneuropsychologie, Kinderpsychotherapie und Kinderrehabilitation (Petermann, 2004, S. 33).

Klinische Entwicklungspsychologie

Die Klinische Entwicklungspsychologie ist ein neues Fach, das die Erkenntnisse der Entwicklungspsychologie und der klinischen Psychologie miteinander verbindet. Vor einigen Jahren zeigten sich noch Defizite bei der Anwendung der klinischen Psychologie im Kindes- und Jugendalter. In letzter Zeit jedoch gibt es gehäuft Bemühungen, in der klinischen Psychologie auch Entwicklungsperspektiven in Therapie und Intervention zu berücksichtigen. Behandlungskonzepte müssen auf die entsprechenden Entwicklungsphasen von Kindern und Jugendlichen abgestimmt werden (Resch, 1996). Das Wissen über die Genese von Pathologie und über mögliche Entwicklungsziele soll dabei für die klinische Psychologie genutzt werden.

Die in diesem und im zweiten Band mehrfach dargestellten Tabellen (*Entwicklungsaufgaben, Entwicklungsziele, Psychosoziale Entwicklung* usw.) sind im Sinne der Klinischen Entwicklungspsychologie für Therapeuten und Bezugspersonen sehr nützlich, um die Interventionen an den jeweiligen Entwicklungsstand des Kindes anpassen zu können.

Salutogenese

Das salutogenetische Modell von Aaron Antonovsky (1987) stellt explizit die Frage der Gesundheit in den Mittelpunkt des Interesses. Es geht von der Prämisse aus, dass Menschen ständig mit belastenden Lebenssituationen konfrontiert werden. »Es liegt in der Natur der menschlichen Existenz, dass stressreiche Ereignisse allgegenwärtig sind. Gleichwohl gibt es Menschen, die mit belastenden, widrigen und widersprüchlichen Lebenserfahrungen produktiv umgehen können, während andere auf Stressoren mit einem Spannungszustand reagieren und krank bzw. auffällig werden. Antonovsky versucht in seinem Modell der Salutogenese eine Antwort darauf zu finden, wie es Individuen gelingt, gesund zu bleiben und keine Auffälligkeiten oder Krankheiten zu zeigen, obwohl sie Stressoren und Belastungen ausgesetzt sind« (Lenz, 1999, S. 113). Das Konzept der Salutogenese untersucht die Bedingungen, unter denen sich Gesundheit entwickelt und unter denen sie gefördert werden kann. Es betrachtet Gesundheit als eine dynamische Interaktion zwischen belastenden und entlastenden bzw. schützenden Faktoren. Diese können sowohl innerhalb als auch außerhalb der Person liegen. Daher sind ressourcenorientierte Übungen für Kinder (z. B. *Mein innerer Helfer*) und Eltern (z. B. *Kraftquellen für die Familie**) besonders wichtig.

Widerstandsressourcen

Das Konzept der so genannten Widerstandsressourcen gegenüber Belastungen ist ein wichtiger Teil des Modells der Salutogenese. Widerstandsressourcen entscheiden darüber, ob Belastungen sich in einer Beeinträchtigung des Wohlbefindens oder in Symptomen niederschlagen. Folgende Faktoren werden als *Widerstandsressourcen* bezeichnet:

1. *Organismisch-biochemische* Widerstandsquellen (Potenziale des Körpers, die gegen Krankheitserreger und Stressoren immun machen).
2. *Materielle Ressourcen* (Verfügbarkeit über Geld, Arbeit und Wohnung) als Voraussetzung für Sicherheit, Schutz, Kleidung, gute Ernährung usw.
3. *Kognitiv-emotionale Widerstandsquellen* (wie Intelligenz, Wissen und Bildung, Ich-Stärke usw.).
4. *Soziale Widerstandskräfte* (Unterstützungspotentiale, die das soziale Netzwerk einer Person zur Verfügung stellt).
5. *Makrostrukturelle Widerstandsressourcen* (Grad der kulturellen Integration, eine Position im sozialen Gefüge, Gefühle von Geachtetheit und Sinnfälligkeit des eigenen Handelns innerhalb der Gesellschaft). (S. Lenz, 1999, S. 113–114)

Kohärenzsinn

Eine innere Kraft, der so genannte *Kohärenzsinn*, entscheidet darüber, ob eine Person in der Lage ist, seine Widerstandsressourcen entsprechend einzusetzen. Sie besteht aus folgenden persönlichen Fähigkeiten:

- die Welt zu verstehen,
- in ihr zurechtzukommen,
- das eigene Handeln als sinnvoll zu begreifen
- und dass es sich lohnt, sich dafür zu engagieren.

Eine Public-Health-Studie über Gesundheitsrisiken und Gesundheitsbewusstsein konnte nachweisen, dass Heranwachsende umso mehr psychosomatische Beschwerden und Demoralisierungssymptome nennen, je niedriger die gemessenen Werte für den Kohärenzsinn sind (Keupp, 1997). »Der Kohärenzsinn erweist sich als eine generalisierte Ressource, der unter den gegenwärtigen gesellschaftlichen Modernisierungsprozessen eine besondere Rolle bei der Entwicklung von Kindern und Jugendlichen bzw. bei der Bewältigung von Entwicklungsaufgaben zukommt« (Lenz, 1999). Die Welt für Kinder und Jugendliche hat an Eindeutigkeit verloren, was einerseits Befreiung von einengenden Lebensformen bedeutet, andererseits erfordert diese Freiheit ein hohes Maß an Selbstverantwortung und Eigeninitiative. Vielfältige Lebensstile und Entscheidungsmöglichkeiten und -notwendigkeiten sowie hohe mobile Leistungsanforderungen erfordern differenzierte Bewältigungs- und Copingstrategien. Kinder und Jugendliche müssen vor allem in folgenden Bereichen Kompetenzen erlernen:

- Entscheidungen autonom zu treffen,
- unübersichtliche Prozesse zu überblicken und
- Ambivalenzen auszuhalten und zu verarbeiten.

Je mehr diese sowie soziale und kommunikative Fähigkeiten bei Kindern und Jugendlichen vorhanden sind, desto größer ist die Chance, die verschiedenen Entwicklungsaufgaben zu bewältigen. Der Kohärenzsinn begünstigt Selbststeuerungsfähigkeiten, Selbstorganisationsprozesse und die Entwicklung von Selbstsicherheit.
Becker (1995) hat das inzwischen zur Salutogenese vorliegende Wissen in eine Theorie der Persönlichkeitsentwicklung konzeptuell zusammengefügt. Eine seiner Grundannahmen besagt, dass die *Verhaltenskontrolle* für die Entwicklung seelischer Gesundheit von zentraler Bedeutung ist. »Kontrollierte Menschen verfolgen eher Fernziele und beachten stärker als Spontane soziale Werte, Normen, Konventionen und Pflichten, während Spontane stärker am Hier und Jetzt bzw. an kurzfristigen Annäherungszielen interessiert sind. Kontrollierte haben ein stärkeres Bedürfnis nach Orientierung und Sicherheit, Spontane schenken ihren physiologischen Bedürfnissen und ihrem Explorationsbedürfnis mehr Beachtung« (Fiedler, 1999, S. 329).

Vulnerabilität

Als Vulnerabilität wird eine erhöhte Verletzlichkeit der Psyche für seelische Erkrankungen bezeichnet. Psychische Störungen entstehen demnach aus einem Zusammenspiel zwischen *Disposition* und aktuellen *Stressfaktoren*. Vulnerabilität entwickelt sich als Prozess im Laufe des Lebens. Es wird zwischen der primären und der sekundären Vulnerabilität unterschieden. Die *primäre Vulnerabilität* ist durch ungünstige genetische Dispositionen (z. B. Erbkrankheiten) oder durch prä- oder perinatale Schädigungen (z. B. Schwangerschaftserkrankungen) bedingt, die *sekundäre Vulnerabilität* dagegen durch negative Umwelteinflüsse (z. B. Vernachlässigung oder belastende Eltern-Kind-Beziehungen).
»Bestimmte Risikofaktoren erhöhen die Wahrscheinlichkeit einer gestörten Entwicklung, während Schutzfaktoren sie senken. Ihre Wechselwirkung bestimmt den Grad der Vulnerabilität einer Person und ihre Anfälligkeit *(Diathese)* für bestimmte Störungen« (Rollett, 2002, S. 715). Nach dem *Diathese-Stress-Modell* kommen zu der durch Risikofaktoren entstandenen Anfälligkeit bestimmte Umweltstressoren hinzu. Widerstandsfähige (resiliante) Kinder können oft erheblichen Stressoren widerstehen, die bei weniger belastbaren Kindern zu Störungen führen würden. Ob sich z. B. ein Lebensereignis als Trauma entwickelt, hängt entscheidend von den damit zusammenhängenden Umständen ab. Es gibt Hinweise, dass z. B. der Verlust eines Elternteils im frühen Kindesalter nur dann zu erhöhter Vulnerabilität in Richtung depressiver Symptome führt, wenn mit diesem Verlust einschneidende Lebensveränderungen, wie Mangel an Fürsorge und Beziehungen, verbunden sind. Auch das subjektive Erleben trägt entscheidend dazu bei (Resch, 1999, S. 618). Eine verlässliche Vertrauensperson in der Umgebung des Kindes gilt als wesentlicher Schutzfaktor, der eine geringe Anfälligkeit begünstigt.

Bindung

Zwischen einem Kind und seinen engsten Bezugspersonen entwickelt sich fast immer ein affektives Band. Dies ist die Folge vorprogrammierter Verhaltensmuster im Kind, die sich gezielt auf die-

jenige Person richten, die sich um das Kind kümmert. Am häufigsten ist dies die natürliche Mutter. Durch dieses Bindungsverhalten soll Mutter und Kind nah zusammengehalten werden. In Familien, in denen der Vater regelmäßig anwesend ist, entwickelt der Säugling auch eine Bindung zum Vater. Im Verlauf einer gesunden Entwicklung führt Bindungsverhalten anfangs zu Bindung zwischen Kind und Elternteil, später zu Bindungen zwischen Erwachsenen, wobei die entsprechenden Verhaltensformen über den ganzen Lebenslauf hinweg aktiv sind. »Obwohl es am häufigsten während der Kindheit gezeigt wird, hält man Bindungsverhalten für allgemein charakteristisch für menschliche Wesen. Es schließt Weinen und Rufen ein – was Fürsorge hervorruft –, Nachlaufen, Berühren und Anklammern und auch heftigen Protest, immer wenn ein Kind allein oder bei Fremden zurückgelassen wird. Wenn das Kind älter wird, nimmt die Häufigkeit und Intensität ab, mit der Bindungsverhalten gezeigt wird. Nichtsdestoweniger bestehen all diese Verhaltensformen im Erwachsenenleben fort und sind besonders offensichtlich, wann immer eine Person verängstigt, gestresst oder krank ist.« (Grossmann & Grossmann, 2003 a, S. 59)
Eltern nehmen ihrerseits durch die Art, wie sie auf ihre Kinder eingehen und mit ihnen umgehen, schon sehr früh Einfluss auf die Qualität kindlicher Bindungserfahrungen. Nach *John Bowlby* und *Mary Ainsworth* entwickelt das Kind personenspezifische Bindung in den ersten beiden Lebensjahren in mehreren Etappen. Mary Ainsworth hat sich wissenschaftlich mit den Unterschieden in der Bindungsqualität beschäftigt und ein standardisiertes Untersuchungsverfahren zur Beobachtung des Bindungsverhaltens bei 12- bis 24-monatigen Kindern entwickelt, den so genannten *Fremde-Situations-Test (FST)*. Ihr Modell der sicheren bzw. unsicheren Qualität der Mutter-Kind-Bindung beinhaltet drei unterschiedliche Bindungsstile:

Information: Bindungsstile

1. *Bindungsstil A: unsicher-vermeidend*
   Diese Kinder scheinen schon in frühem Alter Belastungen durch Verringerung ihres Emotionsausdrucks zu verarbeiten. Sie zeigen einen hohen Anstieg des Stresshormons Cortisol. Die Mütter gehen bereits mit ihrem Baby wenig einfühlsam, sogar teilweise feindselig um und verlangen schon sehr früh von ihm eigenständige Regulation seiner Gefühle.
2. *Bindungsstil B: sicher, balanciert*
   Diese Kinder sind entweder emotional eher stabil, oder sie haben einfühlsame sensitive Mütter, die verlässlich, offen und freundlich sind. Sie zeigen ihre Gefühle, weil sie sich darauf verlassen können, dass die Mutter den Kummer beseitigt und ihnen bei der Regulierung ihrer Gefühle hilft.
3. *Bindungsstil C: ambivalent-unsicher*
   Diese Kinder übertreiben ihren Kummer, damit ihre Not auch wirklich wahrgenommen wird. Gleichzeitig ist der Kummer auch häufig mit Ärger über die mangelnde Reaktion der Bindungsperson gemischt. Die Mutter wird mal als überschwänglich herzlich, mal als unerreichbar erlebt, ohne vorhersagbares Verhaltensmuster. (Rauh, 2002, S. 199–200)

Die frühe Bindungsqualität wirkt sich auf die spätere Entwicklung aus. »Kinder, die als Einjährige als sicher gebunden klassifiziert wurden, fanden sich im Kindergarten und in der Grundschule besser zurecht, waren in konflikthaften Situationen mit Gleichaltrigen kompetenter, zeigten weniger Feindseligkeit und wiesen insgesamt weniger Verhaltensprobleme auf als Kinder mit unsicherem Bindungsmuster in der Kleinkindzeit« (Rauh, 2002, S. 202).
Folgendes Interaktionsverhalten in der frühen Kindheit begünstigt eine sichere Bindung:

- Feinfühligkeit für kindliche Signale
- Positive Haltung gegenüber dem Kind
- Synchronisation, sanfte Abstimmung der Interaktionen mit dem Kind
- Unterstützung und Stimulation durch häufige Interaktionsaufnahme mit dem Kind

Einen zentralen Stellenwert nimmt dabei die *»Feinfühligkeit«* ein. Feinfühlige Mütter nehmen subtile Signale, Wünsche und Launen wahr und zeigen Einfühlsamkeit mit ihren Kindern. Eine feinfühlige Mutter kann mit ihrem Baby so umgehen, dass sowohl die Art als auch die Qualität der Interaktion angemessen und prompt ist (Grossmann & Grossmann, 2003 a, S. 418).
In einer Längsschnittanalyse wurde auch die *Vater-Kind-Bindung* untersucht. Demnach scheint die väterliche Spielfeinfühligkeit wichtig zu sein für sichere Explorationsstrategien des Kindes bei Herausforderungen. »Sie ermöglicht Selbstvertrauen in die eigenen Fähigkeiten, weil sich das Kind auf die Unterstützung eines ›Stärkeren und Weiseren‹ verlassen kann, falls es der Herausforderung nicht gewachsen ist« (Grossmann & Grossmann, 2003 b, S. 125). Das Engagement des Vaters im ersten Lebensjahr des Kindes, wie Anwesenheit bei der Geburt, seine Responsivität im Umgang mit dem Säugling und seine Spielfeinfühligkeit, wirken sich positiv auf die weitere soziale und emotionale Entwicklung aus. »Wenn der Vater zum 2–Jährigen im Spiel feinfühlig und herausfordernd war, zeigten die Kinder im Kindergarten weniger Verhaltensauffälligkeiten, antworteten im Alter von sechs und zehn Jahren kompetenter und eher sozial orientiert, wenn sie gefragt wurden, wie sie mit Belastungen umgehen, berichteten mit 16 Jahren über engere Freundschaften, einen angemessenen Umgang mit Problemen und zeigten mehr Selbstvertrauen in neuartigen Situationen« (S. 125). Diese sichere Bindung als »affektives Band« soll dem menschlichen Säugling einerseits Schutz vor lebensbedrohlichen Beeinträchtigungen und sonstigen Widrigkeiten bieten, andererseits soll sie auch eine sichere Basis für die Erkundung und schrittweise Eroberung der Welt sein (Schneewind, 2002, S. 117). Eine sichere Bindung ist demnach auch eine gute Basis für das Gelingen von Ablösung und Autonomie.

In diesem Buch finden Sie sowohl Informationen über die Behandlung der Bindungsstörung als auch im *zweiten Band* Übungen zur Verbesserung des Bindungsverhaltens von Bezugspersonen (z. B. Übung *Mein inneres Kind, Liebe ist …, Blick auf das Positive, Mein Wunschkind*).

Die Funktion des Spiels

Jedes Kind hat ein ganz ursprüngliches Interesse am Spiel und das Bedürfnis, Erwachsene in sein Spiel mit einzubeziehen. Im Spiel kann sich Bindungsverhalten stabilisieren. Es können neue Erfahrungen gemacht, Durchhaltevermögen und Frustrationstoleranz (z. B. ein Spiel durchhalten und verlieren können) eingeübt, Sozialverhalten geschult und Fertigkeiten (z. B. Konzentration, Wahrnehmung, Arbeitstempo usw.) aufgebaut werden. Im gemeinsamen Spiel mit den Eltern kann das Kind Strategien für die Lösung von Konflikten erlernen, es erlebt Zuwendung, Vorbilder, Anregung und Unterstützung. Papoušek & v. Gontard (2003) haben erst kürzlich ein sehr lesenswertes Buch über Forschungsergebnisse zum Thema »Spiel und Kreativität in der frühen Kindheit« herausgegeben. Mechtild Papoušek, weist darauf hin, dass das Kind im Spiel mehr als in allen anderen Alltagssituationen die Chance hat, durch eigene Initiative zu steuern, wann es sich mit welchem Gegenstand wie und wie lange beschäftigt (S. 189). »Sind Eltern nicht bereit oder gelingt es ihnen nicht, sich mit ungeteilter Aufmerksamkeit und emotionaler Einfühlung auf das Spiel mit ihrem Baby einzulassen, übersehen sie die subtilen Zeichen der Befriedigung über ein gelungenes Spiel; sie können kaum den Ernst und Eifer im Spiel wertschätzen, geschweige denn emotional mitschwingen mit dem Engagement, dem angestrengten Ernst, der Anspannung, den unvermeidbaren Enttäuschungen wie auch mit der Freude am Gelingen, dem Stolz und den entspannenden Erholungspausen. Damit wird das Spiel nicht nur für das Kind zu einer lust- und freudlosen Erfahrung, sie berauben sich auch selbst einer wichtigen Quelle positiver Beziehungserfahrung mit ihrem Kind« (S. 191). Aber auch die Eltern verfügen über diese ursprünglichen Fähigkeiten und Bedürfnisse zu spielen. »Umgekehrt finden Eltern im gemeinsamen Spiel Zugang zur inneren Erfahrungswelt ihres Kindes und nehmen an seinen Erlebnissen, seiner Aufregung, seinem Ernst und seiner Freude Anteil« (S. 174). Diese oft unbewussten Kompetenzen und Bedürfnisse der Eltern können in der psychotherapeutischen Arbeit mobilisiert werden. Der gemeinsame Erlebnisraum im Eltern-Kind-Spiel stellt für die kindliche Entwicklung einen wichtigen Schutzfaktor dar. Aus diesem Grund spielt das

Spiel in der Kinderpsychotherapie auch eine so wichtige Rolle (siehe auch Information: *Eine Stunde Elternzeit* im *zweiten Band* – Behandlung von Bezugspersonen und Familien).

Entstehung von Verhaltensauffälligkeiten

Im Verlauf des Heranwachsens verläuft Entwicklung nach genetisch vorbestimmten Entwicklungsphasen und Gesetzmäßigkeiten. »Auf der anderen Seite ist der Mensch ein psychisches Wesen. Seine Lebensgeschichte, Sozialisation und Lernerfahrungen prägen die Persönlichkeit. Auffälligkeiten nehmen häufig ihren Anfang in innerpsychischen Spannungen, familiären Konflikten und gestörten Eltern-Kind-Interaktionen, die sich negativ auf die sozial-emotionale Entwicklung auswirken. Die biophysiologischen und psychischen Kräfte befinden sich in einer permanenten Wechselwirkung mit der sozialen Umwelt und den ökonomischen und kulturellen Lebensbedingungen, in die der Mensch als soziales Wesen eingebunden ist« (Lenz, 1999, S. 116). Für den Psychotherapeuten stellt es eine besondere Herausforderung dar, dass psychopathologische Phänomene im Kindes- und Jugendalter häufig mit familiären und schulischen Erziehungsschwierigkeiten verknüpft sind. »Er muss seine Aufgabe im Spannungsfeld zwischen der Persönlichkeit des Kindes und den erzieherischen Absichten Erwachsener definieren und die Besonderheiten der Eltern-, Lehrer- oder Erzieher-Kind-Beziehung berücksichtigen. Die Arbeit mit Eltern und Bezugspersonen nimmt daher in der Kindertherapie einen zentralen Stellenwert ein.« (Steinhausen & v. Aster, 1993). Entsprechende Informationen und Übungen findet der Leser im *zweiten Band.*

Schulen der Kinderpsychotherapie

In dem Buch »Schulen der Kinderpsychotherapie« von Petzold und Ramin (1991) finden Sie eine ausführliche Beschreibung der bis ca. 1990 gängigen kinderpsychotherapeutischen Schulen. An dieser Stelle möchte ich nur die aktuell bekanntesten kinderpsychotherapeutischen Verfahren kurz erwähnen. Bei Krucker (2000) findet sich folgende Zusammenstellung der wichtigsten Therapieverfahren für

Kinder und Jugendliche einschließlich entsprechender Literaturangaben:

- Die *Kinderpsychoanalyse* nach Anna Freud oder Melanie Klein
- Die *nicht-direktive klientenzentrierte Spiel- und Familientherapie* nach Virginia Axline oder Stefan Schmidtchen
- Die *Integrative Kinder- und Familientherapie* nach Hilarion Petzold
- Die *Traum- und Märchentherapie* nach Verena Kast
- Die *Verhaltenstherapie* mit Kindern und Jugendlichen (siehe Literaturangaben in diesem Band, da sie vielen verschiedenen Autoren zuzuordnen ist).

Da die Verhaltenstherapie überwiegend Grundlage dieses Bandes ist und gleichzeitig auch viele Elemente aus den o. g. Therapieformen integriert hat, möchte ich diese noch etwas ausführlicher darstellen.

Verhaltenstherapie

Die Verhaltenstherapie ist eine wissenschaftlich anerkannte Psychotherapie. Die Wirksamkeit ihrer Methoden wird durch wissenschaftliche Forschung überprüft und bestätigt. Ihre Grundlagen sind u. a. die wissenschaftliche Psychologie, die Lerntheorien, kognitiv-emotionale Theorien, sozialwissenschaftliche Modelle, Konzepte der Selbstregulation sowie medizinische und neurophysiologische Erkenntnisse. In der verhaltenstherapeutischen Kinderpsychotherapie wird besonderer Wert auf eine *ganzheitliche Betrachtung* gelegt.

1. Die Berücksichtigung entwicklungspsychologischer und lebensgeschichtlicher Aspekte.
2. Die Berücksichtigung von familiären und Umwelteinflüssen (das Kind als Teil eines Systems).
3. Die Betrachtung des kindlichen Erlebens auf den vier Ebenen (Gedanken, Gefühle, Körper und Verhalten).
4. Die Wichtigkeit der Förderung von Bindungsverhalten und Spiel in der natürlichen Umgebung des Kindes.
5. Die Nutzung und Mobilisierung von Talenten und Ressourcen.
6. Die Wertschätzung kindlicher und elterlicher Persönlichkeitsmerkmale.

7. Die Betrachtung der funktionalen Aspekte der Symptomatik (Symptomträgerfunktion, Krankheitsgewinn, Gleichgewichts-, Schutz- oder Appellfunktion, Stellvertreter-, Sündenbockfunktion).
8. Die Berücksichtigung von lebenslangen Ablösungsprozessen und Autonomiebestrebungen (Psychotherapie und Erziehung als Entwicklungsbegleitung und Hilfe zur Selbsthilfe).

Die Geschichte der Verhaltenstherapie von Kindern und Jugendlichen hat eine lange Tradition. »Bis ins Jahr 1924 können die Ursprünge der Verhaltenstherapie mit Kindern zurückverfolgt werden: Damals beschrieb *Mary Cover Jones*, wie sie die Angst des dreijährigen Peter vor pelzartigen Objekten nach den Prinzipien des klassischen Konditionierens behandelte. Aber mit wenigen Ausnahmen dauerte es bis in die sechziger Jahre, bevor Verhaltenstherapie mit Kindern – vor allem nach dem Prinzip des instrumentellen Konditionierens – sich verbreitete« (Grotloh-Amberg, 1991, S. 185). Seit Verabschiedung des Psychotherapeutengesetzes im Jahr 1999 erlebt die verhaltenstherapeutische Psychotherapie von Kindern und Jugendlichen einen erneuten Aufschwung. Inzwischen konzentriert sich die Forschung verstärkt auf die Entwicklung von kindgemäßen Interventionen und Methoden. Es ist diagnostisch und therapeutisch wichtig zu berücksichtigen, dass die Störungen von Kindern und Jugendlichen kontextabhängig sind, d. h. von bestimmten Reizen, Personen, deren Interaktionen und Situationen abhängen. Deshalb ist es auch immer notwendig, das gesamte familiäre und außerfamiliäre System zu berücksichtigen, in dem das Kind lebt.
Häufig handelt es sich um vorübergehende Verhaltensabweichungen, die auch wieder verschwinden können, wenn sich die sozialen Bedingungen des Kindes positiv verändern. Deshalb wird in der Verhaltenstherapie das Problemverhalten sowohl alltagsnah als auch unter Berücksichtigung der momentanen Entwicklungsphase abgeklärt. Die Behandlungsmaßnahmen richten sich nicht nur auf die Veränderung des Problemverhaltens, sondern ebenso auf die Umwelt wie z. B. auf die Verhaltensweisen von Bezugspersonen sowie verbesserte Interaktionsabläufe (Lauth et al. 2001, S. 3–7).
In diesem und im zweiten Band finden Sie hierfür eine Reihe von erlebnisorientierten Übungen für die psychotherapeutische Arbeit mit Kindern, Jugendlichen, Bezugspersonen und Familien.

Besonderheiten der Kindertherapie

Im Unterschied zu Erwachsenen sind die meisten Kinder ohne eigene Änderungsmotivation und Veränderungsziele. Oft erfährt das Kind erst in der ersten Sitzung, wo und bei wem es sich befindet und weshalb. Kinder erleben es häufig als Strafe, zu einer Therapie gehen zu müssen. Deshalb ist die primäre Aufgabe des Therapeuten, die Gefühle und Gedanken des Kindes ernst zu nehmen und ihm zu vermitteln, dass die Sitzungen das Ziel haben, mit seiner Umgebung, der Familie, in der Schule, mit Freunden usw. besser zurechtzukommen. Durch Ernstnehmen des Kindes, Transparenz und klare Absprachen ist es möglich, Kinder und Jugendliche zur Therapie zu motivieren. Diese Art von Beziehungsgestaltung kann für die Kinder ein Anreiz sein, sich auf Therapie und die therapeutische Beziehung einzulassen.

Folgendes Schema entspricht den Leitlinien der American Academy of Child and Adolescent Psychiatry für die klinische Exploration von Kindern und Jugendlichen (Bormann, 2001, S. 96):

1. Vorbereitung und Orientierung des Kindes/Jugendlichen vor Beginn der Befragung (durch die Eltern).
2. Klärung des Zwecks der Befragung, einschließlich der Gründe für die Vorstellung des Kindes/Jugendlichen, der Einstellung zur Vorstellung, der Rolle des Untersuchers, Vertraulichkeit und Dauer der Untersuchung.
3. Besprechung der gegenwärtigen Problematik.
4. Abklärung wichtiger Funktionsbereiche des Kindes.
5. Exploration spezieller psychopathologischer Merkmale.
6. Erfragung potenziell traumatischer Erfahrungen.

Eine weitere Besonderheit besteht darin, dass Kinder von ihren Eltern abhängig sind und sich in der Regel ihnen gegenüber loyal verhalten. Daher ist es für Kinder schwierig, über ihre Eltern möglicherweise negativ reden zu müssen. Dies stellt ein Dilemma dar, da Probleme häufig gerade innerhalb der Familie entstehen. Kinder haben meist noch keinen Bezug dazu, dass Schläge, Strafen, Misshandlungen als Ursache ihrer Probleme in Frage kommen.

Die Exploration hat folgende Aufgaben für den Therapieerfolg.

Aufgaben der Exploration für den Therapieerfolg

- Das Kind soll sich im Therapiesetting wohl fühlen.
- Es soll ein Arbeitsbündnis mit dem Therapeuten aufnehmen.
- Es ist für den Therapeuten ein genauso ernst zu nehmender Gesprächspartner wie die Eltern.
- Die ersten positiven therapeutischen Signale sollen bewusst eingeführt werden (Du bist ein liebenswertes, ernst zu nehmendes Kind. Für dein Problem gibt es Hilfe. Du bist nicht verrückt, denn alles, was du tust, hat einen Sinn. Du bist kein schlechter Mensch, aber manches, was du machst, ist schlecht.
- Durch ausdrückliche Bestärkung der Ressourcen und positiven Verhaltensweisen des Kindes und das Fehlen jeglicher Abwertung wird dessen Bereitschaft zur Selbstexploration gefördert.

aus: Bormann (2001, S. 112)

Wie Sie die Exploration lebendig gestalten können, veranschaulicht Ihnen die *»Erlebnisorientierte Information zur Psychotherapie für Kinder«* im nächsten Kapitel.

Die therapeutische Beziehung

Der Aufbau einer tragfähigen therapeutischen Beziehung ist ein zentraler Wirkfaktor psychotherapeutischen Handelns (s. Scholz, 1994, Grawe, 1998). Projektionen eigener unerfüllter Bedürfnisse gegenüber dem Kind oder der Familie, Übertragungs- und Gegenübertragungsphänomene, gegenseitige Erwartungen und Gefühle können zu Störungen des therapeutischen Prozesses führen, vor allem, wenn sich der Therapeut seine in der Therapiesituation entstehenden Gefühle (z. B. überstarkes Mitleid, Verwöhnung, Helfer- oder Bevormundungsverhalten) nicht ausreichend bewusst macht und bearbeitet. »Je besser der Therapeut mit seinen eigenen Konflikten und Versuchungen umgehen kann, desto weniger belasten Übertragung und Gegenübertragung die therapeutische Arbeit. Immer besteht die Gefahr, dass der Therapeut eigene Probleme mit denen des Patienten vermengt und diesen zum Objekt eigener Bedürfnisse macht. (...) Der Therapeut könnte sogar eigene Behandlungsfehler dem Patienten als ›Widerstand‹ anlasten, z. B. wenn er den Patienten falsch eingeschätzt, bevormundet, eingeschüchtert, überfordert hat und diese Einsicht abzuwehren sucht« (Eckstein & Fröhlig, 2000, S. 26–27).

Aus diesem Grund ist die persönliche Selbsterfahrung ein wichtiger Teil der Psychotherapieausbildung. »Die zentrale Angst des Patienten ist nicht die realistische Befürchtung des Erwachsenen, in welcher Weise die Beziehung ein ungutes Ende nehmen könnte, sondern eine aus der Kindheit verbliebene irrationale Angst und Bedrohung, deren Wahrscheinlichkeit und Ausmaß überschätzt wird. So droht bei einem wütenden Disput eventuell Vernichtung oder massive Gegenaggression, beim Aussprechen einer berechtigten Forderung vielleicht endgültiger Liebesverlust. Statt den Patienten mit Samthandschuhen anzufassen, kann der Therapeut zeigen, dass sein Ärger begrenzt und vorübergehend ist und die Beziehung danach gleich gut bleibt« (Sulz, 2003, S. 45).

Der Patient ist in der Regel der Bedürftige und versucht, die Beziehung entsprechend seiner Bedürfnisse zu gestalten. Das Kind, das Anerkennung und Geborgenheit braucht, wird sich so verhalten, dass es gelobt wird und den Therapeuten dazu bewegt, ihm emotional warmherzig zu begegnen. Kinder, Jugendliche oder Eltern, denen Selbstbestimmung sehr wichtig ist, werden nur diejenigen Veränderungen einleiten, die sie selbst entschieden haben. Mit all diesen Phänomenen therapieförderlich umzugehen ist eine wichtige therapeutische Aufgabe, die nur dann gelingt, wenn wir unsere eigenen blinden Flecken ausreichend reflektiert haben und dem Kind als professioneller erwachsener Therapeut (oder als erwachsene Eltern) begegnen können. Nützlich hierfür ist z. B. auch für Therapeuten die Übung *Mein inneres Kind* in diesem Band.

Die Berücksichtigung von Entwicklungsaufgaben

Verschiedene entwicklungspsychologische Modelle beschreiben die Entwicklungsaufgaben eines Menschen vom ersten Lebenstag an. Diese sind eine gute Orientierungshilfe, um das Vorgehen und die Methoden an das Alter der Kinder entsprechend anzupassen. Eines der bekanntesten Modelle ist dasjenige von Havighurst (1982).

Auf der folgenden Tabelle können Sie die Eltern z. B. einschätzen lassen, wie gut einzelne Entwicklungsaufgaben bereits erledigt sind.

Entwicklungsaufgaben (nach Havinghurst, 1982)

Entwicklungsperiode	**Entwicklungsaufgaben**
Frühe Kindheit und Vorschulalter (0–6 Jahre)	Aufbau einer sozialen Bindung (attachment) Verständnis der Objektpermanenz Laufenlernen Erwerb der Blasen- und Sphinkterkontrolle Selbstständigkeit in alltäglichen Verrichtungen Erwerb der Muttersprache Aufbau der Geschlechtsidentität Entwicklung von Phantasie und Spielkompetenz
Mittlere Kindheit (6 bis 12 Jahre)	Erlernen körperlicher Geschicklichkeit Aufbau einer positiven Einstellung zu sich Lernen, mit Altersgenossen zurechtzukommen Erlernen geschlechtsangemessenen Rollenverhaltens Erlernen von Lesen, Schreiben und Rechnen Erwerb von konkret-operationalen Denkfähigkeiten Entwicklung von moralischen Urteilen und Werten Erreichen persönlicher Unabhängigkeit Entwicklung von Einstellungen gegenüber sozialen Gruppen und Institutionen
Adoleszenz (12–18 Jahre)	Aufbau neuer und reiferer Beziehungen zu Altersgenossen beiderlei Geschlechts Übernahme der männlichen/weiblichen Geschlechtsrolle Akzeptieren der eigenen körperlichen Erscheinung Emotionale Unabhängigkeit von den Eltern und von anderen Erwachsenen Vorbereitung auf Ehe und Familienleben Vorbereitung auf eine berufliche Karriere Entwicklung von ethischen Werten, die als Leitfaden für eigenes Verhalten dienen Erstreben und Erreichen sozial verantwortlichen Verhaltens

2.2 Erlebnisorientiertes Vorgehen

Neben den Standardmethoden dienen verschiedene erlebnisorientierte Übungen zur kindgerechten Belebung der Therapiesituation, zur mühelosen impliziten Vermittlung von Informationen und zum Transportieren von Fachwissen in kindgerechte Sprache.
Ein wesentliches Ziel in der Psychotherapie besteht darin, neue Erlebnis- und Erfahrungsmöglichkeiten zu schaffen. Erlebnisorientierte Methoden eröffnen ein ganz neues vielfältiges Spektrum von Zugangsweisen. Durch Interventionen auf der körperlichen und emotionalen Ebene können bestimmte Stimmungszustände provoziert werden, die ihrerseits Veränderungen auf der kognitiven und der Verhaltensebene nach sich ziehen.
Erlebnisorientierte Methoden erleichtern über Emotionen die Internalisierung von Veränderungen. »In der klinischen Praxis hat man es häufig mit Personen zu tun, die große Schwierigkeiten haben, neue (positive) Erfahrungen zu machen, wahrzunehmen und für sich zu nutzen. Andere sind zwar in der Lage, sich auf kleine neue Erfahrungen einzulassen, jedoch nur in einem begrenzten Ausmaß« (Kanfer, Reinecker & Schmelzer, 1996, S. 405). Aus diesem Grund ist es sehr nützlich, im psychotherapeutischen Setting selbst neue Erfahrungs- und Erlebnismöglichkeiten zu schaffen, die dann schrittweise und systematisch in den Alltag des Patienten integriert werden können und damit auch sein Erlebnis- und Verhaltensrepertoire erweitern. Basierend auf Forschungsarbeiten über die neurologischen Grundlagen von Emotionen weisen Kanfer et al. auf die Bedeutung der affektiv-gefühlsorientierten Methoden hin.

1. Durch *Entspannungs- und Besinnungsübungen, Phantasiereisen, Imaginations- und Vorstellungsübungen,* bei denen die gesamte Vielfalt des Wahrnehmungs- und Erlebnisspektrums evoziert werden kann (kinästhetisch, auditiv, visuell, olfaktorisch, gustatorisch, kognitiv, emotional und physiologisch), geraten die Patienten in einen emotionalen und Emotionen stimulierenden Zustand mit entsprechenden Körperempfindungen. Die häufig notwendige Wiederbelebung und Verknüpfung der verschiedenen Wahrnehmungs- und Erlebnisbereiche ist in entspanntem Zustand meist sehr wirksam. Bezüglich einer notwendigen Ver-

haltensänderung können Vorstellungsübungen auch für entsprechende Induktionen, wie z. B. bei der systematischen Desensibilisierung, genutzt werden. (Siehe z.B. Übungen wie *Mein innerer Helfer/Mein Haustier**/*Der bunte Schmetterling*.)

2. Durch *Übungen, die gezielt an bestehende körperliche und emotionale Zustände anknüpfen,* kann sowohl in Einzel- als auch in Gruppensitzungen direkt am hilfreichen Umgang mit Körperempfindungen und Emotionen gearbeitet werden. (Siehe z.B. Übungen *Gespräch mit der Angst/Trösten**.)

3. Durch *körperliche und emotionale Interaktionen der Teilnehmer einer Familiensitzung* können reale neue Erfahrungen erlebt werden, die für Verhaltens- und Einstellungsänderungen sowie Rückmeldeprozesse genutzt werden können. (Siehe z. B. Übungen *Das große und das kleine Nein/Familienkonferenz**.)

4. Durch *Übungen, die gezielt emotionale und körperliche Reaktionen evozieren,* können neue Erfahrungen vermittelt und Verhaltensspielräume eröffnet werden. (Siehe z.B. Übungen *Gefühlsbesinnung/Aktivierungsentspannung usw.*).

5. Durch *Übungen zur emotionalen Rekonstruktion* können unangemessene Affekte, die als Relikt belastender lebensgeschichtlicher Ereignisse das heutige Leben beeinträchtigen, verarbeitet werden. (Siehe z. B. Übungen *Mein inneres Kind**, *Liebe ist …**/ *Mein Wunschkind**.)

6. Durch *körperorientierte Übungen* können neue emotionale und körperliche Erfahrungen in den Bereichen Körperkontakt, Körperwahrnehmung, Körperbewusstsein, körperliche Aktivierung usw. vermittelt und gleichzeitig auch neue emotionale Zustände ausgelöst werden. (Siehe Übungen *Grenze wahren*, *Kräfte messen**.)

---

* (Die mit einem * versehenen Übungen finden sich im zweiten Band »Psychotherapie mit Kindern und Familien. Erlebnisorientierte Übungen für die Arbeit mit Eltern und Familien«; die restlichen Übungen im vorliegenden Band.)

Sowohl die emotionale als auch die physiologisch-körperliche Stimulierung von Patienten muss jedoch diagnostisch und im Gesamttherapiekonzept wohl überlegt sein. Wichtig ist immer die Frage: »Welches Ziel im Behandlungsplan verfolge ich mit dieser Übung?«
Im Folgenden möchte ich noch weitere Vorteile des erlebnisorientierten Vorgehens in der Psychotherapie darstellen:

10 Gründe für erlebnisorientiertes Vorgehen in der Psychotherapie

1. Herstellen einer Verbindung von Kopf und Körper
2. Bessere Verankerung neuer Verhaltensweisen aus lernpsychologischer Sicht, durch Nutzung verschiedener Erlebnisebenen
3. Reduzierung des sprachlichen Übergewichts in der Therapiesituation
4. Erweiterung des Verhaltensrepertoires insbesondere auf der nonverbalen Ebene
5. Nutzung mehrerer Sinneskanäle
6. Förderung des Aufbaus von Kongruenz und Authentizität, d. h. der Übereinstimmung von »Innen und Außen« (Fühlen, Denken, körperliche Empfindungen und Verhalten)
7. Erleichterung des therapeutischen Zugangs zu Emotionen
8. Mobilisierung von therapeutischem Wissen bedingt durch die implizite Förderung von Phantasie und Kreativität
9. Geringere Ansprüche an Patienten bezüglich »intellektueller Differenziertheit«
10. Förderung von Leichtigkeit, Mühelosigkeit, Spaß und Lebendigkeit in der Therapiesituation (vgl. auch Görlitz 2003 b).

Im nächsten Kapitel möchte ich zunächst einige allgemeine erlebnisorientierte Übungen und kindgerechte Materialien vorstellen. In weiteren Kapiteln werde ich dann auch auf störungs- und themenspezifische Übungen und Therapiematerialien eingehen, die sowohl für die Arbeit mit Kindern und Jugendlichen als auch für die Elternarbeit genutzt werden können.
Hier zunächst einige Anregungen für erlebnisorientierte Kurzinterventionen, die sich insbesondere zur Aktivierung und emotionalen Verankerung eignen.

2.3 **Übungen:** Erlebnisorientierte Kurzinterventionen »Vom Reden zum Handeln«

Im Folgenden möchte ich an einigen Beispielen zeigen, wie Sie durch erlebnisorientierte Kurzinterventionen in der Kinder- und Jugendlichenpsychotherapie vom Reden zum Handeln kommen können. Auch hier passen Sie die Interventionen dem jeweiligen Entwicklungsstand des Kindes an und überlegen sich immer, welches diagnostische oder therapeutische Ziel Sie mit dieser Übung verfolgen. Die Verwendung von Comics können dabei die Arbeit mit Kindern lebendiger machen.

Allgemeine Interventionen zur Aktivierung

1. Hier sind sieben rote Karten, die deine Stärken, Fähigkeiten, Interessen und Begabungen darstellen. Gib jeder Karte einen bestimmten Namen (z.B. Sport, Musik, Aussehen, Kontaktfähigkeit, Sprachbegabung usw.) und erzähle (male oder schreibe) dazu eine kleine Begabungsgeschichte in Ich-Form.

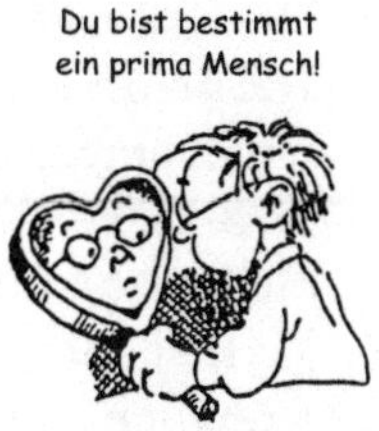

2. Lege diese Schnur stellvertretend für deinen Lebenslauf und markiere wichtige Ereignisse mit farbigen Punkten.
3. Male mir dein Traumzimmer (Traumhaus, Traumort, Traumlehrerin usw.) auf.
4. Nimm dir eine Schweigepause – fünf Minuten persönliche Zeit –, um deine jetzigen Wünsche und Gedanken aufzuschreiben.
5. Wir testen jetzt kurz deine Ausdauer und Kondition. Ich stoppe die Zeit, wie lange du mit diesem Springseil hüpfen kannst (Kniebeugen machen, Schubkarren spielen, auf einem Bein stehen, hüpfen usw.) und wie sich das auf deinen Körper auswirkt.
6. Lass uns zu deinem Problem und seiner Lösung ein Comic, einen Reim, eine Pantomime usw. machen.
7. Schreibe jetzt bitte auf dieses Blatt deine wichtigsten drei Ziele für die kommende Woche.

8. Male deine drei wichtigsten Wünsche.
9. Wir sehen uns nun ein (Bilder-)Buch zum Thema (Gefühle, Angst, Körper, Familie, Arztbesuch usw.) an und überlegen gemeinsam, was davon zu dir passt.
10. Miss deinen Puls und mach dann gemeinsam mit mir 30 Kniebeugen, um die Auswirkung der körperlichen Anstrengung festzustellen.
11. Bring mir zur nächsten Sitzung dein Lieblings-Spielzeug, -Poster, -Buch, -Kuscheltier, -Foto, deine Lieblings-CD usw. mit.

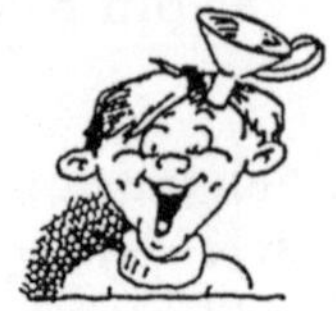

Einleitung von Rollenspielen

1. Dazu machen wir gleich ein Rollenspiel, eine Übung, einen Videofilm …
2. Hier habe ich einige Handpuppen. Wähle bitte aus, welche davon zu dir, deiner Freundin (Mutter/Vater/Lehrerin usw.) passen könnten. Lass uns dann ein Spiel mit diesen Puppen machen (z. B.: Sage mit deiner Puppe der Puppe deiner Freundin, was dich an ihr stört, welche Wünsche du hast usw.).
3. Verteile diese Kissen hier so im Raum, wie deine Familie gewöhnlich um den Tisch sitzt, und lass dann die Kissen miteinander sprechen.
4. Hier sind zwei Stühle, der eine für dich, der andere für deine Mutter (Freund usw.), wechsle hin und her, je nachdem, welche Rolle du gerade einnimmst.
5. Baue mit diesen kleinen Figuren (z. B. aus dem Szeno-Test oder mit Playmobil) eine kleine Familienszene (so wie es gestern Abend bei euch zu Hause war, so wie du es gerne an Weihnachten hättest usw.).
6. Hier hast du ein wenig Knete, mit der du alle Personen deiner Familie modellieren kannst, sie müssen aber nicht unbedingt zu erkennen sein. Anschließend werden wir damit spielen.
7. Schreibe die Namen der Personen, die dir Kummer bereiten, auf diese Karten – auf der Rückseite werden wir im Laufe der Therapie Lösungen sammeln.
8. Schlüpfe jetzt kurz in die Rolle deines Lehrers (Vater o. Ä.) – ich spiele dich – und zeige mir, wie er dich kritisiert.

9. Lass uns vier Masken basteln (für Papa, Mama, Oma, Opa, Tante, Bruder usw.), mit denen wir dann in verteilten Rollen Familienkonferenz (Urlaubsplanung, Mittagessen usw.) spielen können.
10. Male auf die Kuppen deines rechten und deines linken Zeigefingers (oder auf deine Handrücken) zwei Gesichter, eines für dich und eines für deinen Papa (Mama, Kindergärtnerin usw.) und lasse sie miteinander sprechen, so wie diese beiden miteinander reden, wenn sie sich gut verstehen (Ärger, Streit, Freude usw. miteinander haben).

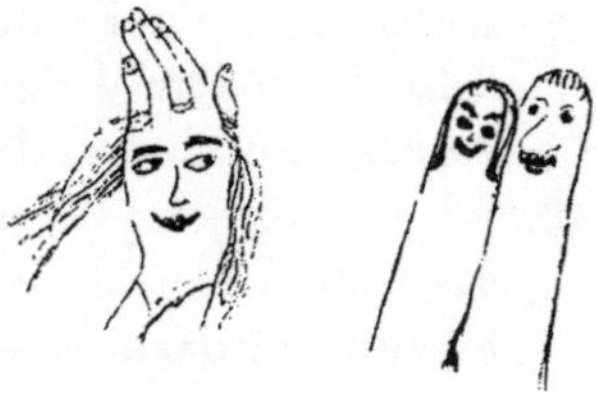

Gefühlswahrnehmung und Gefühlsausdruck

1. Schließe deine Augen und nimm dir ein wenig persönliche Zeit, deine momentanen Gedanken, Gefühle und Körperempfindungen wahrzunehmen, und male anschließend das Gefühl, welches momentan im Vordergrund steht, gegenständlich oder als symbolisches »Kritzelbild«.
2. Zeige mir mit deinen Händen und Armen, wie groß du momentan deine Angst erlebst – und wie es gestern war – und wie du es dir für die Zukunft wünschst.
3. Steh bitte auf und erzähle weiter, indem du (ängstlich, selbstsicher) im Raum auf und ab gehst.
4. Lege deine rechte Hand auf die Stelle deines Körpers, an der du momentan dein Gefühl am intensivsten spürst, und lasse dieses Gefühl größer und dann auch wieder kleiner werden.

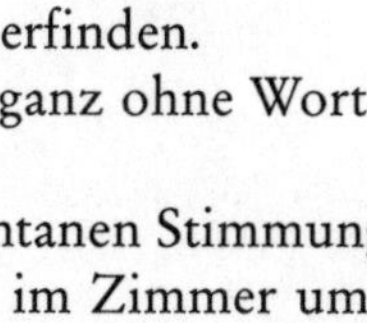

5. Lass uns zu deiner Musik einen Gefühlstanz erfinden.
6. Drücke dein Gefühl körperlich im Stehen – ganz ohne Worte – aus.
7. Suche nach einem Satz, der zu deiner momentanen Stimmung passt, und sprich diesen Satz – während du im Zimmer umhergehst – aus.
8. Zeig mir mal zu dieser Musik, wie gut es dir gelingt, zu ver-

schiedenen Gefühlen einen Rhythmus zu klopfen. Lass es uns gemeinsam versuchen. Trommle mir einen Rhythmus vor, und ich versuche, ihn dir nachzumachen, und dann umgekehrt.

9. Wir werden uns jetzt eine Weile unterhalten, und immer dann, wenn ich dir ein Zeichen gebe, frierst du dein momentanes Gefühl ein, indem du in deiner Körperhaltung verharrst, deine Augen schließt und deine Gefühle erforschst.
10. Ich gebe dir jetzt Kärtchen mit verschiedenen Gefühlen, und du sagst mir, ob dir dazu irgendein Musikstück einfällt (und/oder bringst mir dazu passende Musikstücke in die kommende Sitzung mit).
11. Sieh dir mal dieses Blatt mit Katzengesichtern an (Anm.: siehe nächste Seite, für ältere Kinder eignet sich auch die Gefühlsliste von A bis Z). Welche Katze fühlt sich denn so wie du im Moment (gestern, in der Problemsituation)?

2.4 Therapiematerial Katzengefühle

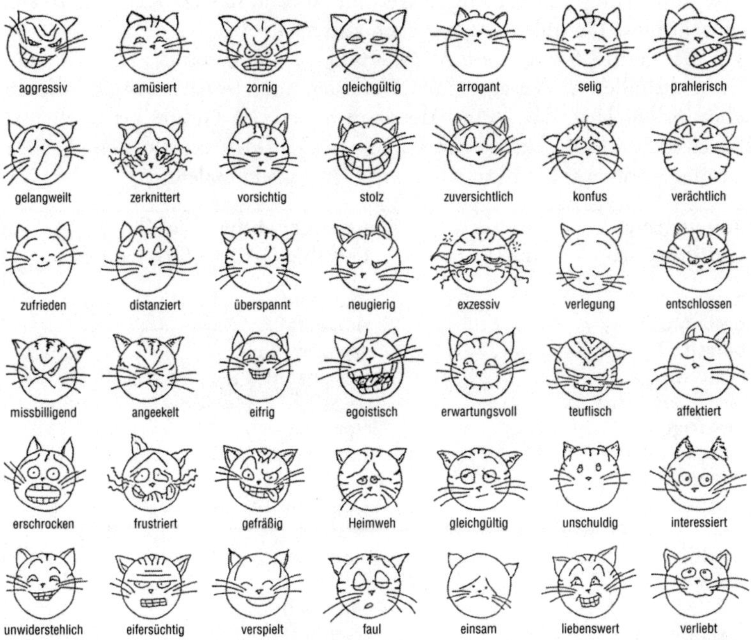

Görlitz, G. (2004). Psychotherapie für Kinder und Jugendliche.
Erlebnisorientierte Ünungen und Materialien. Pfeiffer. Reihe »Leben lernen« Nr. 174

2.5 Therapiematerial: Gefühle von A bis Z

Bitte wähle einige der genannten Gefühle aus und schätze von 1 bis 10 ein, wie sehr diese Gefühle heute auf dich zutreffen:
(1 = sehr gering, 5 = mittlere Ausprägung, 10 = sehr stark).
Vielleicht fallen dir zu einzelnen Gefühlen auch Situationen ein, die du schon erlebt hast, das kannst du dann neben das Gefühl als Stichwort schreiben. Oder du kannst den einzelnen Gefühlen verschiedene Farben zuordnen oder auf ein Extra-Blatt ein Gefühlsbild malen.

angenehme Gefühle 0–10	**Situationen**	**unangenehme Gefühle 0–10**	**Situationen**
ausgeglichen		abgelehnt	
beachtet		abhängig	
befreit		aggressiv	
beruhigt		angespannt	
beschützt		ängstlich	
bestätigt		ärgerlich	
energievoll		aufgeregt	
entschlossen		aufgewühlt	
entspannt		ausgeliefert	
frei		beunruhigt	
friedlich		blockiert	
frisch		einsam	
fröhlich		enttäuscht	
furchtlos		erschöpft	
geborgen		gehemmt	
geduldig		gelähmt	
gelassen		gelangweilt	
gelöst		gereizt	
glücklich		kraftlos	
klar		missverstanden	
konfliktbereit		schüchtern	
kraftvoll		träge	
offen		traurig	
risikobereit		unausgeglichen	
ruhig		unentschlossen	
selbstständig		unfrei	
selbstbewusst		ungeduldig	
sicher		unglücklich	
tatendurstig		unsicher	
überrascht		unterfordert	
unabhängig		unzufrieden	
verstanden		vernachlässigt	
zufrieden		verschlossen	
zuversichtlich		zweifelnd	

II. Erlebnisorientierte Basisübungen und Materialien

1. Einstiegsübungen

Am Anfang einer Kinder- und Jugendlichenpsychotherapie ist es oft sinnvoll, mit kleinen Einstiegs- oder Aufwärmübungen zu beginnen. Dies erleichtert den Beziehungsaufbau und den Einstieg in die symptombezogene Arbeit. Im Folgenden möchte ich Ihnen deshalb einige dieser Einstiegsübungen vorstellen. Im anschließenden Kapitel über störungsspezifische Behandlungsmethoden finden Sie dann auch störungsbezogene Übungen. Zunächst noch einige kurze Informationen zur Anamnese, den probatorischen Sitzungen und zum Beziehungsaufbau.

Anamnese und probatorische Sitzungen

Die ersten fünf probatorischen Sitzungen sowie die biografische Anamnese dienen der Diagnostik und der Feststellung, ob Psychotherapie indiziert ist. Der diagnostische Prozess umfasst sowohl störungsübergreifende Methoden als auch störungsorientierte. Borg-Laufs (2001) teilt die Diagnostik in folgende vier Schritte ein:

1. *Basisdiagnostik* (Anamnese und Exploration des Kindes/Jugendlichen und in der Regel der Eltern)
2. *Erweiterte Basisdiagnostik* (Exploration weiterer Bezugspersonen, Beobachtung in der natürlichen Umgebung, Fragebögen und Testverfahren)
3. *Störungsspezifische Diagnostik* (störungsspezifische Testverfahren und Störungsklassifikation)
4. *Verhaltensdiagnostik* (Erfassungen der symptomauslösenden Bedingungen und aufrechterhaltenden Konsequenzen, S. 19)

Folgender Ablauf hat sich für Anamnese und Probatorische Sitzungen bewährt:

Möglicher Ablauf der ersten fünf Sitzungen

- *Anamnese-Sitzung:* Anamnese und *Exploration* mit den Eltern (ohne Kind). Aushändigen des *Fragebogens zum Lebenslauf* und zur Symptomatik des Kindes
- *Erste probatorische Sitzung: Kennenlernen* des Kindes durch Befragung, Malen, Spiel usw. sowie Beginn der *Erlebnisorientierten Psychotherapie-Information*; Aushändigen des *Fragebogens für Kinder und Jugendliche*; (für die begleitende *Testdiagnostik* sind gesonderte Termine erforderlich)
- *Zweite probatorische Sitzung:* Fortsetzung Anamnese und Fragebogenbesprechung mit den Eltern. Aushändigen einer *Selbstbeobachtungsliste* zur Symptomatik, zum Zuwendungs- und Erziehungsverhalten sowie zur Ressourcenerfassung.
- *Dritte probatorische Sitzung: Interaktionsbeobachtung* mit Videoaufzeichnung der Familie, z. B. drei Standardsituationen: Spiel – Hausaufgaben – Gespräch (ausführliche Darstellung siehe *Band zwei*).
- *Vierte und fünfte probatorische Sitzung:* Ergänzung der biografischen Anamnese, Besprechung der Behandlungsziele und des *Behandlungsplans* (hierzu muss eventuell noch eine weitere Sitzung durchgeführt werden, bis schließlich der *Kassenantrag* erstellt werden kann). Eventuell hier bereits Durchführung eines *Hausbesuchs*

Bereits in der Anamnese-Phase können auch zu diagnostischen Zwecken erlebnisorientierte Übungen, wie z. B. *Mein Problemtopf*, *Familiensoziogramm* begonnen werden. Während dieser Zeit (und auch fortlaufend in der Therapie) führen in der Regel Bezugspersonen (und Kinder) eine *Selbstbeobachtungsliste* zur Symptomatik, zu auslösenden und aufrechterhaltenden Bedingungen sowie zu Ressourcen.

In diesen Sitzungen werden die Voraussetzungen für eine ausreichend tragfähige Therapeut-Patient-Beziehung geprüft und auch die Behandlungsbedürftigkeit und Prognose. Nach Genehmigung des Kassenantrags durch die Krankenkasse beginnt die erste psychotherapeutische Sitzung.

Beziehungs- und Motivationsaufbau bei Kindern und Jugendlichen

Eine elementare Grundlage für das Gelingen einer Psychotherapie ist eine tragfähige Beziehung zwischen Therapeut und Patient. Ohne eine empathische, vertrauens- und respektvolle Beziehung können Methoden nicht wirken. Nach Mackoviak (1999, S. 289–294) sind folgendes Vorgehen und die Verhaltensweisen des Therapeuten hierfür hilfreich:

- Zeigen der Räumlichkeiten und Spielmöglichkeiten
- Erklärung des Ablaufs der Sitzung (s. *Erlebnisorientierte Psychotherapie-Information*)
- Frage nach der eigenen Sicht des Problems (s. Übung *Mein Problemtopf*)
- Fragen nach Interessen und Freizeitaktivitäten (s. *Verstärkerliste**)
- Interesse für die Fähigkeiten und Stärken des Kindes (s. Übung: *Was ich alles kann*)
- Zuverlässigkeit, Transparenz und Konsequenz
- Absprachen und Regeln
- Diskrete Behandlung der vom Kind gegebenen Informationen
- Möglichkeit der Mitgestaltung der Therapiesitzung
- Überzeugung des Kindes, dass sich eine Verhaltensänderung lohnt
- Anpassung der Aufgabenschwierigkeiten an die kindlichen Kompetenzen im Sinne einer Herausforderung (statt Überforderung)
- Etablierung der Verhaltensänderung im Alltag (s. *Selbstbeobachtungsliste*)
- Einbeziehung der Eltern (s. *Band zwei*)
- Abklärung der unterschiedlichen Erwartungen auf Seiten der Eltern und auf Seiten des Kindes (s. Übungen *Familiensoziogramm**, *Familienkonferenz**)
- Berücksichtigung des kindlichen Bedürfnisses nach Verständnis, Akzeptanz und Anerkennung
- Aufgreifen der kindlichen Suche nach einem »Verbündeten«, der sich für die Interessen des Kindes einsetzt und gegen die Ansprüche der Eltern verteidigt
- Nutzung der eigenen extrinsischen Motivierungsquelle in der

Rolle des Therapeuten (manchmal lassen sich Kinder nur dem Therapeuten zuliebe auf eine Verhaltensänderung ein)

- Aufbau einer Eigenmotivation beim Kind (s. Übung *Mein innerer Helfer*)
- Beachtung relevanter Lebensthemen des Kindes bzw. des Jugendlichen in seiner derzeitigen Entwicklungsphase (s. Information *Entwicklungsaufgaben*)
- Einsatz von sozialen, ideellen und materiellen externen Verstärkern (s. Übung *Verstärken**)

Damit Sie sich zu Beginn der Behandlung (oder auch bereits in der Anamnesephase) einen Überblick über die aktuelle Problemsituation des Kindes verschaffen können, ist die Übung *»Mein Problemtopf«* (s. S. 69) sehr geeignet.

Kindgerechte Information

Die Psychotherapie mit Kindern und Jugendlichen erfordert die Berücksichtigung entwicklungspsychologischer Gesichtspunkte und eine jeweils altersangemessene Sprache. Es würde den Rahmen dieses Buches sprengen zu versuchen, für jedes Alter die entsprechenden Übungsanweisungen und Informationen gesondert zu formulieren. Deshalb habe ich eine einfache und kindgerechte Sprache gewählt, die vom Leser mühelos alters- und entwicklungsentsprechend modifiziert werden kann. Hier zunächst ein Beispiel für eine Kurzinformation in der ersten Sitzung mit dem Kind:

Kurzinformation für den Erstkontakt

Du bist heute hier, weil deine Mutter (dein Vater, deine Lehrerin usw.) denkt, dass du Hilfe brauchst. Ich werde mich heute mit dir unterhalten, dich vielleicht auch etwas zu deinen Problemen schreiben oder ein Bild malen lassen, vielleicht auch ein Spiel mit dir spielen. Wir müssen auch erst einmal sehen, ob du tatsächlich meine Hilfe brauchst und ob wir beide uns überhaupt einigermaßen verstehen und mögen. Danach werden wir uns gemeinsam, auch mit deinen Eltern, überlegen, ob es sinnvoll ist, dass du öfter zu mir kommst.

Am Anfang einer Kindertherapie (bei Jugendlichen ist das etwas einfacher) stellt sich immer wieder die Frage, wie wir dem Kind erklären, das selten aus eigener Motivation kommt, was wir hier tun und was Psychotherapie ist. Wie motiviere ich das Kind, dass es weitere Male kommt?

Mackowiak (1999, S. 491–492) nennt hierfür einige grundlegende Bereiche, in denen Kinder sachgemäß vom Therapeuten bzw. von der Therapeutin unterstützt werden müssen:

- Erfragen und Berücksichtigung ihrer Motivation
- Altersgemäße Information
- Explizites Ansprechen ihrer Wünsche und Ängste
- Anerkennung ihrer Fähigkeiten und Rechte
- Förderung ihrer Entscheidungsfähigkeit
- Stützung ihrer Person und Sichtweise gegenüber den erwachsenen Therapieteilnehmern bzw. anderen Auftraggebern (Jugendamt u. Ä.)
- Eingehen auf nonverbale Zeichen von Therapieablehnung
- Unbedingtes Akzeptieren, wenn das Kind den Wunsch äußert, eine »begonnene« Therapie verlassen zu dürfen.

Im Folgenden habe ich, in Anlehnung an diese Kriterien, eine etwas ausführlichere, eher erlebnisorientierte, interaktive Psychotherapie-Information für Kinder, mit eingestreuten Fragen und kleinen Aufwärmübungen zusammengestellt, die auch abschnittweise ausgewählt und auf verschiedene Sitzungen verteilt werden kann. Differenzierten Kindern kann diese Information auch zur Beantwortung einzelner Fragen nach Hause mitgegeben werden. Die Fragen können teilweise auch schriftlich beantwortet werden. Wird die wörtliche Information in der Sitzung gewählt, so können Sie dem Kind auch eine Kopie aushändigen und es mitlesen lassen.

1.1 Erlebnisorientierte Psychotherapie-Information für Kinder

Liebe …

Wahrscheinlich hat deine Mutter, dein Vater, ein Arzt oder irgendeine andere Person aus deiner Umgebung dir empfohlen, mich zu besuchen. Vielleicht denken nur die anderen, dass du Probleme hast, bei denen du **Hilfe** brauchst, vielleicht denkst du es aber auch selbst. Jedenfalls finde ich es gut, dass du gekommen bist.

- Was haben dir denn deine Eltern gesagt, weshalb sie mit dir hierher kommen?
- Was glaubst du selbst, warum du heute hier bist?
- Zeig mir mal mit deinen Händen, wie wichtig es für dich selbst/ deine Eltern ist hierher zu kommen (oder schätze es auf einer Skala von 0 bis 10 ein).

Du kannst dir aussuchen, ob du mir deine **Probleme** aufschreiben, aufmalen oder heute schon erzählen möchtest und ob es Probleme sind, die du mit dir selbst hast oder eher mit anderen Menschen.

- Was ist dir denn am liebsten?
- Wie können wir uns heute, das erste Mal hier in diesen Räumen, deiner Meinung nach am besten kennen lernen?
- Versuche doch gleich mal, mich ein wenig kennen zu lernen, und stelle mir ein paar Fragen.

Wir haben ein paar Sitzungen lang Zeit, um uns dann noch genauer **kennen zu lernen**. Ich möchte möglichst bald alle deine Stärken erfahren, weil sie dir helfen können, Probleme zu überwinden.

- Welche Stärken, Begabungen, Talente oder Hobbys hast du denn?
- Kannst du mir alles, was du gerne tust, aufmalen?
- Welche Fähigkeiten oder Wünsche schlummern noch in dir?
- Was sagen andere über dich, was ihnen gut an dir gefällt oder was sie an dir mögen?

Ich lasse mir auch von deiner Mutter/deinem Vater/deinem Lehrer usw. erzählen, warum sie glauben, dass du Hilfe benötigst, so musst du mir nicht alles selbst erzählen. Vielleicht werde ich auch einen **Hausbesuch** machen, um zu sehen, wie ihr lebt. Mit dir werde ich auch ein paar harmlose, aber vielleicht für dich ganz interessante Tests durchführen, die weder schwierig sind noch wehtun. Ab und zu wirst du hier auch spielen können, mit deinen Eltern, Geschwistern oder mit mir. Denn im **Spiel** kann man sich auch ganz gut kennen lernen.

- Hast du schon einmal einen Test gemacht?
- Soll ich dir einen Test zeigen?
- Was möchtest du dazu noch gerne wissen?
- Welche Spiele spielst du gerne, welche weniger?
- Mit wem spielst du am liebsten?
- Magst du mal meinen Spiele-Schrank sehen?
- Lass mich mal gleich sehen, ob ich dich im Memory/Uno/Domino usw. besiegen kann.
- Bringe mir doch das nächste Mal dein Lieblingsspielzeug mit!

Wenn ich dich, deine Familie und eure Sorgen etwa nach 5 bis 7 Treffen (einschließlich der Tests) gut genug kennen gelernt habe, dann werden wir gemeinsam **Ziele** und Wege festlegen, wie du mit meiner und der Hilfe deiner Familie am besten deine Sorgen überwinden kannst. Wenn die Krankenkasse diesen Therapieplan dann genehmigt hat, dann kannst du ein- bis zweimal in der Woche zu mir kommen, und wir werden durch verschiedene Übungen, die auch viel Spaß machen können, uns gemeinsam deinen Zielen nähern, damit du wieder gesünder und sorgenfreier leben kannst. Ab und zu werde ich auch jemanden aus deiner Familie bestellen.

- Was machst du gerne mit deinen Eltern?
- Was könnte dir denn Spaß machen, mit mir zu tun?
- Lass uns gleich einmal ein kleines Rollenspiel machen.
- Stell dir mal vor, dass du jetzt in die Rolle deiner Mutter schlüpfst und ich bin du. Welche typischen Sätze sagt sie denn zu dir?
- Möchtest du gerne wissen, welche anderen Übungen das noch sein könnten?

- Weißt du vielleicht selbst schon, welche Übungen dir helfen könnten?

Welche **Übungen** ich ganz speziell für dich aussuchen werde, kann ich dir leider erst sagen, wenn du mindestens fünf Mal hier warst. Aber ich kann dir ein paar allgemeine Übungen nennen, damit du eine Vorstellung davon hast, was wir hier tun. Je nachdem, was du von mir brauchst, können wir z. B.

- Entspannungs- oder Bewegungsübungen machen
- in unterschiedlichen Rollen, mit Puppen oder kleinen Figuren verschiedene Lösungen für dein zukünftiges Leben durchspielen
- ein Problem-Buch basteln
- Gefühlsbilder malen oder Phantasiereisen machen
- Konzentrations- oder Helferspiele spielen
- mit Ton oder Knete deine Familie darstellen
- Mutübungen hier im Raum oder auch draußen und auf dem Spielplatz machen
- Angstgedanken bekämpfen
- verschiedene Tipps ausprobieren, z. B. wie man Eltern am besten seine Wünsche sagt oder wie man Freunde gewinnen kann
- Sorgen- und Helferkärtchen malen oder schreiben
- deine Eltern oder Lehrer beraten, wie sie dich unterstützen können.

Was davon sollen wir gleich heute oder das nächste Mal ausprobieren? Hast du zu den Übungen noch Fragen?

Natürlich wirst du vor jeder Sitzung informiert, was wir heute machen, und gefragt, ob du einverstanden bist. Alles, was wir hier malen und schreiben, alles, was du für die Therapie zu Hause machst, und alle hilfreichen Informationsblätter, die du von mir bekommst, sammelst du in einem **Ordner**. Diesen Ordner bringst du einfach zu jeder Sitzung mit.

- Magst du dir hier bei mir einen Ordner aussuchen?
- Oder möchtest du dir selbst einen ganz besonders schönen Ordner besorgen oder einen bekleben und bemalen?

- Schreibst oder malst du lieber? Dann schreibe (oder male) mir doch gleich mal auf, wer alles zu deiner Großfamilie oder deinen Freunden gehört (oder male deine Familie in Tieren).

Du wirst von mir auch einige **therapeutische Übungsaufgaben** für zu Hause mitbekommen. Das ist jedoch nicht das Gleiche wie Hausaufgaben in der Schule. Denn Hausaufgaben für die Schule sind meist mit Pauken verbunden und sind manchmal im Kopf sehr anstrengend. Die Übungsaufgaben hier sind mehr für deine guten Gefühle bestimmt, um dich zu erleichtern, mutiger zu werden, Freunde zu finden, Sorgen zu überwinden oder mit Eltern, Mitschülern, Lehrern besser klarzukommen. Das heißt, sie bringen dich ganz persönlich weiter.

- Was hast du bisher schon alles selbst versucht, um dir zu helfen?
- Was rät dir deine Mutter zu üben?
- Was sollte deiner Meinung nach dein Vater üben, damit es dir wieder besser geht?
- Schreibe eine kleine Übungsaufgabe auf, die zu dir passen würde.
- Mit diesem **Selbstbeobachtungsbogen** kannst du nun für deine therapeutischen Erfolge Belohnungspunkte sammeln (s. S. 64).

Am **Ende der Behandlung** – nach etwa 25 Sitzungen – wirst du dich dann ein ganzes Stück wohler, zufriedener, sicherer oder kraftvoller fühlen. Also lass uns mit der ersten Phase »Kennenlernen« beginnen. Du kannst mir auch jederzeit Fragen stellen.

- Was soll alles für dich am Ende der Behandlung rauskommen?
- Schreibe bitte deine drei wichtigsten Ziele auf diese Karteikärtchen und hefte sie dann nach Wichtigkeit in einer bestimmten Reihenfolge an die Wand.
- Hier lege ich eine Schnur auf den Boden. Am unteren Ende ist der heutige Tag, am oberen Ende bist du ein Jahr älter. Geh bitte mal ans Ende. Welche 5 wichtigsten Dinge sind hier anders als heute, am Anfang?
- Wenn du die Schnur abschreitest, was ist alles zu tun – für dich, für mich, für deine Eltern usw. –, um auch tatsächlich oben am Ziel in einem Jahr angekommen zu sein?

- Was müsste ich denn heute noch von dir wissen, um dich ein weniger besser kennen lernen zu können?
- Was möchtest du gerne von mir noch alles wissen?

1.2 Therapiematerial: Selbstbeobachtungsliste für Kinder »Ich belohne mich«

Dieser Selbstbeobachtungsbogen ist für dich zur Belohnung für deine gute Mitarbeit gedacht. Am besten ist es, wenn du ihn dir gut sichtbar aufhängst.
Wenn du deine kleinen Übungsaufgaben erledigt hast, dann kannst du dir (oder deine Mama oder Papa für dich) an dem jeweiligen Tag einen Smiley, einen Klebepunkt oder ein Kreuzchen eintragen.
Am Ende der Woche zählst du dann deine Punkte zusammen. Du kannst sie dann entweder gleich für Belohnungen eintauschen oder ansammeln bis du zur Erfüllung eines größeren Wunsches möglichst viele Punkte zusammen hast.

Ich belohne mich für:	**Mo**	**Di**	**Mi**	**Do**	**Fr**	**Sa**	**So**
Übungsaufgabe 1							
Übungsaufgabe 2							
Übungsaufgabe 3							
Summe meiner Belohnungspunkte							

Görlitz, G. (2004). Psychotherapie für Kinder und Jugendliche.
Erlebnisorientierte Ünungen und Materialien. Pfeiffer. Reihe »Leben lernen« Nr. 174

Belohnungen, für die ich meine Punkte sammeln möchte :

1. Ein dringender Wunsch: ....
2. Eine Süßigkeit: ....
3. Eine gemeinsame Unternehmung: ....
4. Eine Vergünstigung: ....
5. Ein Spiel: ....

(Siehe auch Übung *Verstärken* und *Verstärkerprogramm* im zweiten Band für Bezugspersonen und Familien.)

1.3 **Übung:** Mein Problemtopf

(für Kinder ab 6 bis 8 Jahren, Jugendliche und Erwachsene)

Am Anfang der Kindertherapie steht gleichzeitig neben dem Beziehungsaufbau die notwendige Problemerfassung. Das Aufmalen oder das Aufschreiben von Problemen ist für Kinder häufig sehr viel einfacher als die reine Problemerfassung im Gespräch. Kinder können sich meist über ein Medium besser und angstfreier mitteilen. Das Bild eines Problemtopfes, der vielleicht gerade am Überkochen ist – ähnlich wie manchmal ein Suppentopf –, ermöglicht eine Verknüpfung mit konkreten Alltagserfahrungen.

1. Psychotherapeutische Ziele

- Verhaltens- und Problemanalyse
- Förderung der emotionalen Wahrnehmungs- und Ausdrucksfähigkeit
- Problem- und Gefühlsdifferenzierung
- Kognitive Umstrukturierung
- Aufbau von Problemlösestrategien
- Förderung von Eigeninitiative

2. Dauer

- Problem- und Gefühlsanalyse ca. 15 Min.
- Selbsteinschätzung ca. 10 Min.
- Suche nach Lösungen ca. 20 Min.

3. Durchführung und Instruktion

Bei dieser Übung beschäftigen sich die Patienten mit der Differenzierung von Gefühlszuständen, die im Zusammenhang mit unmittelbar zurückliegenden Gefühls-, Problem- oder Konfliktsituationen stehen. Der Patient beschreibt eine konkrete Problemsituation und versucht die dazugehörigen Gefühle zu benennen (z. B.: *nach einem Streit mit meinem Vater war ich so traurig und wütend, dass ich mich nur noch ins Bett gelegt und geheult habe*). Der Therapeut trägt alles, was der Patient erzählt, in das dazugehörige *Arbeitsblatt Problemtopf* ein. Danach werden die entsprechenden Gefühle gesucht und den Situationen zugeordnet. Anschließend werden für jedes einzelne Problem Bewältigungsmöglichkeiten entwickelt. Schließlich werden sowohl die Einzelprobleme als auch die hilfreichen Lösungen je nach Wichtigkeit von 0 bis 10 eingeschätzt. Der Problemtopf kann dann vom Patienten bis zur nächsten Sitzung ergänzt, die drei besten Lösungen im Rollenspiel eingeübt und im Alltag umgesetzt werden. Zur Erleichterung der Gefühlsbenennung kann dem Patienten auch das Arbeitsblatt *Gefühle von A bis Z* ausgehändigt werden

Wörtliche Instruktion

1. Problem- und Gefühlsanalyse

Du hast sicherlich schon einmal beobachtet, wie alles Gemüse und alle Zutaten, die man in einen Suppentopf schneidet, verkochen, und wenn dann die Suppe fertig ist, weiß man gar nicht mehr so genau, was diese Suppe alles beinhaltet. Manchmal hat sie dann nur noch eine braune oder graue Einheitsfarbe. So ähnlich kann das auch mit Problemen und Gefühlen sein, die sich über Stunden und Tage hinweg wie in einem Topf ansammeln. Am Ende weißt du dann manchmal gar nicht mehr, was alles in diesem Problemtopf drin ist und welche kleineren oder größeren Ereignisse dazu geführt haben, dass du so schlecht gelaunt bist.

Wir beschäftigen uns heute mit deinem persönlichen Problemtopf und den unterschiedlichen Gefühlen und Ereignissen, die zu diesen Problemen und den damit verbundenen Gefühlen geführt haben, um Möglichkeiten zur Lösung und Bewältigung von Problemen zu finden. Teile dieser Übung beginnen wir heute hier, so weit wir eben kommen, damit du bis zur nächsten Sitzung selbst daran weiterarbeiten kannst.
Bitte erzähle mir zunächst alle Probleme, Konflikte, schwierigen Situationen oder problematischen Ereignisse der vergangenen vier Wochen (der letzten Woche oder des letzten halben Jahres). Ich werde dies alles für dich in diesen Problemtopf eintragen, damit du besser erzählen kannst. Immer wenn du mir eine Situation nennst, werde ich dich auch nach den dazugehörigen Gefühlen fragen und diese ebenfalls dazuschreiben.

2. Selbsteinschätzung

Wenn du alle deine momentanen Schwierigkeiten genannt hast, dann siehst du dir deinen Problemtopf nochmal genauer an und schätzt jedes einzelne Problem bitte von 0 bis 10 ein, je nachdem, wie groß und belastend es für dich heute erscheint.
Nun wissen wir ziemlich genau, was in deinem »Suppentopf«, oder besser Problemtopf, alles drin ist und was zu deiner unzufriedenen (traurigen, ärgerlichen usw.) Stimmung geführt hat. Jetzt müssen wir uns nur noch Lösungen für jedes der einzelnen Probleme überlegen. Sieh dir mal den Problemtopf an und sage mir dann, was dir alles dazu einfällt. Magst du weiterschreiben oder soll ich es dir wieder abnehmen?

3. Suche nach Lösungen

Unter deinem Problemtopf ist Platz für Lösungen. (Anmerkung: der Therapeut beginnt mit einem der notierten Probleme mit folgenden Fragen:)

- Hast du dir schon Gedanken über mögliche Lösungen gemacht?
- Wenn jetzt eine Fee käme, wie würde sie dir helfen?
- Wie würde dein bester Freund dieses Problem lösen?
- Wenn du könntest wie du wolltest, was würdest du tun?
- Wenn du ganz sicher und selbstbewusst auftreten könntest, wem würdest du was sagen?

- Welchen Tipp könnte dir dein bester Ratgeber geben?
- Was wäre dir am liebsten?
- Was hast du bisher getan und was wäre das Gegenteil davon?

(Anmerkung: Falls diese und andere lösungsorientierte Fragen für den Patienten noch nicht hilfreich genug sein sollten, schlägt der Therapeut verschiedene Lösungen vor, z. B.: *wäre es für dich besser, deine Freundin anzurufen, sie zu besuchen oder ihr einen Brief zu schreiben?*)
Am besten ist es für dich, für jedes einzelne Problem zwei bis drei Lösungen zu finden. Wenn wir für alle Probleme Lösungen gefunden haben, dann bewertest du bitte die Lösungen ebenfalls von 0 bis 10, je nachdem, wie hilfreich dir diese Lösung erscheint.

4. Mögliche Anschlussübungen

- Erarbeitung von Lösungen im Rollenspiel (oder für kleinere Kinder im Puppenspiel) zum Aufbau von Problemlöse- und Konfliktbewältigungsstrategien
- Gefühlsbilder malen
- *Positiven Ereignistopf* erstellen (dies ist ebenfalls sehr hilfreich, um Beiträge für angenehme Gefühlszustände festzuhalten)
- Problemtopf mit den Eltern erstellen
- einen Problemtopf für ein anderes Familienmitglied erstellen lassen
- Problemtopf mit Kärtchen erstellen oder mit Ton modellieren
- Übung *Katastrophengedanken entkräften*
- Übung *Gefühlstopf* (s. Görlitz, 2003 a, Körper und Gefühl in der Psychotherapie – Basisübungen)

1.4 Therapiematerial: Mein Problemtopf

Probleme kennt jedes Kind und jeder Erwachsene. Probleme sind dazu da, gelöst zu werden, damit der Topf nicht immer noch voller wird und nicht überkocht. Stelle dir vor, dass dies dein momentaner Problemtopf ist, in den du alle deine Probleme der vergangenen ... Tage (Wochen/Monate) eintragen kannst.

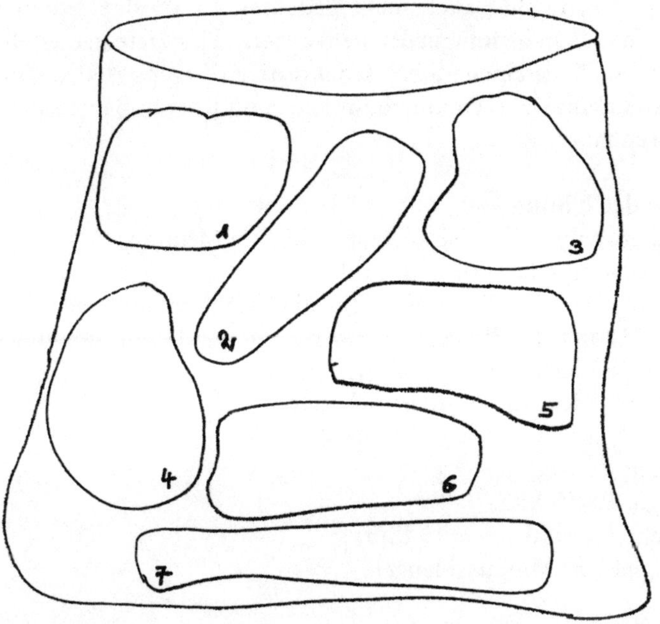

Mögliche Lösungen für meine Probleme:

Problem Nr. 1:

Lösung 1 ....

Lösung 2 ....

Lösung 3 ....

1.5 **Übung:** Familie in Tieren (Kinderversion)
(für Kinder ab ca. 6 Jahren)

In der Kindertherapie gelingt es den Kindern durch diese Übung besser, über familiäre Schwierigkeiten und ihre damit in Zusammenhang stehenden Gefühle zu sprechen als durch direkte Befragung. Im Unterschied zu dem gleichnamigen Test von *Brem-Gräser* (1995), aus dem sich diese Übung entwickelt hat, wird nicht getestet und das gemalte Bild auch nicht gedeutet. Es werden lediglich die einzelnen Familienmitglieder stellvertretend als Tiere dargestellt, um auf diese Weise einen mühelosen, kreativen Zugang zu den Charakteristika einzelner Familienmitglieder und deren Beziehungsstrukturen zu erhalten.

1. Ziele der Übung

- Familienanalyse über ein nichtsprachliches Medium
- Identifizierung familiärer Konflikte
- Nutzung kreativer Ressourcen für die Verhaltensanalyse
- Analyse von Einstellungen, Wertsystemen und Lernprogrammen
- Distanzierung von familiären Belastungen
- Förderung der Autonomieentwicklung

2. Dauer

Malen: ca. 10–15 Min.
Geschichten erzählen: ca. 10 Min.
Rollenspiele: 10 Min. und länger

3. Durchführung der Übung und Instruktion

Das Kind malt stellvertretend für jedes einzelne Familienmitglied ein passendes Tier, erzählt dazu persönliche Merkmale oder eine kleine Geschichte. Die Tiere können im Rollenspiel miteinander kommunizieren, wobei zirkuläre Fragetechniken hilfreich sein können. Zuerst sollte die Übung mit dem Kind alleine durchgeführt werden. Zu einem späteren Zeitpunkt kann sie mit den Eltern besprochen werden. (Die folgende Instruktion wurde speziell für jüngere Kinder nach der gleichnamigen Übung in Görlitz, 2003 b, modifiziert.)

Wörtliche Instruktion

1. Familie in Tieren malen
Welche Tiere kennst du eigentlich? (Sollte das Kind nur wenige Tiere aufzählen, so kann der Therapeut noch einige ergänzen.) Tiere haben ebenso wie Menschen bestimmte Eigenschaften. Sie können zum Beispiel schlau, träge, gefährlich, anschmiegsam, hinterlistig, flink und vieles andere sein. Kennst du die Eigenschaften der verschiedenen Tiere oder kannst du sie dir vorstellen?
Ich möchte dich nun bitten, deine Familie als Tiere darzustellen. Male möglichst ohne lange zu überlegen auf das vorliegende Blatt, mit den passenden Farben, passend zu jedem einzelnen Mitglied deiner Familie, ein bestimmtes Tier. Die Tiere müssen nicht schön gemalt oder für mich genau zu erkennen sein, Hauptsache ist, dass *du* weißt, um welches Tier es sich handelt. Das Tier, das z. B. deine Mama, deinen Papa oder deine Geschwister darstellt, soll deiner Meinung nach möglichst gut zur Persönlichkeit, zum Charakter, zum Verhalten des jeweiligen Familienmitglieds passen. Wenn in deiner Familie auch noch eine Oma, ein Opa, eine Tante oder irgendjemand anderer wohnen sollte, dann male bitte auch diese Personen als Tiere hinzu.

2. Geschichten erzählen
Erzähle nun bitte zu jedem Tier eine kleine Geschichte, etwas über seinen Charakter, sein Verhalten, seine Stärken und Schwächen und vielleicht auch, was seine Größe und die Farben bedeuten. (Selbst dann, wenn die Tiere und die Aussagen über die einzelnen Familienmitglieder nicht repräsentativ zu sein scheinen, sollte der Therapeut diese Übung ruhig fortsetzen, auch als Möglichkeit, um mit dem Kind in Kontakt zu kommen. Anschließend können verschiedene Fragen gestellt werden, um die Beziehungen zu den einzelnen Familienmitgliedern zu analysieren [siehe Fallbeispiel am Ende der Übung].)

3. Rollenspiele
Der Therapeut kann nun entweder den Patienten oder die ganze Familie in die Rolle der entsprechenden Tiere schlüpfen lassen. Dabei können auch bestimmte Standardsituationen zur Verhaltens-

beobachtung vorgegeben werden, wie z. B. Abendessen, Urlaub, Familienfeiern, Aufgabenverteilung usw.

4. Mögliche Anschlussübungen

- Darstellung der Wunschfamilie
- Formulierung von Veränderungszielen
- Kommunikationsübungen mit einzelnen Familienmitgliedern
- Übung *Familienkonferenz**
- Übung *Familiensoziogramm**
- Für Jugendliche: Übung *Familienbotschaften* (in: Görlitz, 2003 b, Körper und Gefühl in der Psychotherapie, Aufbauübungen))
- Therapiematerial *Erziehersätze* (in: Görlitz, G., 2003b)

1.6 Fallbeispiel: Claudia

> Claudia, 8 Jahre alt, bisher eine Einserschülerin, verweigert plötzlich Hausaufgaben und Lernen, sie schreibt nur noch schlechte Noten oder gibt der Lehrerin leere Blätter ab. Seit der Geburt ihrer Halbschwester hat sich die Verweigerungshaltung auf zu Hause übertragen. Das früher sehr folgsame Mädchen macht nach Aussagen der Mutter häufig nur noch das Gegenteil von dem, wozu sie aufgefordert wird. Sie schließt sich ein, wirft Gegenstände aus dem Fenster, holt das Baby aus dem Bett und legt es auf den kalten Fußboden, zwickt es, zerreißt Schulhefte usw.
> Zunächst verweigert Claudia auch in der Exploration jegliche Antworten. Erst durch die Übungen »Problemtopf« und »Familie in Tieren« komme ich mit ihr in Kontakt. Allmählich wird ihre innere Not deutlich (Schmerz nach der Trennung der Eltern, Vernachlässigung während der Afrikareise der Mutter, Verlust und Rückzug des leiblichen Vaters, akuter Zuwendungsmangel, Eifersucht auf den Stiefvater und das Baby). Durch Leistungsverweigerung und oppositionelles Verhalten versucht sie auf sich aufmerksam zu machen.

Claudia malte zur Übung Familie in Tieren das auf Seite 74 abgedruckte Bild und gab folgende Beschreibung des Bildes und der Familiensituation:

Claudia: Ich bin eine Katze, verspielt, lustig, schön (Haare, Augen, Mund, Knopfnase), manchmal bin ich aufgedreht und manchmal auch ganz ruhig. Ich habe selbst auch eine Katze, die habe ich lieber als das Baby.
Baby: Sie ist ein Pferd, weil sie immer so hoppelt, sie ist ein Schreihals und eine alte Meckerliese, sie fühlt sich weich an, hat aber immer Schaum vor dem Mund, das kann ich nicht leiden, und sie schreit ausgerechnet immer dann, wenn Mama mir endlich mal vorlesen möchte. Alle finden sie süß, ich nicht so.
Mami-Vogel: Sie fliegt nach Afrika, sie will immer die Gegend und die Sonne anschauen. Sie hat immer nur Angst um das Baby. Sie streitet immer mit dem Drachen und der Maus und sie spielt nicht oft genug mit mir.
Der **Drachen-Papa** streitet oft mit mir wegen der Hausaufgaben, weil ich Hosen anziehen soll und weil ich nicht aufräume. Er kann Feuer spucken und ist aber auch manchmal lieb, er kommt nur alle 6 Wochen, lässt mich dann drei Fernsehfilme anschauen und geht dann zu Mc-Donald's mit mir.
Der neue **Maus-Papa** versteckt sich vor mir in der Wohnung, wenn ich ihn etwas fragen will; er will mich immer erschrecken. Er sperrt sich in seinem Arbeitszimmer vor mir ein. Er spielt nur ab und zu mit mir, aber eigentlich will er immer seine Ruhe vor mir.

Folgende weitere Explorationsfragen wurden gestellt:
- Was macht die Katze mit dem Baby am liebsten?
- Was denkt der Mami-Vogel über die Katzen-Hausaufgaben?
- Welche Wünsche hat das Katzen-Kind an alle anderen Tiere?
- Was denkt der Maus-Papa über den Drachen-Papa?
- An wen möchte sich das Katzen-Kind am liebsten hinkuscheln?
- Worüber ärgert sich der Drachen-Papa manchmal?
- Wann vertragen sich das Pferd, die Maus, der Vogel und die Katze am besten ?
- Was kann der Drachen-Papa (und alle anderen) gut? usw.

Nach 30 Sitzungen mit Claudia und den Eltern, in deren Mittelpunkt Aufbau von Zuwendung, Konfliktbewältigung, begabungsentsprechende Förderung (IQ 136) und Einbeziehung des leiblichen Vaters standen, verbesserten sich die Schulleistungen und auch die familiären Beziehungen ebenso deutlich wie das oppositionelle Verhalten. (Siehe auch *Information Hochbegabung* im *zweiten Band* für Familien und Bezugspersonen).

Familie in Tieren

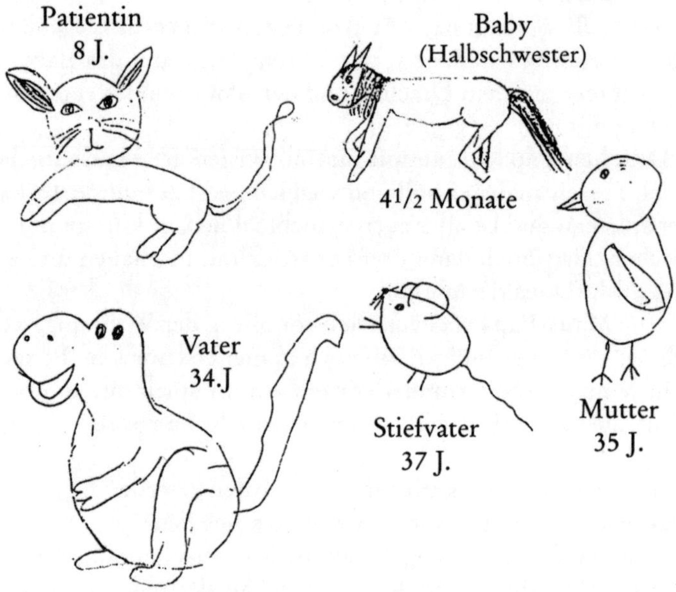

Görlitz, G. (2004). Psychotherapie für Kinder und Jugendliche.
Erlebnisorientierte Ünungen und Materialien. Pfeiffer. Reihe »Leben lernen« Nr. 174

1.7 **Übung:** Aktivierungsentspannung

(für Kinder ab 6 Jahren, Jugendliche und Erwachsene)

Manche Kinder, Jugendliche und Eltern lassen sich weder für die üblichen Entspannungsmethoden noch für körperliche Aktivierung oder Sport motivieren. Für diese Gruppe von Patienten eignet sich besonders die nun folgende kurze Übung *Aktivierungsentspannung*. Diese Übung kann auch zur »Belebung« oder zum »Ebenenwechsel« im Verlauf einer Therapiesitzung kurz durchgeführt werden, um für Patient und Therapeut den Kreislauf wieder in Schwung zu bringen und die Durchblutung zu fördern.
Nahezu alle Teilnehmer dieser Übung spüren hinterher einen deutlichen Entspannungseffekt, ohne sich in der Entspannungsphase in irgendeiner Art und Weise anstrengen zu müssen. Angstpatienten erleben, wie sie selbst Kontrolle über Anstieg und Nachlassen körperlicher Erregungsvorgänge haben.

1. Ziele der Übung

- Erlernen alternativer Entspannungsmöglichkeiten
- Motivierung zu körperlicher Aktivität und Sport
- Förderung der Körperwahrnehmung
- Abbau psychosomatischer Ängste
- Überwinden von Bequemlichkeitshaltungen
- Aufbau von Kausal- und Kontrollattribution
- Ebenenwechsel im Verlauf einer Therapiesitzung (auch zur Förderung der Psychohygiene des Therapeuten)

2. Dauer

Aktivierung: 3 Min.
Entspannung und Körperwahrnehmung ca. 5–7 Min.

3. Durchführung und Instruktion

Der Therapeut sagt zuerst, dass diese »alternative Entspannungsübung« besonders für Menschen geeignet sei, die glauben, sich nicht entspannen zu können, oder mit den üblichen Entspannungsübungen nicht zurechtkommen. Danach bittet er den Patienten kurz aufzustehen und legt dann eine rhythmische Musik auf (am besten eine vom Patienten mitgebrachte »Lieblings-CD«).

Wörtliche Instruktion

»Wir werden uns jetzt zunächst gemeinsam etwa drei Minuten lang (mit oder ohne rhythmischer Musik) körperlich bewegen, um die Auswirkungen von Bewegung und Aktivierung auf den Körper unmittelbar wahrnehmen zu können. Im Anschluss daran erfolgt eine Entspannungsphase, bei der du im Sitzen oder Liegen die Veränderung und Abnahme deiner körperlichen Reaktionen unter meiner Anleitung bewusst wahrnehmen kannst. Beginne jetzt, so wie ich es dir zeige, ganz einfach zu hüpfen (evtl. auch Kniebeugen, Tanzen, auf der Stelle joggen oder anderes, durchschnittlicher Puls ca. 110–130), im optimalen Fall hältst du dies drei Minuten lang durch, falls dir irgendetwas wehtun sollte, kannst du diese Bewegung auch vorzeitig beenden, indem du mit deiner Hand ein Stopp-Signal gibst und dann nur noch zehn Sekunden weitermachst.

1. Aktivierung
Lass uns gleich beginnen. Wir bewegen uns gemeinsam zur Musik, ich mache es dir zunächst vor, und du machst dann meine Bewegungen ein paarmal nach. Dann denkst du dir eine bestimmte schnelle Hüpf- oder Laufbewegung aus, danach mache ich z. B. einen Hampelmann, dann tanzt du durch den Raum und boxt dabei mit deinen Armen in die Luft usw.« (Anmerkung: Während der drei Minuten wird immer wieder die Restzeit genannt und der Patient ermuntert durchzuhalten. Bei sehr konditionsschwachen Patienten sollte der Puls am Anfang und zwischendurch kontrolliert und/oder die Zeit verkürzt werden. Bei Patienten mit körperlichen Erkrankungen sollte die Übung mit Vorsicht und nur nach Rücksprache mit dem Arzt durchgeführt werden. Nach drei Minuten wird die Aktivierungsphase beendet.)

2. Entspannung und Körperwahrnehmung
Bitte setze oder lege dich jetzt hin und nimm wahr, was du körperlich spürst. Was spürst du im Kopf, wie ist dein Herzschlag, deine Atmung, die Temperatur deiner Hände und Füße? – – – Erlaube dir, der Atembewegung nachzugeben und geräuschvoll zu atmen, zu seufzen oder irgendetwas anderes zu zeigen, wonach dir gerade im Moment ist. – – – / – – –

Beobachte deine übrigen körperlichen Vorgänge – – – / – – – und stelle nach und nach fest, wie sich deine körperlichen Reaktionen allmählich, wie von selbst wieder verlangsamen und beruhigen, ohne dass du irgendetwas dazu tun oder dich anstrengen müsstest. – – – / – – –

Du spürst nun, dass die Entspannung deiner körperlichen Reaktionen ganz wie von selbst eintritt, und während du die Augen jetzt noch geschlossen hältst, kannst du beobachten (oder beschreiben), wie du das Nachlassen deiner körperlichen Aktivierung erlebst. – – – / – – –

Vielleicht spürst du eine verbesserte Durchblutung in deinen Beinen, irgendwo im Körper Wärme, ein angenehmes Kribbeln, oder andere Empfindungen – – – / – – –

Wie hat sich jetzt deine Atmung verändert, – – – dein Herzschlag – – – und andere körperliche Empfindungen? – – – / – – –

Du spürst nun, wie allmählich wieder Ruhe in deinen Körper einkehrt. Lass dir Zeit, die allmählich einkehrende Entspannung zu genießen.

4. Mögliche Anschlussübungen

- Entspannungsgeschichte *Der bunte Schmetterling*
- Entspannungs- oder Ruhebild malen
- Liste körperlicher Aktivitäten erstellen und bewerten
- Körperbild malen
- Therapeutische Übungsaufgaben zur Aktivierungsentspannung im Alltag
- Entspannung nach Jacobson
- Übung *Mein Körper und Ich*
- Therapiematerial *Dem Körper Gutes tun*
- Therapiematerial *Erlebnisebenen* (in: Görlitz, 2003 a, Körper und Gefühl in der Psychotherapie – Basisübungen)
- Übung *Indianertrab* (in: Görlitz, 2003 a)
- Übung *Entspannung nach Weitzman* (in: Görlitz, 2003 a)

1.8 Entspannungsgeschichte: Der bunte Schmetterling

Simon kommt nach einer langen Wanderung durch einen Wald auf einer blühenden Sommerwiese an. Hier macht er Rast. Erschöpft legt er sich in das hohe Gras und atmet tief ein und aus. Er atmet den wohlriechenden Duft von Gras und Blumen ein und hört in der Ferne Vogelgezwitscher. Über sich sieht er den blauen Himmel. Seine Augen folgen den langsam vorbeiziehenden Wolken. Er wird ganz träge und müde. Sein Atem strömt nun ganz ruhig, ein und aus und ein und aus. Sein Bauch hebt und senkt sich dabei leicht. Simon kann spüren, wie es in seiner Brust ruhiger wird und wie seine Arme und Beine immer lockerer werden. Seine Schultern und sein ganzer Rücken liegen schwer und gelöst auf dem warmen Sommergras. Seine Fersen liegen fest auf dem Boden. Er spürt ein wohliges Gefühl durch seinen ganzen Körper strömen. In diesem gemütlichen Bett von Gräsern und Blumen kann er sich ganz geborgen fühlen.

Durch seine halb geöffneten Augenlider entdeckt er einen unbeschreiblich schönen bunten Schmetterling. Zart bewegen sich seine Flügel auf und ab und auf und ab. Während sein Blick langsam dem Flug des Schmetterlings folgt, kann Simon spüren, wie er sich selbst dabei immer wohler und freier fühlt, so als wäre er selbst ein Schmetterling, der gut gelaunt durch die warmen, wohlriechenden Sommerlüfte fliegt. Mit halb geöffneten Augen verfolgt er den Flug des zarten bunten Schmetterlings von Blüte zu Blüte so lange, bis er langsam in das Blau des Himmels entschwebt. Lange kann er ihn noch als winzigen Punkt weit entfernt wahrnehmen. Simon wird ganz ruhig und still. Sein Kopf und sein ganzer Körper liegen schwer und bequem im Gras. Simon fühlt sich leicht, frei und gelöst.

Während er immer noch ein wenig tiefer in das Gras einsinkt, träumt er davon, selbst ein Schmetterling zu sein, in der Luft zu schweben, auf und ab und immer höher und höher. Und auch du kannst so lange du möchtest von dem Schweben des bunten Schmetterlings träumen und dabei immer ruhiger und entspannter werden.

Bevor du dann wieder allmählich zurückkommst in diesen Raum, machst du deine beiden Hände fest zu Fäusten und lässt dann allmählich wieder ganz langsam locker. Du kannst dabei den Unterschied zwischen An- und Entspannung spüren. Und nun spannst du deinen ganzen Körper an, indem du dich streckst – wie am Morgen im Bett –, schüttelst deine Arme und Beine aus, öffnest deine Augen und stehst langsam wieder auf. Nun kannst du – wenn du möchtest – ein Bild von deinem Körper oder dem Schmetterling malen oder mir auch eine Phantasiegeschichte erzählen.

2. Gefühlsübungen

Der Ausdruck von Gefühlen ist bereits beim kleinen Kind ein wichtiges Kommunikationsmittel. »In den ersten eineinhalb Jahren der vorsprachlichen Zeit des Kindes sind Gefühle eine wichtige Ausdrucksform. Es drückt damit sein Wohlbefinden und Unbehagen aus, etwa bei Hunger oder Krankheit, aber auch sein Verstehen von Ereignissen, etwa seine Freude oder Furcht vor neuen Spielgegenständen oder Personen und sein Vergnügen an Kommunikationsspielen. Sie dienen aber auch der Verhaltenssteuerung und haben damit adaptative Funktion, und sie dienen dem Aufbau und Erhalt, aber auch dem Abbruch sozialer Beziehungen und der Kommunikation« (Oerter & Montada, 1995, S. 232).
Gefühle sind ein wichtiger Teil des Lebens. Angenehme und unangenehme Gefühle geben dem Leben Intensität und Lebendigkeit. Gefühle bereichern, machen den Alltag lebendig und farbenfroh. Einig sind sich alle Forscher darüber, dass Gefühle im Erbmaterial aller Menschen angelegt sind. Gefühle sind allen Menschen gemeinsam, auch die Ausdrucksäußerungen des Gesichts, welche die genannten Grundgefühle begleiten, sind angeboren.

Aus folgenden Grundgefühlen des Menschen setzen sich alle anderen Gefühle zusammen:
Freude, Trauer, Furcht, Wut, Überraschung, Ekel und Verachtung

Gefühle haben auch eine wichtige Funktion hinsichtlich Anpassung und Überleben. Liebe, Zuneigung, Lust, Begeisterung sind z. B. Gefühle, die u. a. dem Menschen Antrieb geben, bestimmte Ziele zu verfolgen, und auch der Fortpflanzung dienen. Furcht, Angst, Schreck, Misstrauen warnen uns in Gefahrensituationen.

Gefühle sind als etwas Positives zu betrachten, da sie dem Überleben des Organismus dienen und der Anpassung an die Umwelt.

Leider haben wir uns sehr daran gewöhnt, unangenehme Gefühle als etwas Störendes zu betrachten und sie möglichst wegzudrängen, zu vermeiden oder zu verleugnen. Dies kann auf Kinder fatale

Auswirkungen haben, da Bezugspersonen dann die kindliche Not möglicherweise nicht oder nicht rechtzeitig wahrnehmen. Die meisten unangenehmen Gefühle – soweit es sich nicht um übersteigerte, krankhafte Formen, etwa von Angst, Aggression, Traurigkeit usw., handelt – spielen eine äußerst bedeutende Rolle, auch im Leben von Kindern. Insbesondere auch die unangenehmen Gefühle, welche von Kindern und Jugendlichen ausgedrückt werden, haben eine wichtige Signal-, Warn- und Überlebensfunktion. Deshalb ist es wichtig, sich mit diesen Gefühlen zu befassen und sie als wichtigen Teil unserer Existenz zu erkennen (vgl. auch Sulz, 2000).

Selbstsicherheit und die Fähigkeit, Gefühle wahrnehmen und ausdrücken zu können, liegen eng beieinander. Für den Umgang mit Gefühlen geben Hinsch und Pfingsten (2002) in ihrem Gruppentraining sozialer Kompetenzen die folgenden (von mir etwas gekürzten und für die Kindertherapie modifizierten) hilfreichen Empfehlungen, die Sie an Kinder und Eltern weitergeben können.

2.1 Anleitung zum Umgang mit Gefühlen für Kinder

1. Mache dir bewusst, was dein Gefühl ist (Ärger, Trauer, Freude usw.).
2. Überlege dir, welches Ereignis dieses Gefühl ausgelöst hat.
3. Sage dir innerlich: Ich habe das Recht auf meine Gefühle.
4. Bleibe ganz bei deinen Gefühlen, sie gehören dir und können von niemandem bestritten werden.
5. Sprich deine Gefühle direkt an (z.B.: ich fühle mich traurig).
6. Erkläre den Anlass für deine Gefühle.
7. Versuche auch durch Zuhören und Nachfragen die Gefühle des anderen zu verstehen, denn auch dein Gegenüber hat das Recht auf seine Gefühle.
8. Äußere dein Bedauern, wenn du erkennst, dass du einen Fehler gemacht hast.
9. Zeige auch positive Gefühle.
10. Lobe dich, wenn es dir gelungen ist, ein Gefühl zu äußern.

(modifiziert nach Hinsch & Pfingsten, 2002)

2.2 **Übung:** Gefühlsbesinnung

(für Kinder ab 8 bis 10 Jahren, Jugendliche und Erwachsene)

Die folgenden Übungen zur Förderung der emotionalen Wahrnehmungs- und Ausdrucksfähigkeit haben sowohl das Erlernen des Umgangs mit unangenehmen Gefühlen zum Ziel als auch die Mobilisierung angenehmer Gefühle.
Eine einfache, kurze und in vielen Therapiesituationen anwendbare Übung ist die Gefühlsbesinnung, die auch gut geeignet ist, um einen Ebenenwechsel einzuleiten, und einen sehr entspannenden Effekt haben kann. Gleichzeitig wird die Körperwahrnehmung einbezogen und die emotionale Beteiligung in der Therapiesituation erhöht. Die Patienten erfahren nach mehrmaligem Üben, dass sie Kontrolle über ihre Gefühle erlernen können. Die Übung kann auch Eltern helfen, ihre emotionale Beteiligung an der Situation des Kindes zu verbessern. Für die Gefühlsbesinnung können beliebige Inhalte gewählt werden.

1. Ziele der Übung

- Verknüpfung von Gefühls- und Körperwahrnehmung
- Vertiefung der emotionalen Beteiligung
- Kurzentspannung
- Förderung der Gefühlswahrnehmung
- Erweiterung der emotionalen Ausdrucksfähigkeit
- Ebenenwechsel in der Therapiesituation

2. Dauer

Gefühlsbesinnung: ca. 5 Min.
Gefühlsbild: ca. 10 Min.

3. Durchführung und Instruktion

Sie geben dem Patienten im Sitzen in verschiedenen therapeutischen Situationen, in denen Sie eine emotionale Beteiligung des Patienten beobachten oder erreichen wollen (Beispiel: Der Patient beginnt zu lachen, zu weinen oder äußert sein Unbehagen) folgende Instruktion:

Wörtliche Instruktion

Schließe nun bitte kurz deine Augen, spüre in dich hinein und nimm dir etwas persönliche Zeit, die Stelle in deinem Körper zu suchen und zu finden, an der du das momentane (unangenehme oder angenehme) Gefühl deutlich spüren kannst, (10 Sek. Pause) und lege dann deine linke Hand auf diese Stelle deines Körpers. Lass das Gefühl sich ausbreiten (5 Sek. Pause) und dann wieder kleiner werden (5 Sek. Pause).
Welche Farben und Formen sind mit diesem Gefühl verbunden? (5 Sek. Pause) Vergrößere und verkleinere nochmals dein inneres Bild von diesem Gefühl (5 Sek. Pause), lass es in deinem Körper wandern. Welche körperlichen Empfindungen sind mit diesem Gefühl verbunden? (5 Sek. Pause) Welche anderen ähnlichen oder gegensätzlichen Gefühle begleiten dein inneres Gefühlsbild? (5 Sek. Pause) Wie sieht dein Bild jetzt aus, welche Farben und Formen hat es, welchen Namen könntest du diesem Bild geben? (10 Sek. Pause) Wenn du nun gleich wieder mit deinen Gedanken in den Raum zurückkommst, bring bitte dein Gefühlsbild in Farben zu Papier. Es kann ein »Kritzelbild« sein, das du auch mit der linken Hand malen kannst – denn mit der nicht dominanten Hand können wir keine schönen Bilder malen (Anmerkung: bei Linkshändern mit der rechten Hand). Später oder zu Hause kannst du mit deiner dominanten Hand dann noch ein gegenständliches Bild malen (5 Sek. Pause). Öffne nun deine Augen und lass dich überraschen, was du jetzt zu Papier bringst. (Anmerkung: Das Bild wird nicht gedeutet – der Therapeut lässt sich anschließend vom Patienten das Bild beschreiben und Gefühlszustände assoziieren.)

4. Mögliche Anschlussübungen

- Therapiematerial *Wie fühlst du dich?*
- Führen einer *Selbstbeobachtungsliste* (Gefühle)
- Therapiematerial *Gefühlsliste* von A bis Z
- Therapiematerial *Gefühlstrostsätze**
- Übung *Gefühlsfarben* (in: Görlitz, 2003 a, Körper und Gefühl in der Psychotherapie – Basisübungen)
- Therapiematerial *Gefühlskörper* (in: Görlitz, 2003 a)
- Übung *Einfühlen* für Eltern (in: Görlitz, 2003 b)

2.3 Therapiematerial: Wie fühlst du dich?

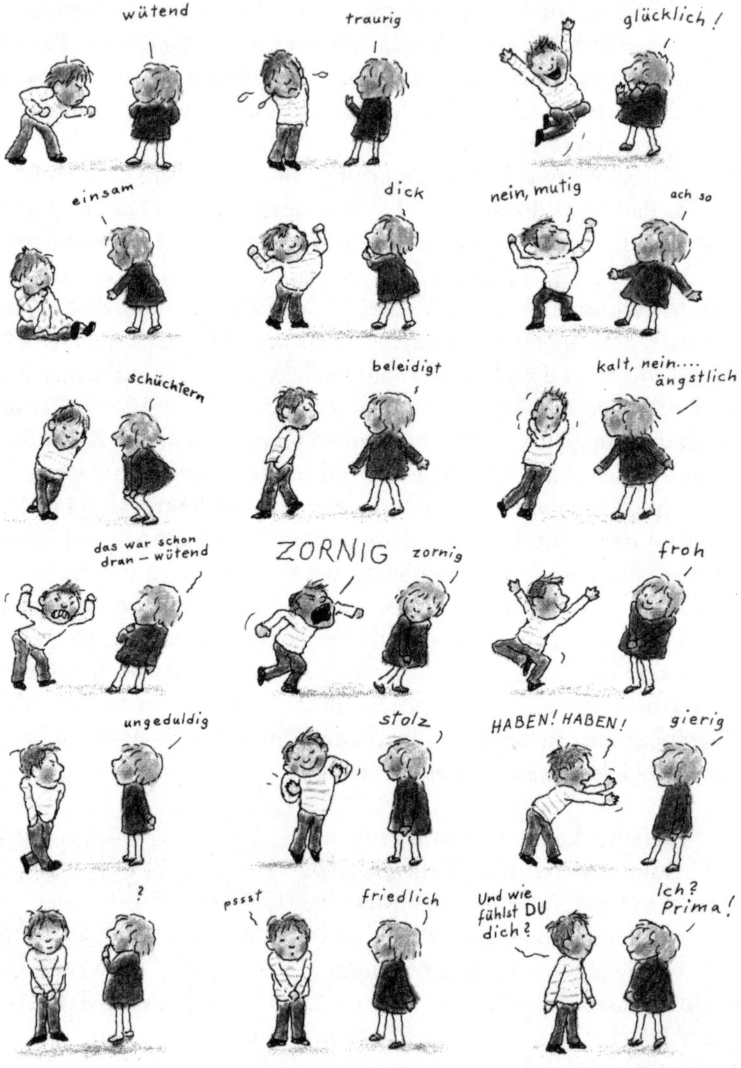

Aus: Aliki Brandenburg: Gefühle sind wie Faben. Weinheim, Beltz

2.4 **Übung:** Was ich alles kann
(für Kinder ab ca. 6 Jahren und Jugendliche)

Diese Übung erzeugt angenehmer Gefühle, stärkt das Selbstbewusstsein und hilft dem Kind, sich mit den vielen positiven Seiten seiner Persönlichkeit zu beschäftigen. Der Therapeut bestätigt und verstärkt die positiven Anteile, alle Stärken, Fähigkeiten und Ressourcen des Kindes und lenkt somit auch seine eigene Aufmerksamkeit auf die vorhandenen positiven Anteile und weg von der Problemfixierung. Gleichzeitig können die Ressourcen des Kindes und der Familie auch zur Problemüberwindung genutzt werden.

1. Ziele der Übung
- Mobilisierung von Fähigkeiten, Ressourcen und Energien
- Aufbau von Selbstsicherheit und Selbstwirksamkeit
- Kraft tanken durch Ruhe und Blick auf das Positive
- Mobilisierung des Selbsthilfepotenzials
- Baseline des vorhandenen Verstärkerrepertoires

2. Dauer
Stärken sammeln: ca. 25 Min.
Geschichte schreiben: ca. 20 Min.

3. Durchführung und Instruktion
Zunächst sammelt der Therapeut gemeinsam mit dem Patienten alle Stärken, Fähigkeiten, Ressourcen, positiven Eigenschaften, Interessen und Hobbys. Anschließend wird die Geschichte »Was ich alles kann« geschrieben und dann dies alles auf ein großes *Plakat* geklebt. (Alternativ kann auch ein *Ressourcen-Buch* angelegt, bemalt, beschriftet und beklebt werden). Die Übung kann auf mehrere Sitzungen verteilt werden.

Wörtliche Instruktion

Ich bin sicher, dass du, ebenso wie viele andere Kinder, eine ganze Menge kannst. Mit deinem Können, deinen Fähigkeiten, mit allem, was dir Spaß und Freude macht, deinen guten Eigenschaften und deinen Interessen und Hobbys werden wir uns heute beschäftigen.

Anschließend schreiben wir eine kleine Geschichte, nur für dich, mit der Überschrift »Was ich alles kann«.

- Hier hast du rote Pappkreise für alle deine *Fähigkeiten und Talente,* die du besitzt, für alles, was du gut kannst.
- Nun malen wir auf diese grünen Kreise alles, was dir *Freude und Spaß* bereitet.
- Die gelben Pappkreise sind für deine *guten Eigenschaften.*
- Auf die blauen Kreise schreiben wir deine *Interessen und Hobbys.*
- Alles, was an dir sonst noch *äußerlich oder innerlich schön* oder positiv ist, kommt auf diese orangen Kreise.

Nun kleben wir diese bunten Pappkreise auf ein großes Plakat und stellen ein persönliches Poster für dich her. Wir sehen es uns zusammen genau an, und währenddessen können wir die persönliche Geschichte über dich »Was ich alles kann« aufschreiben.
Sie kommt auch auf das Plakat, das du dann zu Hause aufhängen kannst, damit du es immer betrachten kannst (und auch alle anderen, für die das wichtig ist, es immer sehen können). Sicherlich fällt dir oder deinen Eltern noch irgendetwas Positives über dich ein, das kannst du dann auf den leeren bunten Pappkreisen, die ich dir mitgebe, ergänzen. Sehr schön fände ich es auch, wenn du noch ein paar Fotos von dir, auf denen du dir gut gefällst, ergänzt. Die *Hilfreichen Fragen* (s. Therapiematerial nächste Seite) kannst du dir ebenfalls bis zur nächsten Sitzung ansehen und einige davon beantworten.

4. Mögliche Anschlussübungen

- Erstellen eines Fähigkeiten-Plakates für die ganze Familie
- Liste der möglichen Umsetzung der Ressourcen im Alltag
- Ressourcenplakat als Thema zur Übung *Familienkonferenz**
- Therapiematerial *Verstärkerliste**
- Übung *Kraftquellen für die Familie**
- Übung *Verstärkerprogramm**
- Übung *Reise zu den Stärken* (in: Görlitz, 2003 a, Körper und Gefühl in der Psychotherapie – Basisübungen)
- Übung *Sieben Säulen* (in: Görlitz, 2003 b, Aufbauübungen)
- Therapiematerial *Ressourcenerforschung* (in: Görlitz, 2003 b)

2.5 Therapiematerial: Hilfreiche Fragen

Nimm dir ein wenig Zeit, die folgenden Fragen zu lesen und versuche dann, mindestens fünf der genannten Fragen zu beantworten:

- Was gibt es – neben all deinen Problemen – in deinem Leben Schönes, Angenehmes, Hilfreiches, Erfreuliches ...?
- Was war für dich bisher in schwierigen Situationen hilfreich zu tun?
- In welchen Momenten bist du beschwerdefrei?
- Mit welchen Fähigkeiten hast du es, trotz aller Schwierigkeiten, geschafft, bis hierher zu kommen bis zu deinem heutigen Alter?
- Was mögen andere Menschen an dir?
- Welche Entwicklungs- und Veränderungschancen siehst du in deinen Problemen?
- Wer hat dich in deinem bisherigen Leben unterstützt, gefördert, ermutigt, gelobt, geliebt ...?
- Wie ermunterst und tröstest du dich selbst?
- Welcher Platz ist für dich der entspannendste?
- Was waren die drei besten Momente in deinem bisherigen Leben?
- Welche inneren und äußeren Fähigkeiten, Talente, Begabungen besitzt du?
- Wenn du dir drei Hobbys empfehlen könntest, was würde zu dir passen?
- Gibt es in deinem momentanen Leben Sekunden, Minuten, vielleicht auch ausnahmsweise bereits Stunden, in denen du heute schon zufrieden mit dir bist?
- Welche Herausforderungen wünschst du dir?
- Was benötigst du noch alles, um an dein Ziel zu kommen?
- Wen könntest du um Rat fragen?
- Wofür wurdest du in deinem bisherigen Leben belohnt?
- Welche Erfolgserlebnisse machen dich zufrieden?
- Wie merken die anderen Menschen, dass du dich positiv veränderst?
- Welche Fähigkeiten schlummern noch in dir?
- Welche Ziele geben deinem Leben Sinn?

(aus: Hippler & Görlitz, 2001, modifiziert für Kinder und Jugendliche)

2.6 **Übung:** Mut tut gut

(für Kinder ab ca. 8 Jahren, Jugendliche und zur Elternanleitung)

Das ungute Gefühl in neuen Situationen bezeichnen Kinder häufig als Angst. Die natürlichen alltäglichen Furcht- und Angsterfahrungen dienen in der Regel aber der Anpassung an die Umgebung. Diese natürliche Angst hilft zum Beispiel, vor Prüfungen zu lernen, im Straßenverkehr auf den Verkehr zu achten u. Ä. m..
Neben dieser natürlichen Angst gibt es jedoch auch eine unangemessene überdauernde Angst. Kinder, die unter diesen Ängsten leiden, erleben ebenso wie deren Familien, wie diese Ängste das alltäglichen Leben einschränken können.
Das mit nahezu allen Ängsten verbundene so genannte *Vermeidungsverhalten* ist ein allgemeines Schlüsselsymptom bei Angststörungen. Im Sinne des sich selbst verstärkenden *Teufelskreises der Angst vor der Angst* stellt das Vermeidungsverhalten auch eine wesentliche Ursache für die Aufrechterhaltung von Angststörungen dar. Je länger Ängste unbehandelt bestehen und je umfangreicher das Vermeidungsverhalten ausgeprägt ist, desto hartnäckiger sind in der Regel die Ängste. Vermeidung hilft nur ganz kurzfristig, Anspannung zu verringern. Langfristig betrachtet kann Vermeidung eine Reihe an sekundären Problemen nach sich ziehen, bis hin zur Schulverweigerung. Die folgende Übung soll helfen, den Teufelskreis der Angst zu durchbrechen.

1. Ziele der Übung

- Abbau von Vermeidungsverhalten
- Information über Angstbehandlung
- Angstkonfrontation
- Aufbau von Mut
- Kognitive Umstrukturierung

2. Dauer der Übung

Der Angst ins Gesicht sehen: ca. 10 Min.
Angstinformation: ca. 5 Min.
Angst- und Mutbild: ca. 10 Min.
Mut-Experiment: ca. 10 Min.

3. Durchführung und Instruktion

Die Übung beginnt bei kleineren Kindern mit einem Verfolgungsspiel durch den Raum, um Mut und Angst auch erlebnis- und körperorientiert zu veranschaulichen. Das Kind (evtl. auch in Anwesenheit der Eltern) wird dann über Angst und Mut sowie die Auswirkungen von Vermeidung informiert, malt ein Mut- und ein Angstbild und übt anschließend im Therapieraum mit der Tür als Symbol für »durch die Angst hindurchgehen« Angstkonfrontation. Die Übung kann auf mehrere Sitzungen verteilt werden.

Wörtliche Instruktion

1. Der Angst ins Gesicht sehen

Viele Menschen haben zwar Angst, kennen aber ihre Angst gar nicht genau, weil sie immer vor ihr davonlaufen. Die Angst erscheint ihnen dann manchmal wie ein wildes Tier, das ihnen im Nacken sitzt, das sie verfolgt und vor dem sie ständig versuchen davonzulaufen. Sie haben es noch nie mit Mut versucht und drehen sich deshalb auch nicht um, um der Angst ins Gesicht zu sehen und sie genauer kennen zu lernen. Denn nur wenn wir das, was uns ängstigt, kennen lernen, können wir auch besser damit umgehen.

Spiel du mal die Angst, die mich verfolgt. Ich bin auf der Flucht vor dir und du läufst so lange hinter mir her und verfolgst mich, bis ich all meinen Mut zusammennehme, mich umdrehe, stehen bleibe, dir ins Gesicht sehe und versuche, dich genauer kennen zu lernen und dir einige Fragen zu stellen, die du mir beantwortest. (Anmerkung: Der Therapeut läuft durch den Raum, das Kind hinterher, bis der Therapeut stehen bleibt, sich umdreht, dem Kind ins Gesicht sieht und folgende Fragen stellt:)

Wie heißt du?
Warum verfolgst du mich?
Was willst du mir sagen?
Woher kommst du?
Wie können wir uns anfreunden?
Auf welches Zauberwort hörst du? usw.

Nun drehen wir das Spiel um. Ich verfolge dich und gebe dir dann Antwort auf deine Fragen, wenn du stehen bleibst und mir ins Gesicht siehst.

2. Angst-Information

Bevor wir nun weitermachen, möchte ich dir etwas über Angst und Vermeidung erzählen und was du tun kannst, um etwas mutiger zu werden (der Text kann dem Kind auch zum Mitlesen und zur Weitergabe an die Eltern ausgehändigt werden) Eine wörtlich verwendbare Information zur Angstbewältigung findet sich auf S. 92

3. Angst- und Mutbild

Damit wir beide deinen persönlichen Mut und auch deine Angst genauer kennen lernen können, möchte ich dich bitten, sie auf diese beiden Blätter mit Buntstiften zu malen oder zu kritzeln. Wir setzen uns nun auf den Boden. Du legst das Angstbild neben das Mutbild und sprichst ein paar Mal mit lauter Stimme den Satz »Mut tut gut«, während du langsam das Mutbild über das Angstbild schiebst, so als könnte heute schon dein Mut die Angst verkleinern.

4. Mut-Experiment

Wir machen hierzu ein kleines Experiment. Du kennst doch sicherlich jemanden, der sehr mutig ist. Bitte stehe kurz auf und versuche in dessen Rolle zu schlüpfen. Geh so mutig wie du kannst durch den Raum und stelle dir vor, dass genau an der Tür die Angst sitzt (Anmerkung: das Angstbild des Kindes wird an die Tür geheftet). Nimm dein Mutbild in die Hand, gehe auf und ab und immer wieder auf diese Tür zu und sprich in deiner Rolle als Mutiger diese Angst an. Was würde dein mutiges Vorbild sagen? (Anmerkung: abwarten, ermuntern, Sätze notieren.) Ich helfe dir jetzt noch mit einigen anderen Sätzen von mutigen Kindern, die ich kenne:

- Ich will dich kennen lernen
- Was soll mir schon passieren
- Ich trau mich jetzt einfach
- Ich denke nicht dran abzuhauen
- Ich lass mich überraschen, was auf mich zukommt
- Angst, geh weg von mir
- Ich werde dich besiegen
- Eins, zwei, drei, ich bin angstfrei
- Du kannst mich gar nicht einschüchtern
- Mut tut gut
- *Ich gehe einfach durch dich hindurch*

(Anmerkung: Therapeut öffnet die Tür und bittet das Kind, symbolisch durch die Angst hindurchzugehen)

Bitte setz dich kurz hin, was hast du nun erlebt?
(Anmerkung: Mit Hilfe der Angsthierarchie werden nun einzelne Angstsituationen auf große Blätter geschrieben, an die Tür geheftet und auf diese gleiche Weise wieder Mut auf der Verhaltensebene eingeübt).

4. Mögliche Anschlussübungen

- Erstellen einer *Angstleiter*

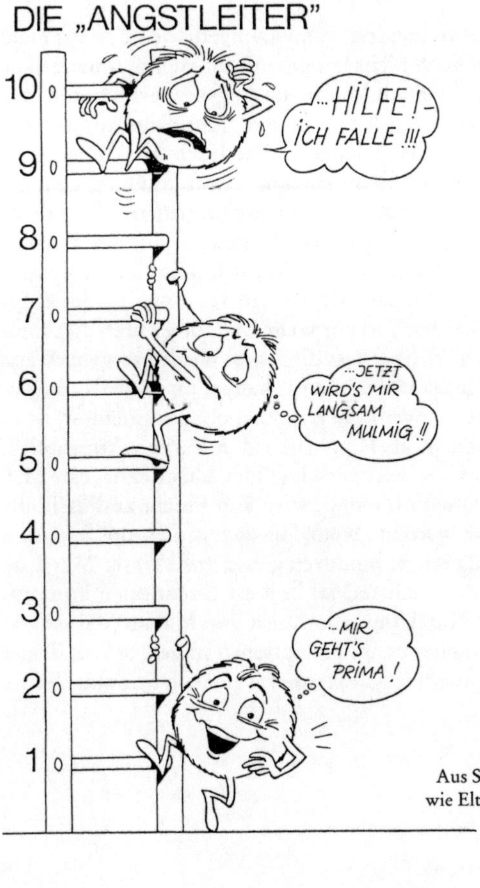

Aus Stein, Arnd: Mein Kind hat Angst: wie Eltern verstehen und helfen können. München, Kösel 1982

- Gegenüberstellung von Angst- und Mutsätzen
- Zusammenstellung von Übungsaufgaben zwischen den Sitzungen
- In-vivo-Übungen
- Schulung der Eltern als Cotherapeuten
- Videoanalyse der Übung
- Übung *Gespräch mit der Angst*
- *Selbstsicherheitsübungen*
- Übung *Katastrophengedanken entkräften**

2.7 Information zur Angstbewältigung für Kinder

Wenn du Angstsituationen vermeidest, dann kannst du deine Angst nicht richtig kennen lernen und auch nicht lernen, mit ihr richtig umzugehen. Anstatt zu vermeiden, üben wir, mit Mut in die Angst hineinzugehen. Am besten, du fängst mit der kleinsten Angst an und gehst dann langsam von Mal zu Mal schrittweise die Angstleiter weiter hoch bis zur größten Angst. Auch wenn deine Angst sich manchmal ganz mulmig, unangenehm oder schrecklich anfühlt, besteht in den Situationen, die du in deine Angstleiter geschrieben hast, keine wirkliche Gefahr für dich oder deinen Körper. Du musst dich nur trauen, in die Angst hinein, durch sie hindurchzugehen und deinen Mut zu pflegen. Im Gegenteil, jede Angst kommt und vergeht auch wieder, und nur wenn du mutig durch die Angst durchgehst, kannst du auch erleben, dass die Angst wieder vergeht. Wenn du vor einer schwierigen Situation flüchtest, kannst du niemals das Zurückgehen der Angst erleben. Wenn du flüchtest oder vermeidest, ist es zwar so, dass du im Moment, aber nur für einen kurzen Augenblick, erlebst, dass die Angst schnell wieder verschwindet, aber das nächste Mal, wenn du wieder in diese Situation musst, wird von Flucht zu Flucht die Angst größer und stärker werden. Wenn du dagegen in die Situation hinein und mutig durch die Angst hindurch gehst, wird dieser Mut zum Erfolg führen. Wenn du das nächste Mal in diese Situationen kommst, wird nämlich durch diese Mut-Übungdie Angst von Mal zu Mal schwächer. Du wirst dich dann immer mehr in Situationen trauen, die auf deiner Angstleiter stehen und immer mutiger werden (vgl. auch Schmidt-Traub, 2001).

3. Soziale Kompetenz – Übungen

Ein Mangel an sozialer Kompetenz ist häufig auch verbunden mit sozialen Ängsten. Der Übergang von normaler Schüchternheit zur Diagnose *soziale Angst* ist fließend.

Die wichtigsten Unterscheidungsmerkmale zwischen den normalpsychologischen sozialen Ängsten und der sozialen Angst mit Krankheitswert sind folgende:

1. ausgeprägtes soziales Vermeidungsverhalten,
2. ausgeprägte Erwartungsangst (die Angst vor der Angst),
3. soziale, schulische und berufliche Beeinträchtigung und
4. subjektiv empfundenes Leid.

Ein Mangel an sozialen Kompetenzen und sozial ängstliches Verhalten kann bereits im Grundschulalter beobachtet werden. Unbehandelt führt dies häufig zu einer selbstunsicheren Persönlichkeitsentwicklung. Je früher sozial ängstliche Kinder und Jugendliche einen Psychotherapeuten aufsuchen, desto weniger Zeit verlieren sie, sich im zwischenmenschlichen Bereich zu üben, Kontakte aufzubauen und Selbstsicherheit zu entwickeln. Defizite im Bereich sozialer Kompetenzen und sozial ängstliches Verhalten können oft schon bei Kindern im Alter von 6 bis 8 Jahren unter Einbeziehung der Bezugspersonen gut behandelt werden.

Die Erwartungsangst vor bestimmten angstauslösenden sozialen Situationen wird häufig gedanklich bereits durch die Vorstellung der Situation ausgelöst. Deshalb sind auch Therapiemethoden erforderlich, die sich mit dem Aufbau hilfreicher und angstreduzierender gedanklicher Bewältigungsmöglichkeiten beschäftigen (z. B.: Übungen *Mut tut gut, Katastrophengedanken entkräften*).

Da viele selbstunsichere Menschen sowohl soziale Ängste als auch soziale Defizite aufweisen, beinhalten die meisten Methoden sowohl Methoden zur Angstreduktion als auch Methoden zur Aneignung sozialer Fertigkeiten.

Die Lebensgeschichten sozial ängstlicher Kinder und Jugendlicher zeigen immer wieder, dass selbstunsichere Kinder meist in einer Umgebung aufwachsen, die selbstsicheres und unabhängiges Verhalten verhindern. Häufig werden diese Kinder und Jugendlichen überfürsorglich erzogen, haben nur geringe Erfahrungen mit sozialen Kontakten und Durchsetzungssituationen, wenig Anleitung oder Modelle für sozial kompetentes Verhalten und sind nicht gewöhnt, dass ihre Wünsche und Bedürfnisse in ausreichendem Maße ernst genommen werden. Oft findet sich auch ein abwertender Erziehungsstil mit wenig Empathie. Erstaunlicherweise oder gerade deshalb befinden sich diese Patienten oft in ihrem Jugend- und Erwachsenenalter noch in einer großen emotionalen und moralischen Abhängigkeit von ihren Eltern und können keinen angemessenen pubertären Ablösungsprozess erleben, sodass es therapeutisch dringend notwendig ist, diesen Ablösungsprozess zu fördern. Übungen zum Aufbau von Selbstsicherheit, zur Ich-Stärkung und Abgrenzung (wie z.B.: Das starke Ich, Grenze wahren) sowohl in Einzel- als auch in der Gruppentherapie sind hierfür zur Förderung von altersgemäßer Autonomieentwicklung besonders hilfreich.

Die wichtigsten Therapieziele zum Aufbau sozialer Kompetenzen bestehen in:

- der Förderung von Ausdrucksverhalten (Gefühlen, Mimik, Gestik usw.)
- Verbesserung der Kommunikation (z. B. partnerschaftlich statt unterwürfig)
- Abbau von Vermeidungsverhalten (z. B. Aufsuchen sozialer Situationen)
- Umgang mit Kritik und Lob (Äußern und Annehmen)
- Kontaktaufbau und Kontaktpflege (Umgang mit Menschen und Gruppen)
- Erlernen neuer Verhaltensweisen (z. B. Wünsche äußern, Nein Sagen)
- Umgang mit der Angst (z. B. Angst erlauben, statt unterdrücken)
- Übernahme von Selbstverantwortung (z. B. Eigeninitiative entwickeln)
- Aufbau adäquater sozialer Wahrnehmung (z.B. Stärken, Schwächen, Unsicherheit anderer Menschen wahrnehmen und berücksichtigen) usw.

Nach Hinsch und Pfingsten (2002) ist die Bedeutung sozialer Kompetenz für eine günstige Entwicklung von Kindern belegt. Die Aggressionsforschung zeigt, dass sich Aggressivität durch den Aufbau von sozial-kognitiven Fertigkeiten sowie Kommunikations- und Problemlösefähigkeiten günstig beeinflussen lässt. Neuere Ansätze zur Prävention von sexuellem Missbrauch legen ebenfalls großen Wert darauf, Selbstsicherheit und soziale Kompetenz bei Kindern zu fördern (S. 79).
Für Kinder existieren inzwischen einige gute Gruppenprogramme zum Aufbau von Selbstsicherheit und sozialen Kompetenzen (s. Joormann & Unnewehr, 2002; Junge et al., 2002; Petermann, 1996). Natürlich ist aufgrund der Modellwirkung, des Synergie-Effekts und anderer Gruppenwirkfaktoren (wie Arbeitshaltung, Feedback, Unterstützung usw., vgl. auch Fiedler, 1996) eine begleitende Gruppentherapie sehr effektiv. Manche Kinder benötigen jedoch eher einzeltherapeutische Betreuung.

Die nun folgenden Übungen stellen eine erlebnisorientierte Ergänzung und Erweiterung der genannten Programme dar.

3.1 **Übung:** Das starke ICH
(für Kinder ab 6 bis 8 Jahren und Jugendliche)

Die folgende Übung ist in erster Linie für die Einzeltherapie konzipiert und berücksichtigt die Erkenntnisse sozialer Kompetenztrainings; sie kann jedoch ebenso in Gruppen durchgeführt werden.

1. Ziele der Übung

- Aufbau von Selbstsicherheit und sozialer Kompetenz
- Aufbau eines Gleichgewichts zwischen Selbstverwirklichung und sozialer Verantwortung
- Verbesserung der Selbstwahrnehmung
- Einübung von Selbstsicherheitskriterien
- Schulung sozialer Wahrnehmung
- Anleitung zur Angstexposition

2. Dauer

Balancieren: ca. 15 Min.
Geschichte »*Das starke Ich*«: ca. 15 Min.
Selbstsicherheits–Memory inkl. Spiel: ca. 30 Min.
Stärke-Übungen: ca. 20 Min.
Rollenspiele: mind. 5 x 15 Min.
In vivo Übungen: mind. 3 x 30 Min.

3. Durchführung und Instruktion

Diese abwechslungsreiche Übung besteht aus sechs Einzelübungen. Sie kann im Rahmen eines sozialen Kompetenztrainings über mehrere Sitzungen verteilt werden. Verschiedene Teile sollten mehrmals eingeübt werden. Selbstsicherheitskriterien und auch Kognitionen werden im Sinne eines Selbstinstruktions-Trainings mehrmals wiederholt und über mehrere Wochen hinweg intensiv eingeübt, auch unter Anleitung der Eltern als Cotherapeuten.

Wörtliche Instruktion

1. Balancieren – durch den Raum gehen
Es gibt Menschen, die sind sehr schüchtern und leise und trauen sich nur selten zu sagen, was sie denken und was sie sich wünschen.

Diese Menschen haben oft das Gefühl, dass sie keiner mag, weil sie sich ja auch nur ganz selten auf einen anderen Menschen zuzugehen trauen. Das sieht z. B. so aus: (Anmerkung: Der Therapeut geht schüchtern und verlegen durch den Raum und sagt dabei schüchterne Sätze wie:)

- ich traue mich nicht
- keiner mag mich
- hoffentlich habe ich jetzt nichts Dummes gemacht
- ich kann gar nichts
- was denken die anderen nur von mir
- alle anderen sind viel wichtiger als ich usw.

Schleiche nun genauso schüchtern und verlegen hinter mir her, wie ich es dir vormache, damit du noch genauer spüren und fühlen kannst, wie sich Unsicherheit und Schüchternheit anfühlen (ca. 2 Min.).

Es gibt auch sehr laute Menschen, die immer und überall im Mittelpunkt stehen und nur den anderen zeigen wollen, wie toll sie sind. (Anmerkung: Der Therapeut läuft übertrieben aufrecht, fest aufstampfend, Nase und Blick nach oben gerichtet durch den Raum und äußert dabei selbstüberhebliche Sätze wie:)

- jetzt komme ich
- weg da
- nur meine Meinung zählt
- ich bin der Beste, Größte
- nur ich bin wichtig
- es ist mir egal, wie es anderen geht, Hauptsache mir geht es gut usw.

Gehe nun genauso übertrieben und auftrumpfend hinter mir her, wie ich es dir vormache, damit du noch genauer spüren und fühlen kannst, wie sich das anfühlt, ein Angeber zu sein (ca. 2 Min.).

- Kennst du solche Menschen?
- Wer ist dir denn lieber?
- Wie möchtest du selbst sein?

Wir stellen nun zwei Stühle einander gegenüber und stellen uns vor, dass auf dem rechten Stuhl das schüchterne Kind sitzt und auf dem

linken der Angeber. Zwischen den beiden Stühlen malen wir eine Linie auf den Boden und balancieren auf dieser Linie.
Weißt du, was eine Balance ist? Im Französischen heißt »la balance« die Waage oder das Gleichgewicht. Wenn wir jetzt balancieren, dann achten wir auf ein Gleichgewicht, so wie ein Seiltänzer auf dem Seil balanciert und immer darauf achten muss, im Gleichgewicht zu sein, sonst fällt er runter. Genauso balancieren wir jetzt auf dieser Linie und achten auf ein Gleichgewicht der Eigenschaften. Ich mache es dir mal vor. Das Kind, das auf dieser Linie balanciert (also du), hat genau die Eigenschaften, die zwischen dem Schüchternen und dem Angeber liegen. Man könnte auch sagen, das was an den beiden das Positive und Angenehme ist, also zum Beispiel (Anmerkung: der Therapeut balanciert auf der Linie zwischen den beiden sich gegenüberstehenden Stühlen mehrmals hin und her, äußert die folgenden Sätze und fordert den Patienten auf, es ihm nachzumachen):

- ich nehme mich wichtig, und ich achte gleichzeitig auch auf die anderen
- ich weiß, dass ich viel kann und dass ich auch gleichzeitig von Gleichaltrigen und Erwachsenen noch viel dazulernen kann
- ich äußere meine Wünsche und Bedürfnisse und versuche, auch die Wünsche anderer zu berücksichtigen und gemeinsame Lösungen zu finden
- ich traue mich und probiere immer wieder Neues aus und achte darauf, dass ich dabei niemand anderem zu nahe trete
- ich sage, was ich denke, und fühle so, dass andere mich verstehen und es annehmen können
- wenn ich meine, etwas nicht zu können, dann versuche ich es und frage andere um Rat, wenn ich nicht mehr weiterweiß

Was fällt dir selbst noch dazu ein?

Während wir auf der Selbstsicherheitslinie balancieren und uns immer wieder begegnen, lass uns deine und meine Sätze ein paar Mal wiederholen.

Selbstsicherheitssätze

Ich spreche laut und deutlich
mit Blickkontakt
aufrechter sicherer Körperhaltung
und einem freundlichen Gesicht

Die Sätze, die gut zu dir passen, schreiben wir später noch auf, damit du sie in den nächsten Wochen und Monaten üben kannst. Aber nun darfst du dich auf den Stuhl des starken Ich setzen und dich ein bisschen ausruhen, während ich dir eine kleine Geschichte erzähle.

2. Geschichte »Das starke Ich«

Ich erzähle dir nun eine Geschichte von einem starken Ich, das weder ein schüchterner Duckmäuser noch ein aufdringlicher Angeber, sondern ein freundliches selbstbewusstes Ich ist. Während ich erzähle, kannst du schon mal beginnen, dein starkes Ich zu malen und all das, was dir in meiner Geschichte gefällt, in dein Bild aufzunehmen. Die Geschichte dreht sich um ein kleines Mädchen (einen kleinen Jungen).

Es war einmal ein kleines Mädchen (oder ein kleiner Junge), das sich viele Gedanken über sich selbst und die Welt gemacht hat. Es war sehr klein für sein Alter, hatte rote Haare und viele Sommersprossen. Es gab Mitschüler, die fanden sie süß, und andere, die hänselten sie wegen ihrer Größe, den roten Haaren und den Sommersprossen. Sie war sehr klug, konnte gut Flöte spielen und turnen, hatte Spaß am Lesen von Abenteuerbüchern und hatte seit ihrer Kindergartenzeit eine gute Freundin. Eigentlich war sie in sich drin ganz zufrieden mit sich und ihrem Leben, nur die Hänseleien brachten sie manchesmal ganz durcheinander. Sie fühlte sich dann unsicher und schüchtern.

Als sie eines Tages wieder gehänselt wurde und sich deshalb wieder so elend und unsicher fühlte, hörte sie plötzlich ganz in sich drin eine ruhige sichere Stimme:

»Ich bin dein starkes Ich und ich beschütze und begleite dich, wohin du auch gehst.« Das kleine Mädchen spürt plötzlich, dass sie

freier atmen kann (Anmerkung: der Therapeut atmet einige Male hörbar tief durch), sie spürt Wärme in der Brust, (Anmerkung: Der Therapeut legt die rechte Hand auf seine Brust) und sie sieht vor ihren inneren Augen ein freundliches helles Leuchten. Sie fühlt sich plötzlich ganz leicht und frei und kann wieder ganz aufrecht sitzen (Anmerkung: Der Therapeut setzt sich bewusst aufrecht auf den Stuhl).
Das kleine Mädchen hört weiter auf die innere Stimme des starken Ich (Anmerkung: Text evtl. durch positive Eigenschaften des Patienten ersetzen):
Du bist wertvoll
Du bist schön
Du bist klug
Du bist musikalisch
Du hast ein starkes Ich

Du weißt viel
Du bist höflich
Du bist freundlich
Du bist beliebt
Du hast wirklich ein sehr starkes Ich

Die Angeber und alle, die dich hänseln müssen, machen das nur, weil ihr Ich vielleicht klein und schwach ist, und sie glauben vielleicht, dass ihr eigenes Ich größer werden würde, wenn sie das starke Ich der anderen abwerten. Aber das klappt natürlich nicht. Lass dich nicht beirren und schau auf mich, dein starkes Ich, und beachte das Gerede nicht. Immer wenn du diese Lästermäuler hörst, dann denke dir einfach mit einem gelassenen Lächeln:

Ich lasse mein starkes Ich strahlen
Mein starkes Ich kann mir keiner nehmen

(Nach Beendigung der Geschichte:) Zeig mir mal mit deinen Händen, wie groß dein eigenes starkes Ich ist. – – – Welche Farbe und Form hat es? Prima!
Mal noch ein wenig weiter und überlege dir dabei, was von dieser

Geschichte für dich passt und was du glaubst, wie sie weitergeht. Lass dir dafür noch ein paar Minuten Zeit.
Wenn dein Bild hier oder zu Hause fertig gemalt und beschrieben ist, dann hängst du es dir zur täglichen Erinnerung über deinen Schreibtisch auf (oder an einen anderen wichtigen Ort).
Nach dem langen Sitzen balancieren wir jetzt noch einmal durch den Raum und probieren einige Male den Satz des kleinen Mädchens aus (und erweitern ihn noch durch deine eigenen Sätze).

3. Selbstsicherheits-Memory
Wir haben jetzt eine ganze Reihe Selbstsicherheitssätze gefunden, die wir auf diese Memory-Kärtchen schreiben. Ich schreibe, während du die Kärtchen bemalst und bewertest. Ein Memory Pärchen setzt sich jeweils aus dem ersten Teil des Satzes (Selbstverwirklichung) und dem zweiten Teil (Soziale Verantwortung) zusammen. Jedem Pärchen wird eine Zahl von 1 (nur ein ganz klein wenig hilfreich) bis 10 (sehr hilfreich) zugeordnet, je nachdem, wie hilfreich der Satz (bzw. die Kognition) für dich ist. Also z. B.: diese beiden Kärtchen bilden ein Paar:

Beispiel für Memory Kärtchen

Ich äußere meine Wünsche und Bedürfnisse (8)	Ich nehme gleichzeitig auch die Bedürfnisse anderer wichtig (8)

(Anmerkung: Nach Fertigstellung der Memory-Kärtchen kann zur besseren Einprägung dieser Sätze mit dem selbst hergestellten Memory gespielt werden.)

4. Stärke-Übungen – Rollenspiele – In-vivo-Übungen
Das starke Ich hat dem kleinen Mädchen übrigens noch einen weiteren wichtigen Rat gegeben, nämlich den, ganz regelmäßig sein starkes Ich zu pflegen und mehrmals in der Woche verschiedene Stärke-Übungen in der Schule, in der Familie, beim Einkaufen und in der Öffentlichkeit zu machen.

Dafür hat es ihm auch einige wichtige Tipps mitgegeben:

Tipps zur Pflege des starken Ich

1. pflege Kontakte
2. sprich laut und deutlich
3. schau die Menschen an und halte Blickkontakt
4. äußere deine Wünsche und Bedürfnisse
5. sei respektvoll und freundlich
6. pflege deinen Mut und
7. probiere immer wieder Neues aus

Zum Einüben dieser Regeln gibt es eine *Liste von Stärke-Übungen* oder so genannten Selbstsicherheitsübungen. Du darfst dir aus dieser Liste etwa 10 Übungen aussuchen, die zu dir passen, und dir auch selbst noch einige ausdenken. Wir werden diese Übungen in den kommenden Sitzungen teilweise gemeinsam einüben, teilweise übst du sie selbst oder mit deinen Eltern. Wir werden sowohl im Therapieraum *(Rollenspiele)* als auch draußen in der Öffentlichkeit *(In-vivo-Übungen)* üben.

4. Mögliche Anschlussübungen

- *Selbstsicherheitsübungen* im Rollenspiel (siehe Therapiematerial)
- Therapiematerial *Tipps, um Freunde zu gewinnen*
- Therapiematerial *Umgang mit Lästern und Hänseln*
- Therapiematerial *Angstleiter* zur Vorbereitung für In-vivo-Übungen
- Lied *Starke Kinder*
- Erstellen einer *Angstleiter*
- Führen einer *Selbstbeobachtungsliste*
- Übung *Das große und das kleine Nein*
- Übung *Grenze wahren*
- Therapiematerial *Freundlichkeitsgesten**
- Therapiematerial *Hilfreiche Sätze*
- Übung *Party* für Gruppen mit Jugendlichen (in: Görlitz, 2003 a, Körper und Gefühl in der Psychotherapie – Basisübungen)
- Übung *Selbstsicherheitsmaschine* (in: Görlitz, 2003 b, Aufbauübungen)

3.2 Selbstsicherheits**übungen**

Selbstsicherheitsübungen können wir auch als Stärke-Übungen – zur Stärkung deines Ich – bezeichnen. Selbstsicher sein bedeutet, dass du deine eigenen Wünsche und Bedürfnisse vertreten kannst, dich zeigen und sagen traust, was du denkst und fühlst, und dich auch in neue Situationen begibst, die mit einer gewissen Aufregung verbunden sind.
In der folgenden Liste findest du 80 mögliche Übungen für unterschiedliche Altersstufen, die dir helfen können, dein Ich zu stärken, sicher und selbstbewusst zu sein und deinen Mut zu pflegen.
Bewerte zunächst jede einzelne Übung von 0 (ganz leicht) bis 10 (sehr schwierig), je nachdem, wie einfach oder schwer diese Übung für dich ist. Anschließend unterstreichst du fünf bis zehn Übungen, die dir besonders wichtig erscheinen, um dein Ich zu stärken.

Schule

1. Im Unterricht als erster melden
2. An der Tafel etwas anschreiben
3. Ein Referat halten, vor dem du dich gerne drücken möchtest
4. Den Lehrer vor der Klasse bitten, die Hausaufgaben nochmals zu wiederholen
5. Auf dem Schulhof Schüler grüßen, mit denen du noch nie gesprochen hast
6. Auf dem Schulhof mit einer Schülerin/einem Schüler, den du nur vom Sehen kennst, ein Gespräch beginnen
7. Anmeldung zu einer Arbeitsgruppe (z. B. Schultheater)
8. Freiwilliges Vorturnen im Sportunterricht
9. Einem Mitschüler einen Teil von deinem Pausebrot oder Getränk anbieten
10. Einen guten Schüler um Hilfe bei den Hausaufgaben bitten
11. Das Mathe-Heft deines Nachbarn ausleihen
12. Schwächeren Mitschülern deine Hilfe anbieten
13. Einen Klassenkameraden zu dir nach Hause einladen
14. Deinem Banknachbarn ein kleines Geschenk mitbringen

Einkaufen

15. Alleine zum Einkaufen gehen
16. Beim Bäcker um hellere (dunklere, weniger salzige usw.) Brötchen bitten
17. In einer Warteschlange jemanden bitten, vorgelassen zu werden
18. An der Kasse nach einem bestimmten Artikel fragen
19. Sich bei einer Verkäuferin nach dem Preis einer Ware erkundigen
20. Eine Ware umtauschen
21. Beim Bezahlen im Geschäft eine Bemerkung machen, aus der sich ein kurzes Gespräch ergeben kann
22. Bei einem Einkauf mit deinen Eltern an der Kasse selbst bezahlen
23. Um eine Einkaufstüte bitten

Öffentlichkeit

24. Eine Frau auf der Straße nach der Uhrzeit fragen
25. Einen jungen Mann nach einer bestimmten Straße fragen
26. In der Öffentlichkeit auf der Straße etwas essen
27. In eine öffentliche Bibliothek gehen und einen Angestellten bitten, dir bei der Suche nach einem Buchtitel behilflich zu sein
28. In einem Geschäft einen 10-Euro-Schein wechseln lassen, ohne etwas zu kaufen
29. In ein Friseurgeschäft gehen und einen Termin zum Haareschneiden vereinbaren
30. In einem Café, Restaurant oder einem Kaufhaus nach einer Toilette fragen
31. Mit einer Respektsperson ein Gespräch beginnen (z. B. Bankangestellter, Lehrer, Pfarrer, Gruppenleiter usw.)
32. In der Straßenbahn ein Gespräch beginnen
33. Mit ungewöhnlicher Kleidung durch die Stadt laufen
34. In der Straßenbahn, Bus, Zug, U-Bahn eine fremde Person, die einem gegenübersitzt, längere Zeit anschauen und anlächeln
35. Laut singend mit deiner Freundin durch die Stadt gehen
36. In der Fußgängerzone musizieren und einen Geld-Sammel-Hut aufstellen

37. Ungewöhnliche Kleidung tragen
38. Auf einer Party alleine tanzen

Gleichaltrige

39. Jemanden anrufen, den du nur flüchtig kennst
40. Mitschüler/Freunde fragen, ob du sie zu Hause besuchen kannst
41. Bei einer Freundin auswärts übernachten
42. Von einem Freund eine CD ausborgen
43. Einem Jungen, den du gerade kennen gelernt hast, eine SMS schicken
44. Ein Angebot zu rauchen ablehnen
45. Gegenüber einem Freund, über irgendein Thema (z. B. Computer, Film, Fernsehen usw.) eine andere Meinung vertreten
46. Ein zu ausgiebiges Telefongespräch abbrechen, z. B. mit den Worten, »sei mir bitte nicht böse, ich habe jetzt leider keine Zeit mehr, noch länger zu telefonieren«
47. Einen Freund um etwas bitten
48. Eine Geburtstagsfeier veranstalten
49. Mit einer Freundin über deine eigenen Schwächen reden
50. Ein Mädchen, das dir gefällt, nach ihrer Telefonnummer fragen
51. Eine E-Mail an einen Bekannten schreiben
52. Eine Verabredung treffen
53. Bei einem Problem eine Freundin/einen Freund um Rat fragen
54. Jemandem ein Kompliment machen

Familie

55. Einem Familienmitglied etwas sagen, das dich stört
56. Dich deiner Tante, deinem Onkel oder den Großeltern mit einem ganz persönlichen Problem anvertrauen
57. Ein Gefühl äußern (z. B. es ist mir peinlich, es ist mir unangenehm, ich bin ärgerlich, das enttäuscht mich usw.)
58. Dich entschuldigen, wenn du einen Fehler gemacht hast
59. Einen Wunsch äußern und deutlich machen, wie wichtig er dir ist
60. Auf einer Familienfeier ein Gedicht vorlesen

61. Deinen Eltern ein Gesellschaftsspiel vorschlagen und es ihnen erklären
62. Von einem Familienmitglied ein Kleidungsstück ausleihen
63. Verwandte überraschend besuchen
64. Den Eltern etwas Nettes sagen
65. Ein Familienmitglied um Hilfe bitten
66. Dich beschweren, wenn du das Gefühl hast, dass du ungerecht behandelt worden bist
67. In einem Gespräch die eigene Meinung vertreten
68. Deine Meinung so lange laut und deutlich wiederholen, bis jemand darauf eingeht
69. Über einen Erfolg oder ein erfreuliches Ereignis ausführlich berichten

Telefonieren/Auskünfte einholen

70. Dich bei der Auskunft nach einer Telefonnummer erkundigen
71. In einem Kaufhaus dich erkundigen, ob es auch eine Lebensmittelabteilung gibt
72. Bei einem öffentlichen Amt nach Öffnungszeiten fragen
73. Dich bei einer Bank nach Zinsen für ein Sparbuch erkundigen
74. Im Supermarkt nachfragen, ob sie einen bestimmten Artikel (z.B. Bleistifte, Badeschaum) führen
75. Dich bei der Zugauskunft nach Zugverbindungen erkundigen
76. In einem Spielwarengeschäft nach dem Preis für ein bestimmtes Spiel nachfragen
77. Dich bei einem Arzt nach den Sprechzeiten erkundigen
78. Beim Sender Auskunft über die Bedingungen für ein Gewinnspiel einholen
79. In einem Computergeschäft nachfragen, ob sie gebrauchte Computerartikel an- oder verkaufen.
80. Bei einer Zeitung den Preis für eine Annonce erfragen.

3.3 Tipps, um Freunde zu gewinnen

1. Gehe aus dir raus
Warte nicht immer darauf, dass ein anderer den ersten Schritt macht. Ein einfaches Hallo und ein Lächeln bewirken oft viel. Du wirst verblüfft über den Erfolg sein, den du erzielen wirst, wenn du dich zu einem freundlichen Gruß entschließt.

2. Schließe dich verschiedenen Gruppen an
Gehe in Vereine, die dich interessieren, in Neigungsgruppen innerhalb oder außerhalb der Schule, knüpfe Kontakte mit deinen Nachbarn, suche dir Jugendgruppen und andere Gelegenheiten, um Gleichaltrige zu treffen. Das hilft gegen Außenseitergefühle.

3. Zeige den Menschen, dass du an ihnen interessiert bist
Sprich nicht nur über dich selbst, stelle Fragen zu ihrer Person und ihren Interessen.

4. Sei ein guter Zuhörer
Das bedeutet, Menschen anzuschauen, während sie mit dir sprechen, und dem, was sie sagen, aufmerksam zu lauschen. Achte darauf, dass du in Gedanken nicht abschweifst.

5. Riskiere es, den anderen über dich selbst zu erzählen
Wenn du das Gefühl hast, dass es passt, dann erzähle den anderen von deinen Interessen und Talenten, z. B. wenn du Schach oder andere Spiele spielst und du andere kennen lernen möchtest, die Ähnliches tun, dann zeige deine Interessen – aber:

6. Sei kein Selbstdarsteller
Nicht jeder, den du triffst, wird deine Interessen und deine Fähigkeiten teilen. Versuche, dich auch für die Interessen anderer zu interessieren, dir Neues erklären zu lassen.

7. Sei ehrlich
Erzähle die Wahrheit über dich und deine Überzeugungen. Wenn du nach deiner Meinung gefragt wirst, äußere sie ehrlich und ernst. Freunde schätzen Ehrlichkeit – aber:

8. Wenn nötig, verbinde Ehrlichkeit mit Diplomatie
Ehrlichkeit darf nicht verletzen. Es ist besser zu sagen »du hast einen interessanten Haarschnitt« als auszurufen »Was, du hast tatsächlich Geld dafür bezahlt?« Es gibt Zeiten, in denen ein ehrlicher Impuls unpassend und unnötig ist.

9. Sei verständnisvoll
Nicht alle deine Freunde müssen so denken und handeln wie du (würde es nicht langweilig sein, wenn alle das Gleiche tun würden?).

10. Lerne echte Freunde zu erkennen
Einige Kinder fühlen sich so alleine, dass sie sich mit jedem einlassen, einschließlich mit Freunden, die nicht wirkliche Freunde sind. Folge den vorherigen Tipps, und du wirst dich im Kontakt mit Gleichgesinnten wohl fühlen können.

(modifiziert nach: Galbraith & Delisle, 1996)

3.4 **Übung:** Grenze wahren

(für Kinder ab 6 Jahren, Jugendliche und Erwachsene)

1. Ziele der Übung
- Aufbau von Abgrenzungsfähigkeiten
- Prävention von möglichen Grenzüberschreitungen
- Förderung der Autonomieentwicklung
- Aufbau von Selbstsicherheit
- Stärkung der Durchsetzungsfähigkeit
- Aufbau von Selbst-Schutz
- Einübung von Selbstsicherheitskriterien

2. Dauer
ca. 15–30 Min. (je nach Ausführlichkeit der Durchführung)

3. Durchführung und Instruktion
Der Therapeut bittet den Patienten, sich in die Mitte des Raumes zu stellen. Mit einer Kreide zeichnet er, im Abstand einer Armlänge, d. h. ca. 50 bis 80 cm, einen Kreis auf den Fußboden (hierfür kann

auch eine bunte Schnur oder ein Teppich benutzt werden). Der Patient steht im Mittelpunkt des Kreises. In den kommenden Sitzungen legt der Patient selbst sein »Territorium« fest und zeichnet den Kreidekreis selbst.
Diese Übung sollte in jedem Fall zur Verfestigung des Abgrenzungsverhaltens in mehreren fortlaufenden Therapiesitzungen wiederholt werden. Es kann auch sinnvoll sein, die Eltern in die Übung mit einzubeziehen.

Wörtliche Instruktion

Ich möchte mir heute zunächst ansehen, wie fest und sicher du auf dem Boden stehst und wie gut und mit welchen Mitteln du in der Lage bist, deinen persönlichen Raum, dein Territorium, in das niemand ungefragt eindringen darf, selbstsicher zu schützen und zu wahren. Du stehst nun in der Mitte eines Kreises mit einem Durchmesser von knapp zwei Metern. Wir nehmen an, dass dies dein persönlicher Raum ist, in den du mich gleich anschließend möglichst nicht eindringen lässt. Der Kreidekreis stellt deine Grenze dar, die du hütest gegen Grenzüberschreitungsversuche von außen. Der Raum zwischen dem Kreidekreis und dir soll deinen persönlichen Freiraum darstellen, den keiner ungefragt betreten darf, auch nicht nur mit den großen Zehen.
Ich werde nun aber zu Übungszwecken versuchen, dich zu provozieren, dich irgendwie aus dem Gleichgewicht zu bringen, damit es mir möglich wird – verbotenerweise –, deine Grenze zu überschreiten und in den Kreis zu kommen. Ich werde dich dabei auch manchmal versuchen anzufassen. Bist du damit einverstanden? (Anmerkung: Antwort abwarten und respektieren.) Deine Aufgabe wird es sein, deinen persönlichen Freiraum zu verteidigen, deine Grenze zu wahren und mich möglichst **nicht** in den Kreis zu lassen. Also, sei jetzt auf der Hut. (Anmerkung: Der Therapeut gibt dem Patienten einen unerwarteten kleinen Schubs gegen die Schulter, sodass er in der Regel umkippt und nicht mehr mit beiden Beinen fest im Kreis steht.)

- Dies ist schon die erste Regel: Fester Stand. Lass uns mal kurz zusammen einüben, wie du am besten so fest stehst, dass es mir mit diesem kleinen Schubs nicht mehr möglich sein wird, dich aus dem Gleichgewicht zu bringen.

(Anmerkung: Es wird so lange ein fester Stand und behutsames Schubsen gegen die Schulter geübt, bis der Patient fest und sicher steht, anschließend versucht der Therapeut – weiter von der rechten oder linken Seite kommend, mit einem Schubs gegen die Schulter oder den Rücken –, den Patienten aus dem Gleichgewicht zu bringen. Für festen Stand wird der Patient verstärkt.)

- Die ***zweite Regel heißt: Aufrechte Körperhaltung.*** Wenn du selbstbewusst und aufrecht stehst, dann sehen die anderen Menschen, dass da eine Persönlichkeit steht, vor der sie Respekt haben können. Eine respekteinflößende Persönlichkeit wird meist auch respektvoller behandelt und nicht so leicht übergangen oder missachtet. Wenn du noch Fragen dazu hast, können wir diese gerne noch besprechen, bevor wir dann weitermachen. Bist du bereit?

(Anmerkung: Anschließend schleicht sich der Therapeut blitzschnell von hinten an und versucht wieder das Gleichgewicht des Patienten zu stören.)

- Damit du in schwierigen Lagen oder Gefahrensituationen die Person immer im Blick hast, ist die dritte Regel: Blickkontakt halten wichtig für dich. Blickkontakt ist natürlich auch in anderen Situationen, in denen du mit Menschen zusammen bist, nützlich, aber in schwierigen Situationen ganz besonders. Lass uns noch einmal üben, dass du mich immer im Blick hast und gefasst darauf bist, wenn ich versuche, dich aus dem Gleichgewicht zu bringen.

Weißt du die anderen Regeln noch? (Anmerkung: Gemeinsam die ersten drei Regeln wiederholen. An dieser Stelle kann eine Pause gemacht oder der Rest der Übung auf die nächste Sitzung verschoben werden.)

- Unsere vierte Regel heißt: Die Grenze hüten. Damit niemals jemand hinterrücks oder irgendwie trickreich deine Grenze überschreiten oder dich aus dem Gleichgewicht bringen kann, ist es wichtig, in Gefahrensituationen auf der Hut zu sein, deine Augen und Ohren offen zu halten, dich umzusehen und immer deine Grenze zu hüten. Denn wenn es jemandem gelingt, in diesen Kreis zu kommen, kann er dich ganz leicht aus dem Gleichgewicht bringen.

Nun werde ich es mit Worten versuchen – aber du weißt, du sollst dich in keinem Fall von mir überreden lassen, mich *keinesfalls* in den Kreis lassen, was auch immer ich zu dir sagen werde – dies ist ein Rollenspiel, damit du lernst, dich zu behaupten, NEIN zu sagen und deine Grenze zu wahren. Ich beginne jetzt mit diesem Rollenspiel:

- Bitte lass mich rein, ich möchte auch mal sehen, wie gut man in diesem Kreis steht.
- Wenn du mich reinlässt, dann bekommst du auch eine Schokolade von mir.
- Ich werde auch ganz lieb zu dir sein und dir nichts tun.
- Das finde ich aber nicht nett von dir, dass ich so alleine draußen stehen muss, ich bin nicht mehr dein Freund usw.

(Anmerkung: Der Therapeut kann sich nun verschiedene, auf den Patienten zugeschnittene Sätze überlegen, die ihm möglicherweise Zugang zum Kreis verschaffen könnten. Dabei wird der Patient für jedes Abwehren und Nein-Sagen verstärkt und laufend aufgefordert, lauter zu sprechen, fest und aufrecht zu stehen, Blickkontakt zu halten und auf der Hut zu sein.)

- Du hast jetzt sicher bereits bemerkt wie die **fünfte Regel** heißt: Laut und deutlich Sprechen. Nur wer laut und deutlich spricht, wird verstanden und ernst genommen. Denke dir jetzt einige Sätze aus, um mich daran zu hindern, deine Ich-Grenze zu überschreiten und in den Kreis zu kommen, die du dann sehr laut, deutlich und bestimmt zu mir sagst. (Anmerkung: Falls dem Patienten nichts oder nur wenig einfällt, kann der Therapeut einige »Abwehr-Sätze« vorgeben, wie z. B.):
  Nein, das ist mein Bereich, da lasse ich niemanden rein!

Geh weg und lass mich in Ruhe!
Sei nicht so aufdringlich!
Wenn du mich noch einmal anfasst, dann werde ich mich wehren!

Wiederhole diese Sätze einige Male und lass dich überraschen, was dir dabei noch alles einfällt. Du kannst dir z. B. auch vorstellen, was der selbstsicherste Junge, den du jemals kennen gelernt hast, sagen würde. Wehr dich gegen meine Versuche, die Grenze zu überschreite, so gut und so laut du kannst.

- Die **sechste Regel** heißt also: **Sich wehren** und nichts passiv über sich ergehen lassen.

Lass uns zum Schluss nochmals alle Regeln wiederholen. Ich versuche dich erneut körperlich oder mit Worten aus dem Gleichgewicht zu bringen und du sagst mir immer, welche der sechs Regeln du gerade anwendest.
Anschließend schreiben wir gemeinsam die Regeln auf und die Sätze, die wir heute gefunden haben. In der nächsten Sitzung machen wir weiter. Falls dir noch Sätze einfallen, schreibst du sie einfach dazu.
Prima hast du heute mitgemacht. Wenn du so weiter machst, dann wird sich so schnell keiner mehr trauen, deinen persönlichen Freiraum oder deine Ich- Grenze zu überschreiten!

4. Mögliche Anschlussübungen

- Malen und Beispiele für den Begriff »Ich-Grenze« sammeln, um kleineren Kindern die Bedeutung näher zu bringen
- Wiederholung der Übung mit Puppen/Eltern/Freunden
- Sammlung von »Gefahrensituationen« (von Auslösern für mögliche Grenzüberschreitungen)
- Erstellen einer Liste von Durchsetzungssätzen
- Therapiematerial *Selbstsicherheitssituationen*
- *Selbstbeobachtungsliste für Kinder*
- Übung *Das kleine und das große NEIN*

3.5 Umgang mit Lästern und Hänseln

Du bist nicht der Einzige, der unter Lästern oder Hänseleien leidet. Jedes Kind und jeder Jugendliche erfährt in der Regel irgendeine Art von Hänselei in Bereichen, in denen er sich von anderen unterscheidet. Ob du begabt oder groß bist, klein, dick oder dünn, ob du mit offenem Mund isst oder mit geschlossenem, ob du Kleider trägst, die modisch oder unmodisch sind, ob du in einer Villa oder einer Wohnung wohnst, deine Ohren zu groß oder zu klein sind, ob deine Haare gerade oder gelockt sind usw., du kannst sicher sein, dass du irgendetwas darüber hören wirst.

Es gibt mehrere Gründe, warum andere dich hänseln:
- Vielleicht sind sie eifersüchtig auf dich und deine Erfolge.
- Vielleicht wissen sie keinen besseren Weg, dir zu sagen, dass sie stolz auf dich sind und froh darüber, dass du ihr Freund bist. Lästern kann manchmal bedeuten »Ich mag und bewundere dich«.
- Manche Kinder finden ehrliche Komplimente albern oder spießig und deshalb lästern sie lieber.
- Vielleicht fühlen sie sich dir bewusst oder unbewusst unterlegen, weil sie nicht so viel Positives in ihrem eigenen Leben vorzuweisen haben wie du.
- Vielleicht mögen Sie dich einfach nicht.
- Vielleicht fühlen sie sich in deiner Gegenwart angegriffen. Überlege dir daher deine eigenen Verhaltensweisen. »Wenn du nicht so dumm wärst, würdest du die Antwort wissen« eignen sich nicht für den Umgang miteinander.
- Natürlich kann es sein, dass du niemals den Grund herausfindest, warum andere dich hänseln. Abhängig davon, wie gut du denjenigen kennst, kannst du versuchen, direkt zu fragen: »Warum sagst du das zu mir?«, und es kann sein, dass der andere zumindest nachdenkt, bevor er dich in Zukunft wieder hänselt.

Versuche in jedem Fall herauszufinden, ob du selbst vielleicht auch den Anlass für die Hänseleien gegeben hast.

- Hast du vielleicht deine Freunde zu sehr vernachlässigt?

- Hast du dich vielleicht komisch angezogen?
- Bist du vielleicht zu eingebildet?
- Konzentrierst du dich zu sehr auf deine eigenen Interessen?
- Interessierst du dich zu wenig für andere?

modifiziert nach: Galbraith & Delisle, 1996

3.6 **Übung:** Das große und das kleine NEIN
(geeignet für Kinder ab ca. 6 Jahren, Jugendliche und Eltern)

Die Idee für den Namen dieser Übung stammt von Gisela Braun und Dorothee Wolters (1991), deren Buch mit dem gleichnamigen Titel von Therapeuten neben der psychoedukativen Schulung von Durchsetzungsverhalten auch zur Prävention von emotionalen und sexuellen Grenzüberschreitungen verwendet wird. Der Text des Buches dient als Medium für die nun folgende Übung.

1. Ziele der Übung
- Aufbau der Fähigkeit, Grenzen zu setzen
- Einübung von Durchsetzungsverhalten
- Stärkung des Selbstwertgefühls
- Prävention und Bearbeitung von Missbrauchserfahrungen
- Schulung der sozialen Wahrnehmung

2. Dauer
Geschichte: ca. 5 Min.
Persönliche Fragen: ca. 5 Min.
Rollenspiel: ca. 20 Min.
Alternativen entwickeln: ca. 5–10 Min.

3. Durchführung und Instruktion
Die Übung besteht aus mehreren Teilen: dem Verlesen des gleichnamigen Textes von Braun und Wolters (1991), den anschließenden persönlichen Fragen, dem Rollenspiel und der Entwicklung von Alternativen zum Nein-Sagen. Der Text kann vom Therapeuten oder vom Kind selbst vorgelesen werden. Das anschließende Rollenspiel kann »mit Kind und Therapeut«, mit »Kind und Eltern«,

aber auch in einer Kindergruppe durchgeführt werden. Hierfür eignet sich das illustrierte gleichnamige Originaltextbuch. Ebenso ist ein Rollenspiel mit Handpuppen möglich.

Wörtliche Instruktion

Ich habe heute eine Geschichte für dich herausgesucht, in der ein Kind immer wieder nein sagt, aber einfach von den Menschen seiner Umgebung nicht gehört wird. Kennst du das auch, dass andere Menschen manchmal deinen Willen nicht respektieren? Dass sie Dinge tun, die du nicht möchtest? Oder dass sie einfach nicht zuhören, wenn du mal nein sagst? – – – / – – –
Wir beschäftigen uns heute damit, in welchen Situationen Kinder unbedingt laut und deutlich NEIN sagen sollten. Hierzu lesen wir zunächst eine kurze Geschichte und spielen anschließend dazu ein oder mehrere Rollenspiele. Danach können wir uns dann noch überlegen, wann es für dich persönlich besser ist NEIN und wann es besser ist JA zu sagen. Hier ist nun die Geschichte:

1. Geschichte vom kleinen und großen NEIN

(Anmerkung: Ursprünglich sollte an dieser Stelle der Originaltext von Gisela Braun und Dorothee Wolters abgedruckt werden. Dies wurde jedoch vom Verlag nicht genehmigt; deshalb hier nur eine leicht gekürzte Inhaltsangabe.)

Die Geschichte handelt davon, wie aus einem kleinen, leisen, schüchternen Nein, das niemand hört, ein großes lautes NEIN wird. Ein kleines Mädchen sitzt auf einer Bank im Park und isst Schokolade. Als eine große dicke Frau sie fragt, ob sie sich dazu setzen dürfte, flüstert das kleine Mädchen nur ganz leise, dass sie das nicht möchte. Aber weil sie so leise spricht, wird sie von der Frau gar nicht gehört und die Frau setzt sich einfach zu ihr auf die Bank. Dann kommt ein Junge vorbei, der etwas von ihrer Schokolade haben möchte. Das Mädchen sagt ihm zwar, dass es seine Schokolade lieber alleine essen möchte, aber wieder ganz leise. Der Junge nimmt das kleine »nein« nicht ernst, nimmt ihr einfach die Schokolade weg und beginnt, sie zu essen.

Als ein Mann vorbeikommt, ihr sagt, wie nett sie aussieht und ihr einen Kuss geben möchte, flüstert das Mädchen wieder »nein«. Der Mann überhört sie und näher sich ihr mit einem Kussmund.
Nun reicht es dem kleinen Mädchen, es steht auf, macht sich ganz groß und schreit allen ein großes lautes NEIIIN, Nein, NEIN entgegen, so laut, dass alle sie endlich verstehen, verschwinden und sie in Ruhe lassen.
Da wird dem kleinen Mädchen klar, dass andere Menschen ein schüchternes kleines leises Nein nicht hören oder nicht ernst nehmen. Sie hat erlebt, dass sie nur dann verstanden werden kann, wenn ihr NEIN groß, laut und deutlich ist.

2. Persönliche Fragen

- Was denkst du nun über diese Geschichte?
- Hast du etwas Ähnliches selbst auch schon erlebt?
- Was hättest du in der Situation dieses Kindes gesagt und getan?
- Wann war dein eigenes Nein auch so leise, dass dich niemand gehört hat?
- Was würdest du dem Mädchen für die Zukunft raten?
- In welchen Situationen deines Lebens könntest du auch ein starkes, lautes, großes NEIN gut gebrauchen?
- Glaubst du, dass es wirklich Männer (Frauen oder Jungs) gibt, die so etwas tun, wie du in dieser Geschichte gehört hast?
- Gibt es Menschen, die auf dein NEIN auch dann nicht hören, wenn du es ganz laut und deutlich sagst und es mehrmals wiederholst?

3. Rollenspiele

Nun machen wir eine Liste deiner eigenen NEIN-Situationen aus der Vergangenheit, Gegenwart oder Zukunft.
Du kannst nun selbst bestimmen, welche dieser Situationen wir hier mal durchspielen, damit du üben kannst, laut und deutlich ein großes NEIN zu sagen. Sollen wir mit der schwierigsten oder der leichtesten Situation beginnen?

4. Alternativen entwickeln

(Anmerkung: Nach den ersten Rollenspielen kann das Verhaltensrepertoire des Patienten in den kommenden Sitzungen durch weitere sprachliche Möglichkeiten, NEIN zu sagen, erweitert werden.) Lass uns nun auch noch verschiedene andere Möglichkeiten, NEIN zu sagen, sammeln und üben, damit du für alle schwierigen Durchsetzungssituationen des Lebens gewappnet bist, z. B.:

- geh weg
- lass mich in Ruhe
- verschwinde
- du hast mir gar nichts zu sagen
- ich sage es gleich meinem Vater
- wenn du mich nicht in Ruhe lässt, dann schreie ich laut um Hilfe usw.

Was fällt dir noch dazu ein? Welche drei Sätze sind für dich die wirksamsten? Lass uns diese Sätze nochmals ganz intensiv einüben. Ich mache dir jeweils einen Satz dreimal vor, indem ich selbstsicher durch den Raum gehe, und du machst es mir dann möglichst genauso laut und deutlich und selbstbewusst nach.

4. Mögliche Anschlussübungen

- Gegenüberstellung von Situationen, die Zustimmung (JA), und solchen, die NEIN erfordern
- Rollentausch
- Nachstellen einer Situation im Szeno-Test
- Malen verschiedener Szenen
- Einübung weiterer Selbstsicherheitskriterien (z. B.: Blickkontakt, laut und deutlich sprechen, Ich-Form)
- Erarbeitung weiterer Situationen zum Thema Grenzüberschreitung
- *Selbstsicherheitsübungen* in vivo
- Übung *Grenze wahren*
- Körperorientierte Selbstverteidigungsübungen (evtl. Kurs außerhalb der Therapie empfehlen)

3.7 Kinderlied: Starke Kinder

Starke Mädchen haben nicht nur schöne Augen
Starke Mädchen haben Phantasie und Mut
Starke Mädchen wissen selbst wozu sie taugen
Starke Mädchen kennen ihre Chancen gut

Starke Jungs die können nicht nur Muskeln zeigen
Starke Jungs die zeigen Köpfchen und Gefühl
Starke Jungs woll'n ihre Meinung nicht verschweigen
Starke Jungs die kommen lächelnd an ihr Ziel

Starke Kinder halten felsenfest zusammen
Pech und Schwefel die sind gar nichts gegen sie
Ihren Rücken lassen sie sich nicht verbiegen
Starke Kinder die zwingt keiner in die Knie
Starke Kinder haben Kraft um sich zu wehren
und sie seh'n dir frei und ehrlich ins Gesicht
Starke Kinder wollen nur die Wahrheit hören
und so leicht betrügt man starke Kinder nicht.

Starke Mädchen stehen fest auf ihren Beinen
Starke Mädchen wollen alles ausprobier'n
Starke Mädchen sagen ehrlich was sie meinen
Starke Mädchen können siegen und verlier´n

Starke Jungs die wollen alles selbst erleben
Starke Jungs die können auch mal zweiter sein
Starke Jungs sind stark genug um nachzugeben
Starke Jungs die fall'n auf Sprüche nicht herein

Starke Kinder halten felsenfest zusammen
Pech und Schwefel die sind gar nichts gegen sie
Ihren Rücken lassen sie sich nicht verbiegen
Starke Kinder die zwingt …

Text und Musik: Rolf Zuckowski

4. Übungen zur Selbsthilfe

Die Förderung von Selbsthilfe, Selbsteffizienz und Selbstwirksamkeit ist in jeder psychotherapeutischen Arbeit ein implizites Ziel. Das Konzept der Selbstwirksamkeit stammt von Bandura (1992). Es ist ein zentraler Bestandteil der sozialen Lerntheorie. »Selbstwirksamkeit (self-efficacy) ist die individuell unterschiedlich ausgeprägte Überzeugung, dass man in einer bestimmten Situation die angemessene Leistung bringen kann. Dieses Gefühl einer Person bezüglich ihrer Fähigkeit beeinflusst ihre Wahrnehmung, ihre Motivation und ihre Leistung auf vielerlei Weise« (Zimbardo, 1999, S. 543). Ängstlichkeit erzeugt niedrige Erwartungen bezüglich der eigenen Selbstwirksamkeit. Die Beurteilung unserer eigenen Selbstwirksamkeit hat Einfluss darauf, wie viel Anstrengung wir aufwenden und wie lange wir bei einer Aufgabe mit Eifer und Ausdauer durchhalten.
Die Erwartung von Selbst-Effizienz ist für eine Verhaltensänderung von wesentlicher Bedeutung. Wenn die Person meint, sie könne ohnehin nichts zur Lösung ihrer Probleme beitragen, so muss der Therapeut in kleinen Schritten die Selbstwirksamkeitserwartungen, z. B. durch Förderung der Selbsthilfefähigkeiten, erhöhen. Selbstwirksame und lösungsorientierte Kognitionen spielen daher in allen Phasen des therapeutischen Prozesses eine wichtige Rolle.
Die Selbstwirksamkeits-Überzeugung kann durch Förderung der Selbsthilfefähigkeiten in der Therapie erhöht werden, d. h., das Kind lernt, selbst etwas beitragen zu können, um seine Probleme zu verringern. Die Anwendung verschiedener kognitiver und erlebnisorientierter Übungen (z. B. *Mein innerer Helfer, Mein geheimer Ort, Katastrophengedanken entkräften* usw.) ist hier hilfreich.
In der kognitiven Therapie nach Beck werden so genannte »automatische Gedanken«, wie z. B. angstinduzierende und selbstabwertende Gedanken, in hilfreiche, selbstwirksame, lösungsorientierte Gedanken umgewandelt. Joormann & Unnewehr (2002) arbeiten in ihrem Gruppenprogramm zur Behandlung der sozialen Phobie mit Kindern und Jugendlichen gezielt an diesen automatischen Gedanken, auch um die Selbstwirksamkeitserwartungen zu erhöhen. In einem übersichtlichen Arbeitsblatt zur Selbsthilfe stellen sie sieben typische Merkmale automatischer Gedanken zusammen.

Die folgenden Selbsthilfetipps zum Thema »automatische Gedanken« können hierfür als Einstieg genutzt werden.

4.1 Selbsthilfetipps: automatische Gedanken

Als automatische Gedanken werden angstvergrößernde, belastende, negative Gedanken bezeichnet, die dich daran hindern, neue positive Erfahrungen zu machen. Versuche deine persönlichen automatischen Gedanken aufzuschreiben und benutze die folgenden Tipps, um deine negativen Gedanken in hilfreiche Gedanken umzuwandeln. Die selbsthinderlichen Gedanken können folgende Merkmale haben.

1. **Alles-oder-nichts-Denken**: *Falsch:* »Ich muss eine Sache perfekt machen, ansonsten bin ich ein Versager.« *Richtig:* Es gibt nicht nur gut oder schlecht, sondern auch Zwischenstufen.
2. **Gedanken lesen**: *Falsch:* »Ich weiß, was die anderen denken, sie lachen über mich.« *Richtig:* Ohne Beweise kannst du nicht wissen, wie eine andere Person über dich denkt.
3. **Übertreibungen**: *Falsch*: »Immer bekomme ich schlechte Noten, nie habe ich Glück«. *Richtig*: Ersetze immer durch oft, nie durch selten usw.
4. **Katastrophisieren**: *Falsch:* »Wenn ich vor der Klasse stehe, dann bleibt mir bestimmt die Stimme weg.« *Richtig:* Beschäftige dich nicht damit, was dir alles Schlimmes passieren könnte, sondern riskiere es auszuprobieren, nur so kannst du positive Erfahrungen machen.
5. **Die Zukunft vorhersagen**: *Falsch:* »Es wird bestimmt etwas Schlimmes passieren.« *Richtig:* Niemand kann die Zukunft vorhersagen, auch du nicht.
6. **Nicht-können**: *Falsch:* »Ich kann nicht telefonieren.« *Richtig:* Nur weil etwas auf den ersten Blick schwierig und anstrengend aussieht, kannst du nicht wissen, ob du es schaffen kannst, solange du es nicht wenigstens probiert hast.
7. **Die eigenen Fähigkeiten herunterspielen**: *Falsch:* »Die 2 in Mathe war purer Zufall, das nächste Mal werde ich bestimmt wieder eine 5 schreiben.« *Richtig:* Wenn du etwas Schwieriges geschafft hast, dann bezeichne dies nicht als Zufall oder Glück, sondern lobe dich für deinen eigenen Beitrag zu dieser Leistung.

(modifiziert nach Joormann & Unnewehr, 2002, S. 85)

4.2 **Übung:** Mein innerer Helfer
(für Kinder ab ca. 8–10 Jahren und Jugendliche)

Der innere Helfer wird als Konstrukt oder Symbol für Selbsthilfekräfte in der Psychotherapie häufig benutzt, um die vorhandenen Selbsthilfefähigkeiten der Patienten zu mobilisieren. Viele Kinder lieben es, sich Phantasiegeschichten auszudenken. Diese natürliche Imaginationsfähigkeit wird bei dieser Übung zur Problemlösung genutzt.
Der Besinnungsteil dieser Übung wurde nach der Übung *»Andere Perspektiven«* von Vopel (1992) für psychotherapeutische Zwecke modifiziert. Seine Idee zu dieser Übung beschreibt er folgendermaßen: »Manchmal sind Kinder und Erwachsene mit Problemen konfrontiert, die nur lösbar sind, wenn wir unsere Lösungswege variieren. Solange wir unsere Standardlösungen anzuwenden versuchen, erleben wir einen Fehlschlag nach dem anderen. Und dann ist es gut, wenn wir lernen, innerlich Abstand zu nehmen und einen ganz anderen Zugang zu dem Problem zu suchen.« (S. 127)

1. Ziele der Übung
- Förderung der Selbstwirksamkeit
- Aufbau von Problemlösefähigkeiten
- Mobilisierung von Selbsthilfekräften
- Entspannung und Besinnung
- Nutzung von Imaginationsfähigkeiten

2. Dauer
Selbsthilfekräfte: ca. 5 Min.
Der Delfin und der Adler: ca. 15 Min.
Helferbild: ca. 5–10 Min
Helferkarte: ca. 10 Min.

3. Durchführung und Instruktion
Für diese Übung *Mein innerer Helfer* werden hier zwei Versionen angeboten, die je nach Alter und vorhandenen Imaginationsfähigkeiten sowie verfügbarer Zeit benutzt werden können. Die erste Kurzinstruktion zum 1. Teil der Übung *Selbsthilfekräfte* kann mit offenen Augen gegeben werden. Für die Imaginationsübungen *Der*

Delfin und der Adler wird mit geschlossenen Augen eine Besinnungshaltung eingenommen. Für kleinere Kinder oder Kinder mit geringer Aufmerksamkeitsspanne kann diese Besinnungsübung auch modifiziert oder abgekürzt werden.

Wörtliche Instruktion

1. Mein innerer Helfer (Teil 1 – Selbsthilfekräfte)

Wir beschäftigen uns heute mit deinen inneren Selbsthilfekräften. Jeder Mensch hat neben seinen äußeren Helfern (wie Vater, Mutter, Großeltern, Lehrer usw.) auch einen eigenen inneren Helfer. Dieser innere Helfer besteht aus inneren Kräften, mit denen du dir in vielen Situationen deines Lebens auch selbst helfen kannst. Diese inneren Kräfte können z. B. hilfreiche, positive Gedanken sein, die durch einen vorgestellten inneren Helfer wirksam werden können.
Du kannst dir nun vorstellen, dass du selber in dir drin einen inneren Helfer hast, ein ganz liebevolles, freundliches, warmes Wesen, das Teil von dir ist, das dir immer dann, wenn du Hilfe brauchst und gerade niemand da ist, helfen kann. Dieses innere Wesen kann in deinem Kopf sitzen, kann ein Gedanke sein oder ein Gefühl in deinem Herzen oder ein guter Kumpel oder irgendetwas anderes, das dich als Teil von dir selbst immer begleitet. Diesen inneren Helfer kannst du in schwierigen Situationen um Rat fragen, und er steht dir bei und unterstützt dich, wenn du Trost oder Hilfe benötigst oder wenn du jemanden brauchst, der bei dir ist. Und du kannst dir jetzt ein Bild davon machen, wie dein persönlicher innerer Helfer aussieht, welche Form er hat und welche Farbe. Vielleicht magt du ihm einen Namen und ein Gesicht geben? Wenn du ein bisschen nachgedacht hast, wie dieser Helfer aussehen kann, dann malst du ihn auf das Papier, das vor dir liegt.
Deinen persönlichen Helfer im Kopf, den du hier drin und im Leben draußen immer wieder herbeidenken und herbeifühlen kannst, hast du jetzt auf diesem Blatt Papier gemalt, um dich auch im Alltag immer wieder daran zu erinnern, dass dich dieser Helfer jederzeit begleiten kann, wenn du ihn brauchst. Es kann für dich hilfreich sein, ihn an einem besonderen Ort bei dir zu Hause aufzuhängen oder aufzubewahren.

2. *Mein innerer Helfer (Teil 2) – Der Delfin und der Adler*

Problemauswahl

Ich möchte dich nun zu einer Fantasiereise einladen, die dir auf verschiedene Weise zeigen kann, wie du deinen inneren Helfer, deine Fantasie und Erfindungsreichtum, auffordern kannst, dir bei der Lösung von Problemen, auch von schwierigeren, zu helfen.

Setze dich bitte bequem hin und schließe deine Augen. Gönne dir ein paar Minuten innere Ruhe und Entspannung und erinnere dich an deinen inneren Helfer, der dir bei der Lösung von kleineren oder größeren Problemen des Alltags beistehen kann.

Wir wollen heute deinem inneren Helfer noch ein paar neue Anregungen geben.

Du kennst das sicherlich, dass du dich manchmal richtig verrennst, wenn du irgendein Problem in deinem Leben lösen willst. Du versuchst es dann wieder und wieder und es klappt einfach nicht. Du kommst nicht weiter, du weißt nicht, was du noch tun sollst. Nimm dir nun ein wenig Zeit, dich an drei kleinere oder größere Probleme deines Lebens, die du im Moment oder die du vor einiger Zeit erlebt hast, zu erinnern (30 Sek. Pause).

Suche dir dann aus diesen drei Problemen das eine aus, das dir besonders wichtig ist oder dich momentan besonders interessiert (10 Sek. Pause).

Du hast dir nun ein Problem ausgesucht, das dich beschäftigt und für das du vielleicht noch keine befriedigende Antwort gefunden hast (5 Sek. Pause). Und ich will dir nicht versprechen, dass du jetzt eine endgültige Antwort findest, aber du hast die Chance, ein gutes Stück weiterzukommen. Zu Beginn kannst du dir noch einmal vergegenwärtigen, wann dieses Problem für dich auftritt und was du und dein innerer Helfer, ihr beide, bisher getan habt, um das Problem zu lösen.

- Hast du schon verschiedene eigene Schritte unternommen?
- Oder hast du den Kopf in den Sand gesteckt, um das Problem zu vergessen?
- Hast du andere um Hilfe gebeten?
- Was ist das Unangenehme an diesem Problem?
- Wie würde dein Leben sein, wenn das Problem gelöst ist?
- Wie würdest du dich dabei fühlen?

Stell dir nun vor, dass du mit deinem inneren Helfer einen neuen Weg einschlagen möchtest und dass du bereit bist, deine eigene Fantasie bei der Lösung der Schwierigkeiten um Hilfe zu bitten.

Der Delfin

Stell dir vor, dass du irgendwo an der Küste des Meeres stehst, vielleicht barfuß, und du spürst den Sand unter deinen Füßen und den Wind, der dir ins Gesicht bläst. Wie du da stehst, spürst du vielleicht auch das Gewicht des Problems auf deinen Schultern, oder du spürst es sonst irgendwo in deinem Körper. In deinem Herzen bemerkst du den Wunsch weiterzukommen, und du hast eine leichte Ahnung, dass ein kleiner neuer Schritt möglich ist. Und während du weit hinaus aufs Meer schaust, hörst du plötzlich in deiner Nähe ein paar seltsame Töne. Du schaust nach unten und siehst, dass du Gesellschaft hast. Ein Delfin ist zu dir geschwommen. Vielleicht bist du zuerst überrascht, aber du weißt, dass Delfine sehr kluge und darüber hinaus sehr hilfsbereite Tiere sind.

Und während du den silbern glänzenden Delfin näher betrachtest, kannst du sehen, dass das Tier irgendetwas im Maul trägt, und du hoffst sehr, dass das irgendwie ein Beitrag zur Lösung deines Problems ist. Es ist vielerlei möglich, was der Delfin dir bringen kann. Vielleicht ist es ein symbolischer Gegenstand oder es ist eine schriftliche Botschaft oder irgendein anderes Hilfsmittel, das du brauchen kannst, um Hoffnung zu entwickeln, wie du dein Problem lösen kannst. Nimm nun vorsichtig das, was der Delfin dir gebracht hat, aus dem Maul des Tieres und schau es dir gut an.

Es kann sein, dass du die Gabe des Delfins gleich verstehst, und es kann genauso gut sein, dass du nur eine leise Ahnung hast, dass das eine passende Unterstützung für dich ist und dass dein Geist noch einige Zeit braucht, um die Botschaft des Delfins mehr und mehr zu verstehen. Und du dankst dem Delfin, der dir noch einmal seine Beweglichkeit und Geschicklichkeit demonstriert, indem er vor deinen Augen hoch in die Luft springt, um dann wieder tief ins Wasser zu tauchen und ins freie Meer zurückzuschwimmen. Und die Gabe des Delfins bewahrst du gut auf, damit sich dein Geist und dein innerer Helfer später damit beschäftigen können, um herauszufinden, was du daraus lernen und wie du es zur Lösung deines Problems nutzen kannst. Und du bist vielleicht erstaunt, dass so ein

Delfin sich die Mühe macht, dir zu Hilfe zu kommen. Und gleichzeitig glaubst du, dass du einen weiteren oder genaueren Hinweis gebrauchen kannst.

Der Adler

In deiner Fantasie siehst du dich nun irgendwo anders, vielleicht irgendwo in den Bergen an einer ruhigen Stelle, wo du eine gute Übersicht über das tiefer liegende Gelände hast, nach allen Seiten hin. Und von diesem Platz aus konzentrierst du dich erneut auf dein Problem. Vielleicht kannst du schon bemerken, dass sich deine Stimmung durch diesen ruhigen Ort in der Natur etwas zu verändern beginnt (nach der Begegnung mit dem Delfin), nachdem du nun an diesem neuen Ort angekommen bist. Und wieder hast du eine Ahnung, dass etwas Neues geschehen kann, dass du einen neuen Schritt machen kannst auf dem Weg zur Lösung deines Problems.

Mit einem Mal hörst du über dir ein Rauschen, und du schaust nach oben, und du siehst einen großen Adler kommen, der dicht über dir kreist und dich mit seinen bernsteingelben Augen genau anschaut. In seinem mächtigen Schnabel trägt auch er etwas für dich, was du vielleicht nicht genau erkennen kannst, und er lässt es genau vor dir herabfallen, und du greifst es auf. Und auch diese Gabe des Adlers kann ganz unterschiedlich ausfallen. Vielleicht gibt dir sein Geschenk zuversichtliche und friedliche Gedanken, vielleicht bringt es dir einen wichtigen Satz auf einem zusammengerollten Stück Papier, vielleicht bringt er ein anderes Hilfsmittel. Schau dir genau an, was der Adler dir gebracht hat, der noch über dir kreist.

Es kann sein, dass du die Botschaft des Adlers heute nur in Teilen verstehst oder dass sich dein Geist oder dein innerer Helfer damit noch etwas beschäftigen muss. Auf jeden Fall kannst du dem Adler für seine Unterstützung danken und für seine Anregung. Und der große Vogel, der aus so großem Abstand auch kleine Einzelheiten so gut erkennen kann und sich mit seinem scharfen Blick so gut in der Welt orientiert, sagt dir Adieu und fliegt dann noch einen letzten großen Kreis hoch über deinem Kopf, um dann weiter und weiter fort zu fliegen.

3. Helferbild

Du selbst hast nun diese beiden Geschenke des Delfins und des Adlers, und sie erinnern dich daran, dass es für alle unsere Probleme viele verschiedene Lösungen gibt. Du beschließt, geduldig zu sein und das festzuhalten, was du jetzt schon an Neuem gelernt hast, und abzuwarten, wie du die Anregungen der beiden Tiere noch vollständiger und tiefer gehend verstehen kannst.

Nun ist es Zeit, dass du mit deiner Aufmerksamkeit wieder hierher zurückkommst. Du kannst dich ein wenig recken und strecken und dann die Augen öffnen und dich hier im Raum umsehen, und du kannst jetzt aufschreiben oder ein Helferbild malen, welche Anregungen für dein Problem du von dem Delfin, dem Adler und deinem inneren Helfer erhalten hast, und dir überlegen, wie du sie in deinem persönlichen Alltag nutzen kannst.

4. Helferkarte

Du weißt nun, dass es verschiedene Wege gibt, Probleme zu lösen. Du kannst dich in Ruhe besinnen und deine Vorstellungskraft und Fantasie benutzen, dir deinen inneren Helfer vorzustellen, und du kannst auch deinen Verstand einsetzen, um das Probleme zu lösen. Du kannst auch dein Problem aufschreiben und dir die passenden Fragen stellen, wie du z. B mit deinen Gefühlen umgehen oder dich beruhigen kannst, wie du es das nächste Mal besser machen oder Mut zeigen und mit wem du reden könntest. Dies alles kannst du auf diese *Helferkarte* (siehe Therapiematerial) eintragen, auf der du auch noch ein Beispiel für eine Problemlösung findest. Versuche es zunächst alleine, ich helfe dir dann gerne weiter, falls du meine Unterstützung brauchst.

4. Mögliche Anschlussübungen

- Zwiegespräch mit dem inneren Helfer
- Sammeln von verschiedenen inneren Helfern in der Gruppe
- Therapiematerial *Helfersätze*
- Therapeutische Übungsaufgaben zur Problemlösung
- Therapiematerial *Gefühlstrostsätze*
- Übung *Mein Haustier*

4.3 Fallbeispiel: »Mein innerer Helfer, der Igelhase« Marcus, 8 Jahre

Mein inneres hilfreiches Wesen schaut aus wie ein Igel und es hilft mir, wenn ich mal irgendwie was falsch gemacht habe oder so. Es hat keinen Schwanz, es hat kleine Füße und Krallen, mit denen es sich an mich klammert, und es ist immer fröhlich. Ich bin auf den Igel gekommen, ich wollte eigentlich einen Hasen zeichnen, dann habe ich eine so große Nase gehabt, dann habe ich einfach einen Igel gezeichnet. Ich hätte sonst meinen Hasen gemalt. Mein Hase, der hilft mir auch immer. Wenn ich ihn anschaue, vergesse ich alles um mich herum. Der Hase ist immer so gut gelaunt. Er macht immer Blödsinn. Der schaut mich auch ganz fest an und versteht mich. Wenn ich die richtige Musik habe, dann tanzt er manchmal sogar dazu, und dann werde ich auch fröhlich. Wenn ich ihn anschaue, dann vergesse ich alles. Ich rede manchmal mit ihm. Wie die Musik ist oder so. Eigentlich habe ich ihn noch nicht um Rat gefragt, aber das kann ich ja mal anfangen. Wenn er immer ins Haus dürfte, dann wäre es schon schön. Ich darf ihn aber nur im Winter reinholen. Aber ich kann mir ja einfach vorstellen, dass er wie ein innerer Helfer in mir selbst drin ist. Das probier ich mal aus, ob das klappt, und bis zum nächsten Mal versuche ich einen richtigen Hasen zu malen oder bringe ein Foto mit, das kann ich ja dann auch mit mir rumtragen und um Hilfe fragen.

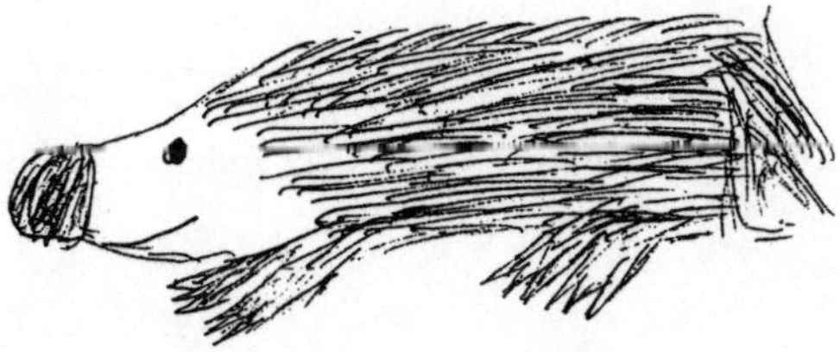

4.4 Therapiematerial: Helferkarte

Mein Problem:

....

....

a) Wie kann ich mit meinen Gefühlen umgehen/mich selbst beruhigen?

....

....

b) Was kann ich mir selbst für das nächste Mal vornehmen?

....

....

oder: Wie kann ich mich selbst behaupten/wie kann ich Mut zeigen – ohne einen anderen zu verletzen?

....

....

c) Wie kann ich mich in die Situation der anderen versetzen?

....

....

d) Wie, was und mit wem kann ich reden, um das Problem zu lösen?

....

....

Görlitz, G. (2004). Psychotherapie für Kinder und Jugendliche.
Erlebnisorientierte Ünungen und Materialien. Pfeiffer. Reihe »Leben lernen« Nr. 174

Beispiel – Helferkarte

Du bist an einem Nachmittag mit noch einem anderen Jungen bei einem Freund zu Hause. Ihr spielt gemeinsam MENSCH ÄRGERE DICH NICHT. Du verlierst und wirfst alle Spielfiguren auf dem Spielfeld um. Du darfst deshalb nicht mehr weiter mitspielen, langweilst dich und fühlst dich auch allein.

a) Ich sage mir, es ist nur ein Spiel und ich brauche deshalb nicht wütend zu werden.
b) Ich nehme mir vor, beim nächsten Mal die Spielfiguren nicht mehr umzuwerfen.
c) Ich sage mir, bei einem weiteren Spiel wird ein anderer verlieren, und jeder muss auch einmal verlieren können.
d) Ich rede mit meinen Freunden und verspreche ihnen, dass ich die Spielfiguren nicht mehr umwerfe, auch wenn ich verliere. Dafür darf ich vielleicht wieder mitspielen.

aus: Petermann (1997), S. 96

4.5 Helfersätze zur Selbstinstruktion

In verschiedenen schwierigen Situationen des Lebens ist es hilfreich, sich einen bestimmten Satz zu sagen, um sich möglichst schnell daran zu erinnern, was zu tun ist, um die Situation oder das Problem zu meistern. Folgende sechs hilfreiche Merksätze wurden in einer Kindergruppe (mit Beispielen) gesammelt. Du kannst dir davon einen oder mehrere aussuchen und deine eigenen Helfersätze ergänzen.

1. Sitzen und die Ohren spitzen
- In der Schule
- Wenn man jemandem zuhören muss
- Auch dann, wenn ich die Pause zu kurz fand
- Bei der Familienkonferenz

2. Nur ruhig Blut, das tut gut
- Wenn mich mein Bruder ärgert
- Wenn ich angegriffen werde
- Wenn ich mich aufrege

3. Interesse befreit und spart Zeit
- In der Schule, wenn sie langweilig ist
- Wenn ich mich konzentrieren soll
- Bei den Hausaufgaben

4. Gefühle zu sagen, das sollst du wagen
- Bei Problemen
- Wenn ich mich nicht traue, meine Gefühle zu sagen
- Wenn ich etwas angestellt habe
- Wenn ich mich über jemanden ärgere

5. Besser ein Wunsch als ein Meckerpunsch
- Wenn man sich über etwas beklagen will
- Wenn ich jemandem einen Vorwurf mache
- Bei Streit

6. Eine kleine Pflicht, das schadet nicht
- Im Haushalt
- Wenn ich faul bin
- Um einen Fehler wieder gutzumachen

Görlitz, G. (2004). Psychotherapie für Kinder und Jugendliche.
Erlebnisorientierte Ünungen und Materialien. Pfeiffer. Reihe »Leben lernen« Nr. 174

4.6 **Übung:** Der geheime Ort
(für Kinder ab 8 Jahren und Jugendliche)

Diese Fantasiereise führt zu einem imaginierten Ruhebild von einem geheimen Ort, der durch ein Zaubertor betreten wird. Die Übung kann sowohl mit konkreten Inhalten gefüllt werden, wie z. B. Bildern von einem sonnigen Strand, einer duftenden Blumenwiese, Schwimmen im Meer, Sitzen vor dem Kaminfeuer, Ruhen unter einem Baum, Lieblingsplatz in der Wohnung, einem sicheren Ort usw., oder kann so offen formuliert werden, dass den Teilnehmern die Vorstellung ihres Ruhebildes selbst überlassen bleibt. Die Idee, bei einer Phantasiereise ein Tor in eine andere Welt zu imaginieren, stammt von Unterbruner (1991). Die Autorin benutzte diese Induktion anlässlich einer Untersuchung zu Umweltängsten bei Kindern. Die Teilnehmer stellten sich hinter dem Tor ihre Zukunft, d. h. die Welt in 20 Jahren, vor.
In der folgenden Fantasiereise »Der geheime Ort« geht es darum, den Kindern neben Entspannung und Wohlgefühl auch Selbsthilfemöglichkeiten und Sicherheit zu vermitteln.

1. Ziele der Übung

- Mobilisierung des Selbsthilfepotenzials
- Generalisierung von Entspannung in Alltagssituationen
- Aufbau innerer Sicherheit und Stabilität
- begleitende Behandlung von Einschlafstörungen durch Entspannung

2. Dauer

Fantasiereise: ca. 10 Min.
Malen: ca. 10 Min.

3. Durchführung der Übung

Diese Übung ist zwar ausnahmsweise in Form einer Gruppeninstruktion konzipiert (um Gruppenleitern auch einmal das wörtliche Ablesen der Instruktion zu ermöglichen), aber sie kann auch jederzeit in der Einzeltherapie angewandt werden.
Entspannungsübungen können im Liegen oder Sitzen durchgeführt werden. Die in der Entspannung auftauchenden Bilder, Gefühle und

Gedanken werden anschließend kreativ (verbal oder nonverbal) zum Ausdruck gebracht. Hierfür legen Sie bitte vor Beginn der Übung Materialien zum Malen, Schreiben, Formen, Kneten oder Theaterspielen bereit.
Nachdem Sie über das Thema Entspannung und Besinnung kurz gesprochen und alle Fragen beantwortet haben, setzen Sie sich für alle gut hörbar in die Mitte des Raumes und lesen, sehr langsam und mit gedämpfter Stimme, den nachfolgenden Entspannungstext vor. An den mit – – – markierten Stellen wird eine Pause von drei Atemzügen eingelegt. Untermalung mit ruhiger Musik kann die Entspannung unterstützen. Sie werden nach mehrmaliger Durchführung spüren, dass dies auch für Sie selbst sehr entspannend oder beruhigend sein kann. Der Text kann für Kinder mit geringerer Aufmerksamkeitsspanne auch gekürzt werden.

Wörtliche Instruktion

1. Vorbereitung
Wir nehmen uns heute ein wenig Zeit, um gemeinsam eine Fantasiereise an irgendeinen geheimen Ort eurer Wahl zu machen. Vielleicht ist es für den einen oder anderen zunächst etwas ungewöhnlich, aber ihr werdet euch im Laufe der Zeit daran gewöhnen können. Jeder kann sich jetzt irgendeinen für ihn angenehmen Platz in diesem Raum suchen. Ihr könnt euch auf einen Stuhl setzen, auf den Boden legen, an die Wand lehnen, im Sitzen euren Kopf einfach vornüber baumeln lassen oder irgendeine andere, für euch bequeme Stellung suchen. – – – Wenn ihr nun einen angenehmen Platz und eine bequeme Körperhaltung gefunden habt, dann macht es euch auch mit eurer Kleidung bequem, indem ihr den Gürtel lockert oder einen Knopf öffnet. – – –
Vielleicht haben einige von euch jetzt schon die Augen zugemacht, – – – diejenigen, denen dies noch schwer fällt, können sich irgendeine Stelle suchen, die sie mit ihren Augen ganz fest anschauen, – – – bis die Augen (manchmal fast wie von selbst) zufallen. – – – Vielleicht habt ihr bemerkt, dass ich heute viel langsamer und mit vielen Pausen rede, anders, als ihr es sonst von mir gewohnt seid; auch daran werdet ihr euch im Laufe der Zeit gewöhnen. Es ist nicht wichtig, dass ihr starr und steif bleibt. Wenn

euch irgendetwas drückt, dann bewegt euch ruhig, ihr könnt auch lachen oder husten oder schlucken. Es ist ganz in Ordnung – – – Nehmt euch genügend Zeit, es euch bequem zu machen, die Arme und Beine ein wenig auseinander, – – – und bereitet euch damit auf unsere Reise zu eurem geheimen Ort vor. – – – Während ihr hier im Raum seid und meine Stimme hört und Geräusche draußen, – – – das Gewicht eures Körpers auf der Unterlage spürt, – – – vielleicht auch ganz bestimmte Gerüche wahrnehmt, – – – könnt ihr gleichzeitig in Gedanken und vor eurem inneren Auge diesen Raum sehen.

2. Das Zaubertor

Während ihr in Wirklichkeit hier in diesem Raum seid, könnt ihr euch vorstellen, wie ihr, nur in der Fantasie, in der Vorstellung, hinausgeht aus diesem Raum, den Weg entlang, immer weiter und weiter aus der Stadt hinaus – – –, bis ihr an einem anderen Weg angelangt seid, der über eine große, endlos weite Wiese führt – – – und ihr geht weiter, und weiter – – – bis ihr schließlich in der Ferne ein großes, geheimnisvolles Tor erblickt. – – – Ihr nähert euch diesem Tor, kommt näher und immer näher und bleibt schließlich in einer gewissen Entfernung davor stehen. – – – Und während ihr in Wirklichkeit hier in diesem Raum seid, vielleicht auch verschiedene Geräusche hören könnt und euren Atem spürt, wie sich beim Einatmen die Brust hebt und beim Ausatmen wieder senkt, hebt und senkt, – – – könnt ihr gleichzeitig in eurer Fantasie dieses Tor betrachten und es anfassen, wie es sich anfühlt. – – –

3. Der geheime Ort

Schließlich könnt ihr das Tor öffnen, und da entdeckt ihr, während ihr es immer weiter öffnet, euren geheimen Ort. Zu diesem persönlichen geheimen Ort hat jeder von euch nur ganz alleine Zugang. Jeder von euch kann seinen persönlichen geheimen Ort mit der eigenen Fantasie und Vorstellungskraft so ausgestalten, wie er es möchte. – – – Mit jedem Atemzug, den ihr einatmet und ausatmet, könnt ihr jetzt einen Schritt weiter euren geheimen Ort betreten, – – – und ihr könnt weitere drei Atem-Züge nehmen, um noch weiter hineinzugehen, – – – euch umzusehen, – – – die Geräusche zu hören, – – – die Gerüche zu riechen, – – – vielleicht auch etwas

zu schmecken, – – – und zu spüren, wie sich der Boden unter euren Füßen anfühlt, – – – und vielleicht auch Verschiedenes berühren.
Und während ihr in Wirklichkeit hier in diesem Raum seid und in Gedanken und mit eurem inneren Auge vielleicht schon euren geheimen Ort betreten habt, könnt ihr euch überraschen lassen, was dort passiert. – – – Vielleicht ist es auch ein kleines Abenteuer, eine schöne Begegnung, eine Wunscherfüllung, die Lösung eines Problems oder irgendetwas anderes, was euch gut tut oder Freude bereitet. – – – Hier kann euch niemand ungefragt stören, hier seid ihr und eure Geheimnisse in Sicherheit. – – – An diesem geheimen Ort spürt ihr Wärme und Freundlichkeit. Dieser Ort ist immer für euch da, wenn ihr ihn zum Wohlfühlen, zum Ausruhen, als Rückzugs- oder sicheren Zufluchtsort benötigt.
Ich lasse euch jetzt ein wenig persönliche Zeit dafür, an diesem geheimen Ort umherzugehen, das Gefühl an diesem ganz persönlichen Ort auszukosten und die Sicherheit und Geborgenheit zu spüren, die damit verbunden sein kann – – – / – – –
Wenn ihr jetzt schon sehr gut entspannt seid, euch wohl und sicher fühlt, kann es sein, dass ihr verschiedene Empfindungen in eurem Körper bemerkt, vielleicht ein Kribbeln in den Händen, Wärme oder Kälte, Leichtigkeit oder Schwere, einen Schwindel oder Entspannung im Kopf, ein Magenknurren oder anderes. Dies ist alles in Ordnung und ein gutes Zeichen für Entspannung und eure Vorstellungskraft.

4. Das Zauberwort

Lasst euch jetzt noch ein wenig Zeit, genießt den Anblick und die damit verbundenen Gedanken und Gefühle und geht dann langsam wieder zurück zum Tor, seht euch noch einmal um – – – und verabschiedet euch dann in aller Ruhe von eurem geheimen Ort, den ihr heute möglicherweise nur erahnen oder vielleicht sogar schon ganz klar sehen konntet, vielleicht auch mit einer bestimmten Bewegung. – – – Ihr geht hinaus und verschließt das Tor mit dem Schlüssel und mit einem Zauberwort – – –. Lasst euch ein wenig Zeit, das passende Zauberwort zu suchen und zu finden – – – und ihr wisst, dass ihr, wenn ihr wollt, vielleicht am Abend vor dem Einschlafen oder auch tagsüber jederzeit wieder einmal zurückgehen könnt in euren Gedanken, in eurer Vorstellung, in eurer

Fantasie, um das Tor zu öffnen oder es auch verschlossen zu lassen, je nachdem, wie euch zumute ist. Ihr könnt jederzeit das Zauberwort benutzen – – – und ihr nehmt die Erinnerung an euren geheimen Ort, den Schlüssel und das Zauberwort mit.

5. Die Rückkehr

Nun geht ihr wieder zurück, die Wiese und den Weg entlang, – – – immer weiter bis in die Stadt – – – und zurück auf den Weg, der hier zu diesem Haus führt, öffnet in Gedanken die Türen dieses Hauses, – – – und nun betretet ihr in euren Gedanken diesen Raum und seid wieder hier.

Ihr könnt jetzt spüren, wie euer Körper fest auf der Unterlage ruht. Ihr hört meine Stimme und die Geräusche von draußen und nehmt euch noch einmal drei Atemzüge Zeit, um auch wirklich ganz mit euren Gedanken hier zu sein (Anmerkung: Die Stimme wird lauter), und ihr streckt euren ganzen Körper jetzt durch, streckt euch so wie am Morgen im Bett und schüttelt euch aus und bewegt Arme, Beine und Kopf und öffnet wieder eure Augen und seht euch um – – – und steht jetzt ganz langsam wieder auf, lauft ein wenig hier im Raum umher und sucht euch dann irgendeinen Platz, um das, was ihr erlebt habt, euer Abenteuer, eure Geschichte, zu malen (aufzuschreiben, mit Ton oder Knete nachzubilden …).

Und es kann sein, dass nicht jeder von euch schon heute seinen geheimen Ort gefunden hat, auch das ist ganz in Ordnung. Und ihr könnt euch dann einfach jetzt überraschen lassen, was eure Finger mit den Stiften stattdessen auf das Papier bringen wollen. Wenn ihr noch ein wenig Zeit braucht, dann nehmt sie euch ruhig, um dann mit dem Malen zu beginnen, wenn ihr so weit seid.

4. Mögliche Anschlussübungen

- Zusammenstellen von Situationen, in denen es nützlich oder auch hinderlich ist (z. B. zur Vermeidung von magischem Denken), den geheimen Ort aufzusuchen
- Besprechen einer Kassette mit der gegebenen Instruktion
- Austausch in Kleingruppen
- Therapiematerial *Helferkarte*
- Übung *Kraftquellen für die Familie**

- Übung *Sieben Säulen* (in: Görlitz, 2003 b, Körper und Gefühl in der Psychotherapie – Aufbauübungen)
- Therapiematerial *Glücksmomente* (in: Görlitz, 2003 b)

Beispiel: »Mein geheimer Ort«, Steffi, 9 Jahre

Ich habe mir so einen richtig gemütlichen Fantasieort ausgemalt, mit freundlichen Tieren, weichen warmen Katzen und Hasen, die mich beschützen. Ich sitze auf einem weichen kuscheligen Teppich mit meinen lieben Tieren, und um mich herum ist ein Tüllvorhang, durch den keiner hindurchkommt. Auch ich komme nur mit meinem Zauberwort durch diesen Vorhang. Das ist das gleiche Zauberwort, das mir auch das Tor mit dem Schlüssel öffnet. Aber das Zauberwort sage ich natürlich niemandem, denn das ist ja mein geheimer Ort. Der Schlüssel ist silbern und ganz verschnörkelt, aber klein, damit er in meine Hosentasche passt. An den Ort kann ich mich immer hindenken, wenn ich meine Ruhe brauche, oder vor dem Einschlafen, oder wenn ich meine Tiere, das sind nämlich auch meine Helfer, um Rat fragen muss, wenn vielleicht gerade niemand anderer da ist.

III. Störungsspezifische Behandlungsmethoden

In diesem Kapitel finden Sie sowohl Informationen zu ausgewählten, häufig vorkommenden Störungen und deren Behandlung als auch erlebnisorientierte, störungsspezifische Übungen und Therapiematerialien. Die Informationen sind sowohl als Kurzinformation für Therapeuten konzipiert als auch für die Weitergabe an Eltern geeignet.
Die Voraussetzung für eine angemessene, störungsspezifische Behandlung ist zunächst eine genaue Diagnostik. Hierfür nehmen Sie sich mindestens fünf bis sieben Sitzungen Zeit, bevor Sie mit psychotherapeutischen Maßnahmen beginnen. Bitten Sie Eltern und Kind um Verständnis und Geduld dafür, dass das Kennenlernen, die Diagnostik, die Formulierung psychotherapeutischer Ziele und das Aufstellen eines angemessenen Behandlungsplanes Zeit benötigen. Damit Sie selbst nicht vorschnell unter unnötigen Handlungsdruck geraten, ist es nützlich, Eltern und Kindern entsprechende *Informationen zur Psychotherapie* von Kindern und Jugendlichen auszuhändigen (siehe Kap. II).

1. Diagnostik

Jede psychotherapeutische Behandlung beginnt mit der Diagnostik. In der Kindertherapie haben wir in der Regel eine Anamnesesitzung, fünf so genannte probatorische Sitzungen sowie ein bis zwei testdiagnostische Sitzungen zur Verfügung, bevor der Behandlungsplan formuliert, der Kassenantrag erstellt und die Behandlung begonnen werden kann (siehe auch *Band II*). Im diagnostischen und auch im therapeutischen Prozess werden sowohl die aktuellen Bedingungen, die das Symptom auslösen und aufrechterhalten, als auch die Lebensgeschichte und der Einfluss der Lebenspläne und

Lernprogramme eines Menschen berücksichtigt. Auch in einem systemischen Sinn werden Rollen, Regeln und Wechselwirkungen innerhalb der Klein- oder Großgruppe, in der sich das Kind befindet, als wichtige Einflussfaktoren betrachtet, was auch durch Erkenntnisse aus der Familientherapie befruchtet wird (s. auch *Band II*). Dies entspricht einer ganzheitlichen Sichtweise des Kindes und seines störenden Verhaltens, das häufig für das Kind nur die Funktion hat, stellvertretende Signale zu senden und ein Gleichgewicht herzustellen. Für die Definition der Begriffe Verhaltensstörung und Verhaltensauffälligkeit spielt die jeweilige Sichtweise eine entscheidende Rolle.

- Wir können uns am *Leid der Kinder* orientieren und uns fragen, was stört, worunter das betroffene Kind leidet und was ihm für eine gesunde Entwicklung fehlt.
- Wir können die Wünsche und vielleicht auch die unrealistischen *Erwartungen* von Bezugspersonen und Gesellschaft an das »gute Funktionieren« eines Kindes überprüfen.
- Wir können auch das *Symptom als gesundes Signal* für die Notwendigkeit der Einleitung von Veränderungen in der kindlichen Umgebung betrachten.
- Wir können uns an der statistischen Häufigkeit psychischer Störungen in unserer Gesellschaft und an entsprechenden *Klassifikationssystemen* orientieren. Dies geschieht mit Hilfe der Diagnoseschlüssel der Internationalen Klassifikation Psychischer Störungen ICD-10-GM (2004) oder des Diagnostischen Manuals DSM-IV-TR (2003).

Eine umfangreiche Diagnostik berücksichtigt und kombiniert in jedem Fall alle der genannten Sichtweisen. Der Antrag an den Gutachter zur Kostenübernahme durch die Krankenkasse muss in jedem Fall einen so genannten Diagnoseschlüssel (in der Regel einen ICD-10-Schlüssel) enthalten.
Für Patienten und Therapeuten möchte ich im Folgenden einen kurzen Überblick über die derzeit wichtigsten Diagnosen in der Kinder- und Jugendlichenpsychotherapie geben und mit den relevanten ICD-10-Diagnosen beginnen, da diese bei uns am häufigsten verwendet werden.

1.1 Klassifikation psychischer Störungen bei Kindern und Jugendlichen

ICD-10, Kapitel V (F)

Ende 1991 erschien die deutsche Übersetzung der 10. Revision der Internationalen Klassifikation Psychischer Störungen (ICD-10). Die Weltgesundheitsorganisation beauftragte damit Experten aus 30 Ländern. Diese klinisch-diagnostischen Leitlinien lagen im Jahr 2000 in 4. korrigierter und ergänzter Auflage vor. 2004 gab es eine Revision, das ICD-10-GM (German Modification, 2004), zur einheitlichen Verschlüsselung der Diagnosen im stationären und ambulanten Bereich. Jeder Verschlüsselung muss ein Kennzeichen angefügt werden (V = Verdacht auf/Ausschluss von; Z = Zustand nach; A = ausgeschlossene Diagnose; G = gesicherte Diagnose). Minimaldiagnosen (z. B.: F91.-) sind nicht mehr erlaubt (neu: z. B.: F91.1V).

Die häufigsten Störungskategorien und Diagnosen nach ICD-10-GM (2004) in der Kinder- und Jugendlichenpsychotherapie

- *F70–F79 Intelligenzminderung*
- *F80–F89 Entwicklungsstörungen*
  - F80 umschriebene Entwicklungsstörung des Sprechens und der Sprache
  - F81 umschriebene Entwicklungsstörung schulischer Fertigkeiten
  - F82 umschriebene Entwicklungsstörung der motorischen Funktionen
  - F83 kombinierte umschriebene Entwicklungsstörung
  - F84 tief greifende Entwicklungsstörungen (z. B. Autismus, Asperger-Syndrom)
- *F90–F98 Verhaltens- und emotionale Störungen mit Beginn in der Kindheit und Jugend*
  - F90 hyperkinetische Störungen
  - F91 Störung des Sozialverhaltens
  - F92 kombinierte Störungen des Sozialverhaltens und der Emotionen
  - F93 emotionale Störungen des Kindesalters (z. B. emotionale Störung mit Trennungsangst, phobische Störung, emotionale Störung mit Geschwisterrivalität) →

- F94 Störungen sozialer Funktionen mit Beginn in der Kindheit und Jugend (z. B. elektiver Mutismus, Bindungsstörung)
- F95 Tic-Störungen
- F98 Andere Verhaltens- oder emotionale Störungen mit Beginn in der Kindheit und Jugend (z. B. Einnässen, Einkoten, Fütterstörung im frühen Kindesalter, stereotype Bewegungsstörung, Stottern)

Bei älteren Kindern und Jugendlichen werden teilweise auch **Erwachsenendiagnosen** verwendet wie z. B.

- F32 Depressive Episoden
- F40–F41 Phobische und Angst-Störungen
- F42 Zwangsstörungen
- F43 Reaktionen auf schwere Belastungen und Anpassungsstörungen
- F50 Essstörungen usw.

Ergänzend hierzu können **Zusatzdiagnosen** relevant sein. Hier eine Auswahl:

- *Z60 Probleme in Verbindung mit der sozialen Umgebung* (z. B. Anpassungsprobleme bei Veränderung der Lebensumstände, atypische familiäre Situation, kulturelle Eingewöhnungsprobleme, soziale Zurückweisung oder Ablehnung)
- *Z61 Probleme durch negative Kindheitserlebnisse* (z. B. Verlusterlebnisse, körperliche Misshandlung, ängstigende Erlebnisse, sexueller Missbrauch)
- *Z62 Sonstige Probleme bei der Erziehung* (z. B. ungenügende elterliche Überwachung, elterliche Überfürsorglichkeit, Heimaufenthalt, emotionale Vernachlässigung, unangebrachter elterlicher Druck)
- *Z63 Sonstige Probleme in der primären Bezugsgruppe einschließlich familiärer Umstände* (z. B. Probleme mit Partner oder Verwandten, ungenügende familiäre Unterstützung, Abwesenheit oder Tod eines Familienangehörigen, Familienzerrüttung durch Trennung oder Scheidung) usw.

Die einzelnen Merkmale der genannten Störungen sind in den klinisch-diagnostischen Leitlinien des ICD-10, Kapitel V (F) näher ausgeführt.

DSM-IV-TR

Ein weiteres Klassifikationssystem psychischer Störungen – das insbesondere auch für wissenschaftliche Zwecke und im stationären Bereich verwendet wird – ist das Diagnostische und Statistische Manual Psychischer Störungen (Diagnostic and Statistical Manual of Mental Disorders). Dies lag in einer bereits mehrmals revidierten Fassung, im Jahr 2003 in Form des DSM-IV-TR (Textrevision) vor. Eine wesentliche Neuerung im DSM-IV-TR ist die Orientierung an den Ergebnissen der *Entwicklungspsychopathologie* (siehe hierzu auch Kap. I). Hier wird der Entwicklungsverlauf vieler Störungen detaillierter dargestellt. Außerdem wurde das Kriterium der *klinischen Bedeutsamkeit* für die meisten Störungen im Kindes- und Jugendalter eingeführt. Es wird zusätzlich zum Vorliegen der Symptome gefordert, dass die Störung ein deutliches Leiden oder eine klinisch bedeutsame Beeinträchtigung in der sozialen, schulischen oder beruflichen Funktionsfähigkeit verursacht. Dies bedeutet, dass die Schwellenwerte und auch die Wahrscheinlichkeit für das Vorliegen einer Störung gegenüber den DSM-III-R angehoben wurden. Bei einzelnen Erwachsenendiagnosen (z. B. bei Angst oder depressiven Störungen) wurden spezifische Kriterien für Kinder ergänzend hinzugefügt. Bei Kindern wird außerdem eine Mindestdauer der Störung von 6 Monaten gefordert (S. 53).

Die für Kinder und Jugendliche geltenden zusätzlichen diagnostischen Kriterien der *Spezifischen Phobie* (DSM-IV-R 300.29/ICD-10 F 40.2) lauten z. B.: »Ängste sind insbesondere in der Kindheit weit verbreitet, rechtfertigen aber nur dann die Diagnose einer Spezifischen Phobie, wenn eine bedeutsame Einschränkung der sozialen, schulischen oder beruflichen Funktionsfähigkeit oder ein deutliches Leiden aufgrund der Phobie vorliegt« (S. 500). Bei Personen unter 18 Jahren hält die Phobie über mindestens 6 Monate an. Bei der *Sozialen Phobie* wird hervorgehoben, dass Prüfungsangst, Lampenfieber und Schüchternheit in sozialen Situationen mit fremden Personen weit verbreitet sind und nicht als soziale Phobie diagnostiziert wird, es sei denn, »die Angst oder Vermeidung führt zu einer klinisch bedeutsamen Beeinträchtigung und starken Belastung«. Kinder zeigen im Allgemeinen soziale Angst, insbesondere wenn sie mit fremden Personen Kontakt haben. Die Diagnose »Soziale Phobie« sollte bei Kindern nur dann gestellt werden, wenn die soziale Angst auch gegenüber Gleichaltrigen auftritt und ebenfalls über mindestens 6 Monate anhält (S. 507).

1.2 Multiaxiales Klassifikationsschema

Zur Erleichterung der Diagnostik und um möglichst alle krankheitsrelevanten Faktoren zu berücksichtigen, ist es hilfreich, sich an folgendem multiaxialen Klassifikationsschema für psychische Störungen bei Kindern und Jugendlichen nach ICD-10 zu orientieren (s. Remschmidt & Mattejat, 2003).

1. Achse: Klinisch psychiatrisches Syndrom

2. Achse: Umschriebene Entwicklungsstörungen
- Sprechen und Sprache
- Motorische Funktionen
- Schulische Fertigkeiten (Legasthenie, Rechenstörung)

3. Achse: Intelligenzniveau
- Sehr hohe Intelligenz (IQ>129)
- Hohe Intelligenz (IQ 115–129)
- Durchschnittliche Intelligenz (IQ 85–114)
- Niedrige Intelligenz (IQ 70-84)
- Leichte bis schwere Intelligenzminderung (IQ 34-69)

4. Achse: Körperliche Symptomatik

5. Achse: Abnorme psychosoziale Umstände
- Zum Beispiel abnorme intrafamiliäre Beziehungen, akute belastende Lebensereignisse, gesellschaftliche Leistungsfaktoren

6. Achse: Globalbeurteilung der psychosozialen Anpassung in vier Bereichen
- Beziehungen zu Familienangehörigen, Gleichaltrigen und Erwachsenen außerhalb der Familie
- Bewältigung von sozialen Situationen (allgemeine Selbständigkeit, lebenspraktische Fähigkeiten, persönliche Hygiene und Ordnung)
- Schulische bzw. berufliche Anpassungen
- Interessen und Freizeitaktivitäten

(nach Remschmidt & Mattejat, 2003)

2. Störungsspezifische Informationen und Übungen

Die Qualität Ihrer psychotherapeutischen Behandlung hängt neben dem Aufbau einer tragfähigen psychotherapeutischen Beziehung, Ihrem Methoden- und Ressourcenwissen u. a. auch davon ab, wie gut und transparent Sie die Familie und das Kind über die psychische Störung, ihre Entstehungsgeschichte und Behandlungsmöglichkeiten informiert haben. Leider ist es in diesem Band nicht möglich, zu jeder Störung entsprechende Informationen zusammenzustellen. Im Folgenden habe ich eine Auswahl der in der Praxis häufiger vorkommenden Störungen kurz beschrieben und mögliche Behandlungsschritte aufgezeigt. Diese *Kurzinformationen* können Sie auch in der diagnostischen Phase oder im Verlauf der Therapie an die Patienten bzw. Eltern weitergeben.

Störungsschwerpunkte nach Altersgruppen

Als Kindertherapeut haben Sie die schwierige Aufgabe zu lösen, sich auf unterschiedliche Altersgruppen und oft extrem unterschiedliche kognitive und psychosoziale Entwicklungsphasen Ihrer Patienten einstellen zu müssen. Lauth, Brack & Linderkamp (2001, S. 6–7) haben die Patientengruppe der Kinder und Jugendlichen in vier altersmäßig gut differenzierbare Gruppen, mit eigenen Störungsschwerpunkten eingeteilt.

2.1 Störungsschwerpunkte nach Altersgruppen

1. *Säuglinge und Kleinkinder: 0 bis 3 Jahre*
   - Ess- und Fütterstörungen
   - Bindungsstörungen
   - Retardierungen
   - Entwicklungsstörungen unterschiedlicher Art

2. *Kinder im Vorschulalter: 3 bis 6 Jahre*
   - Entwicklungsstörungen (z. B. der Sprache und der Motorik)
   - Verhaltensstörungen (z. B. Aggressivität, Ängstlichkeit)

3. *Kinder im Schulalter: 6 bis 14 Jahre*
   - hier ist bereits im Prinzip das Gesamtspektrum der Störungen vorzufinden, wobei die Schwerpunkte im Bereich des schulisch relevanten Verhaltens liegen
   - Lern- und Leistungsstörungen
   - umschriebene Entwicklungsstörungen

4. *Jugendliche: 14 bis 18 Jahre*
   - hier dominieren neben oder als Folge o. g. Störungen Anpassungs- und Selbstwertprobleme wie
   - Anorexie, Bulimie
   - Depressivität
   - Lern- und Leistungsprobleme
   - Suchtverhalten
   - Aggressivität
   - Delinquenz

nach Lauth et al. 2001

Sowohl im diagnostischen als auch im therapeutischen Prozess ist es wichtig zu berücksichtigen, dass Störungen von Kindern und Jugendlichen kontextabhängig sind von Situationen, Reizen, Personen und Interaktionsformen. Häufig handelt es sich um eher vorübergehende Verhaltensabweichungen, die wieder verschwinden, wenn die materiellen und sozialen Bedingungen tragfähig sind. Deshalb müssen die auslösenden und aufrechterhaltenden Bedingungen möglichst alltagsnah abgeklärt werden. Es ist wichtig, dass sich die Behandlungsmaßnahmen auch an die Umwelt richten und das Verhalten der Bezugspersonen modifiziert wird (siehe z. B. Übungen *Familienkonferenz**, *Kraftquellen für die Familie**, *Familiensoziogramm** usw. im *zweiten Band für Familien und Bezugspersonen*).

2.2 Wirksamkeit und Anwendung von verhaltenstherapeutischen Methoden

Studien der vergangenen ca. 30 Jahre belegen, dass Verhaltenstherapie bei Kindern und Jugendlichen hoch wirksam ist; und zwar sowohl das Kontingenzmanagement als auch kognitiv-behaviorale Ansätze (etwa Selbstinstruktion oder kognitive Verhaltensmodifikation). Bei expansiven Störungen (einschließlich der Aufmerksamkeitsdefizit-/Hyperaktivitätsstörungen) scheinen klar strukturierte Programme, die am Alltagsverhalten ansetzen und Eltern, Lehrer usw. einbeziehen, besonders wirksam zu sein (s. auch Lauth et al. 2001, S. 13).

Nach einer Untersuchung von Kazdin und Weisz (1998) sind besonders folgende Verfahren der Verhaltenstherapie bei Kindern und Jugendlichen gut abgesichert:

- kognitive Verhaltenstherapie bei introversiven Störungen (Ängste, Phobien);
- Vermittlung (Training) von Fertigkeiten bei depressiven Kindern und Jugendlichen (etwa Aufdecken depressiver Schemata, Training sozialer Fertigkeiten oder progressive Muskelentspannung, Ermutigung zu stimmungssteigernden positiven Erfahrungen);
- kognitives Problemlöse- und Elterntraining bei externalisierenden Störungen (etwa bei aggressiven oder oppositionellen Kindern);
- Behandlung von antisozialem Verhalten durch Einbeziehung der sozialen Umwelt (Familie, Schule, Gleichaltrige, Nachbarschaft usw.);
- familienorientierte Intervention bei Erziehungs- und Verhaltensschwierigkeiten bei kleineren Kindern;
- intensivierte familiengestützte Verhaltenstherapie bei autistischem Verhalten;
- besondere Maßnahmen bei Spezialproblemen, wie etwa der Vorbereitung auf invasive Eingriffe durch kognitive Verhaltensmodifikation.

Das Alter der therapierten Kinder lag zwischen 2 und 18 Jahre und die Behandlung hatte eine mittlere Effektstärke von 0.71. Dies bele-

gen auch Meta-Analysen wie diejenigen von Weisz, die 150 Studien aus dem Zeitraum von 1967 bis 1993 zusammenfassen.
Bei *Entwicklungsstörungen* sind die Interventionserfolge sehr viel schwieriger zu beurteilen. Zwar gibt es eine Fülle von Einzeluntersuchungen zur Behandlung von Sprachverzögerungen, Rechtschreibeproblemen, autistischen Symptomen usw., die gute Erfolge gezeigt haben. Bei den Teilleistungsstörungen, die v. a. für den schulischen Bereich relevant sind, werden teilweise sogar dauerhafte Erfolge festgestellt. Bei der Therapie autistischer Symptome und ähnlicher Störungen erscheint es jedoch notwendig, die Therapie immer wieder aufzufrischen, um langfristig Rückfälle zu vermeiden.
Nicht nur der jeweilige Entwicklungsstand, sondern auch die Störungen im Kindes- und Jugendalter sind sehr unterschiedlich, deshalb müssen auch sehr unterschiedliche therapeutische Schwerpunkte gesetzt werden.

1. *Defizitäre Störungen* (z. B. umschriebene Entwicklungsstörungen, soziale Defizite usw.) äußern sich so, dass wichtige Verhaltensweisen nicht beherrscht werden. Das Therapieziel muss daher darin bestehen, verschiedene Verhaltensweisen systematisch aufzubauen.
2. Bei *Belastungs- und phobischen Störungen* werden eher graduell konfrontierende und gleichzeitig stabilisierende Methoden angewandt.
3. Bei verschiedenen *Verhaltensauffälligkeiten* und Verhaltensstörungen (wie z. B. Ängste, Zwänge, Aggressivität, Einnässen) geht es um Abbau oder Reduzierung bestimmter Verhaltensweisen bei gleichzeitigem Aufbau von Kompetenzen.
4. Bei *körperlichen Erkrankungen* und *psychotischen Störungen* besteht die Behandlung in erster Linie im Aufbau von Bewältigungskompetenzen, Unterstützung und Begleitmaßnahmen zur medizinischen Behandlung (vgl. Lauth et al., 2001, S. 9–10).
5. Bei *nahezu allen Störungen* im Kindes- und Jugendalter spielen Elternarbeit, familiäre Interventionen und Methoden zur Verbesserung von Zuwendung und Kommunikation eine große Rolle (s. Übungen *Liebe ist …*, *Blick auf das Positive*, *Familienkonferenz*, Information *Eine Stunde Elternzeit* usw.).

Von der Art der Störung unabhängig gibt es nach Lauth (2001, S. 10) eine Reihe von allgemein gültigen Prinzipien für die Therapie von Kindern und Jugendlichen.

Allgemein gültige Prinzipien für die Kinder- und Jugendtherapie

1. Einbeziehung der Bezugspersonen
2. Orientierung der Therapie an konkreten Verhaltenszielen
3. Durchführung der Therapie in den natürlichen Settings (Elternhaus, Kindergarten, Schule, Heim usw.), teilweise auch durch Anleitung der direkten Bezugspersonen
4. Entwicklungsbezug der Interventionen, da die Verhaltensprobleme von Kindern und Jugendlichen eng mit Entwicklungsverläufen und altersbezogenen Entwicklungsaufgaben verknüpft sind
5. Interdisziplinäre Zusammenarbeit (mit Ärzten, Erziehern, Lehrern, Krankengymnasten, Sprachtherapeuten usw.)

Lauth, 2001

»All diese Punkte laufen darauf hinaus, dass die Therapie möglichst konkret und empirisch ausgerichtet sein sollte. Die alltagsnahe Einwirkung hat ferner Vorrang vor dem Sprechen über die Störung.« (S. 12)

2.3 Information: Fütterstörung im frühen Kindesalter (ICD-10 F98.2)

(Betroffene: Säuglinge und Kleinkinder)

Geringere, vorübergehende Schwierigkeiten beim Essen in Form von »Mäkeligkeit«, vermutetem Zuwenig- oder Zuviel-Essen sind im frühen Kindesalter sehr verbreitet. Für sich alleine genommen sollten diese nicht als Indikatoren einer Störung betrachtet werden (nach Angaben bei bis zu 33% der Kinder), dabei handelt es sich aber meist um kurzfristiges Ablehnen von gröberer Kost oder um Schwierigkeiten beim Füttern in einer für das Kind ungewohnten Position, wie z. B. im Hochstuhl statt auf dem Schoß der Mutter.

Erscheinungsbild

Eine Fütterstörung (feeding disorder) zeigt sich darin, dass Kinder mindestens einen Monat lang nicht genug essen und daher das für ihre Altersstufe typische Körpergewicht verlieren bzw. nicht erreichen. Die Symptomatik umfasst Nahrungsverweigerung und extrem wählerisches Essverhalten bei angemessenem Nahrungsangebot, einer einigermaßen kompetenten Betreuungsperson und bei Ausschluss einer organischen Erkrankung.

Diagnostische Leitlinien

1. Eine Störung sollte nur diagnostiziert werden, wenn die Schwierigkeiten außer der Norm liegen, oder
2. wenn die Art des Essproblems qualitativ abnorm ist, oder
3. wenn das Kind nicht zunimmt, oder
4. über einen Zeitraum von wenigstens einem Monat an Gewicht verliert. (ICD-10, 2000)

Therapieziele und Behandlungsplan

1. Videoanalyse und Videorückmeldung: Nach Abklärung möglicher organischer Ursachen können in einer Videoanalyse folgende Parameter erhoben werden:

- Eindeutigkeit der Instruktionen, Aufforderungen und Zuwendung der Bezugsperson
- Schnelligkeit in den Reaktionen und in der Hilfestellung beim Füttern
- erwünschtes und für das Füttern günstiges sowie unerwünschtes Verhalten des Kindes und der Eltern

2. Führen eines *Fütterprotokolls* durch die Bezugspersonen
3. Verstärkeranalyse und *Verstärkerplan*
4. Aufstellen individueller Kriterien und *Regeln* für eine förderliche Esssituation. Folgende *Empfehlungen* können den Eltern hierfür gegeben werden:
   - Alles Ablenkende soll vermieden werden (z. B. Fernseher ausschalten, Spielzeug wegräumen), sodass die volle Aufmerksamkeit des Kindes auf das Essen möglich wird.
   - Die positive Verstärkung (Lob, Lächeln usw.) soll sofort, herzlich und kontingent auf erwünschtes Verhalten (z. B. sicht- oder hörbare Schluckakte) erfolgen.
   - Auf eine angemessene, gleichmäßige Füttergeschwindigkeit soll geachtet werden.

Bei unterschiedlichen Problemstellungen, wie totaler Nahrungsverweigerung, extrem selektivem Essverhalten oder Rumination (Heraufwürgen von Nahrung ohne Übelkeit oder gastrointestinale Krankheit) haben sich meist operante verhaltenstherapeutische Vorgehensweisen und die Desensibilisierung gegen unterschiedliche und größere Kost als erfolgreich dargestellt. (s. Süss-Burghart, 2001)

Erlebnisorientierte Übungen (für Eltern)

- *Mein Wunschkind**
- *Katastrophengedanken entkräften**
- *Blick auf das Positive**
- *Kraftquellen für die Familie**
- Therapiematerial: *Energiequellen** usw.

Die genannten Übungen und Materialien findet der Leser in diesem Band (für Kinder und Jugendliche) oder im zweiten Band* (für die Arbeit mit Familien und Bezugspersonen).

2.4 Information: Bindungsstörungen (ICD-10 F94.1 / F94.2)

(Betroffene: Kinder vor dem 5. Lebensjahr)

Die Bindungsstörung entsteht aus mangelnder Übereinstimmung von kindlicher Reaktion und elterlichem Fürsorgeverhalten. Werden die kindlichen Bindungsbedürfnisse nicht erfüllt, so geht dies mit intensiven Gefühlen von Ärger oder Trauer einher, die je nach Interaktionsgeschichte des Kindes unterschiedlich reguliert werden. Es werden zwei Grundformen der Bindungsstörung unterschieden:

1. Eine **gehemmte Form** mit Vermeidung, Rückzug und übertriebener Wachsamkeit
2. Eine **ungehemmte Form** mit vorwiegend nicht selektivem, distanzlosem, diffusem Kontaktverhalten

»Bei starker *Vernachlässigung* des Kindes stellen sich oft ein deutlicher *Rückzug* und eine geringe emotionale Reaktivität gegenüber Erwachsenen ein.
Bei *Misshandlungen* zeigen sich häufig *Annäherungs-Vermeidungs-Konflikte*, mangelnde Selbstständigkeit und Überfolgsamkeit« (Zimmermann, 2001, S. 118).
Unter Bindung wird eine lang andauernde, emotionale Beziehung zu einzelnen Personen, die nicht ohne weiteres ersetzt werden kann, verstanden.

Reaktive Bindungsstörung des Kindesalters (F94.1)

Viele normale Kinder zeigen Unsicherheit in ihrer selektiven Bindung an den einen oder anderen Elternteil. Dies sollte nicht mit der reaktiven Bindungsstörung verwechselt werden, die sich in einigen wesentlichen Gesichtspunkten unterscheidet.

Erscheinungsbild

Die Störung ist durch eine abnorme Unsicherheit mit eindeutig widersprüchlichen sozialen Reaktionen, die bei normalen Kindern

in der Regel nicht angetroffen werden, charakterisiert. Häufig kommen Apathie, Unglücklichsein, Furchtsamkeit und Übervorsichtigkeit vor, die auf Zuspruch nicht ansprechen. Geringe soziale Kontakte mit Gleichaltrigen sind typisch sowie gegen sich selbst und andere gerichtete Aggressionen und Unglücklichsein.
Reaktive Bindungsstörungen treten nahezu immer *bei grob unangemessener Kinderbetreuung* auf. Dies kann psychischer Missbrauch oder Vernachlässigung sein (brutale Bestrafung, ständiges Ausbleiben von Reaktionen auf kindliche Annäherungsversuche oder grob unangebrachtes elterliches Verhalten) oder körperliche Misshandlung oder Vernachlässigung (andauernde Missachtung der körperlichen Bedürfnisse des Kindes, wiederholte vorsätzliche Verletzungen oder unzureichende Nahrungsversorgung).

Diagnostische Leitlinien:

Das *Hauptmerkmal* ist ein abnormes Beziehungsmuster zu Betreuungspersonen, das sich vor dem Alter von fünf Jahren entwickelt, mit mangelnder Anpassung, die bei unauffälligen Kindern meist nicht gesehen wird. Es dauert an, ändert sich jedoch bei ausreichend deutlichem Wechsel im Betreuungsmuster.
Jüngere Kinder mit diesem Syndrom zeigen stark widersprüchliche soziale Reaktionen, die bei Verabschiedungen oder Wiederbegegnungen am besten sichtbar werden. So können sich die Kinder mit abgewandtem Gesicht nähern oder den Blick deutlich in eine andere Richtung wenden, während sie gehalten werden. Sie können mit einer Mischung aus Annäherung, Vermeidung und Widerstand gegen Zuspruch auf Betreuungspersonen reagieren. Die *emotionale Störung* kann in Unglücklichsein, einem Mangel an emotionaler Ansprechbarkeit, Rückzugsreaktionen, wie etwa sich am Boden zusammen kauern oder aggressiven Reaktionen zum eigenen oder Nachteil anderer sichtbar werden. Meistens zeigen die Kinder Interesse an Interaktionen mit Gleichaltrigen, aber soziales Spielen ist durch negative emotionale Reaktionen behindert. Die Bindungsstörung kann auch von einer *Gedeihstörung* und einer *Wachstumsverzögerung* begleitet sein.
Die Diagnose ist ohne Hinweise auf *Misshandlung* oder *Vernachlässigung* nur mit Vorsicht zu stellen. Andererseits sollte die Diag-

nose bei Misshandlung oder Vernachlässigung nicht automatisch gestellt werden; nicht alle misshandelten oder vernachlässigten Kinder zeigen diese Störung (ICD-10, 2000).

Bindungsstörung des Kindesalters mit Enthemmung (F94.2)

Erscheinungsbild

Etwa im Alter von zwei Jahren zeigt sich diese Störung meist in Anklammerung und diffusem, nichtselektivem Bindungsverhalten. Im Alter von vier Jahren hält das diffuse Bindungsverhalten an, das Anklammerungsverhalten wird aber meist durch aufmerksamkeitssuchendes und wahllos freundliches Verhalten ersetzt. In der mittleren und späteren Kindheit können die Betroffenen selektive Bindungen entwickeln, das aufmerksamkeitssuchende Verhalten bleibt aber bestehen; mit Gleichaltrigen sind nur wenig ausgestaltete Interaktionen üblich; abhängig von den Umständen können auch begleitende emotionale oder Verhaltensstörungen vorhanden sein. Das Syndrom wurde am deutlichsten bei Kindern identifiziert, die vom Kleinkindalter an in *Institutionen* aufgezogen wurden, aber es tritt auch unter anderen Bedingungen auf. Es wird angenommen, dass es teilweise durch einen andauernden Mangel an Gelegenheit, selektive Bindungen zu entwickeln, bedingt ist, das heißt, Konsequenz eines *extrem häufigen Wechsels der Bezugspersonen* ist.

Diagnostische Leitlinien

Die Diagnose soll darauf basieren, dass das Kind eine unübliche Diffusität im selektiven Bindungsverhalten während der ersten fünf Lebensjahre gezeigt hat, gefolgt von einem allgemeinen Anklammerungsverhalten im Kleinkindesalter oder wahllos freundlichem, aufmerksamkeitssuchendem Verhalten in der frühen und mittleren Kindheit. Gewöhnlich bestehen Schwierigkeiten beim Aufbau enger, vertrauensvoller Beziehungen zu Gleichaltrigen. Begleitende emotionale oder Verhaltensstörungen (teilweise abhängig von den augenblicklichen Lebensumständen des Kindes) können vorhanden sein. In den meisten Fällen gibt es in der Vorgeschichte bzw. in den ersten fünf Lebensjahren eine Betreuungsform, die durch deutlich mangelnde Kontinuität der Betreuungspersonen oder mehrfachen Wechsel in der Familienplatzierung (etwa durch mehrfache Unterbringung in Pflegefamilien) gekennzeichnet ist (ICD-10, 2000).

Therapieziele und Behandlungsplan

Voraussetzung für eine sichere Bindung ist, dass die Bezugsperson emotional verfügbar ist und sich feinfühlig verhält. Dies bedeutet, dass sie für das Kind körperlich und psychisch zugänglich ist und feinfühlig genug, die Bindungssignale des Kindes wahrzunehmen, richtig zu interpretieren sowie prompt und angemessen darauf zu reagieren (siehe auch Kap. I).

Für die *Reaktive Bindungsstörung* gibt es vor allem zwei Interventionsmöglichkeiten:

1. *Feinfühligkeitstraining:* Hierfür werden bei Hausbesuchen oder in altersangemessenen strukturierten Spielsituationen Videoaufnahmen angefertigt und analysiert.
2. *Die Eltern-Kind-Psychotherapie nach Lieberman und Pawl* (1990): Forschungsergebnisse haben gezeigt, dass die Bindung zwischen Eltern und Kind auch davon abhängt, inwieweit die Eltern ihre eigene Bindungsgeschichte verarbeitet haben. In der Therapie werden deshalb die Schemata bearbeitet, welche die Eltern zur Interpretation des kindlichen Verhaltens heranziehen, wie sie emotional auf das kindliche Verhalten reagieren (z. B. zurückweisend, ambivalent) und welche eigenen Kindheitserfahrungen sie damit verknüpfen. In den Therapiesitzungen ist jeweils ein Elternteil, der Therapeut und das Kind anwesend. Das Kind spielt frei, und der Elternteil wird nach der Wahrnehmung des Kindes befragt. Dabei wird folgendes Vorgehen empfohlen:

   - Das Verhalten des Kindes in der Therapiesituation wird besprochen und nach den Interpretationen des Elternteils gefragt (Was möchte das Kind? Was fühlen Sie, wenn es sich so verhält? Was möchten Sie tun? usw.).

   - Der Elternteil wird nach seinen eigenen Erinnerungen gefragt, nach Erinnerungen an ähnliche Verhaltensweisen oder an Reaktionen der eigenen Eltern in solchen Momenten.

- Danach werden Parallelen von eigenen früheren Erfahrungen zum heutigen Verhalten gegenüber dem Kind hergestellt.

- Zusätzlich wird nach exakten Erinnerungen und deren Bewertung gefragt, um zu einer neuen Bewertung sowohl der eigenen Kindheitserfahrungen als auch des Verhaltens des Kindes zu gelangen (z. B. das Quengeln des Kindes als Trostsuche und nicht als anmaßendes Verhalten zu verstehen) (s. Zimmermann, 2001).

Das Therapieziel bei einer *Bindungsstörung mit Enthemmung* besteht darin, dass das Kind eine feste konstante Betreuungsperson erhält. Diese muss emotional verfügbar sein, aktiv trösten, das Kind unterstützen und ihm helfen. Dabei ist es wichtig, dass nur eine Person als emotionale Bezugsperson fungiert. (Siehe auch Bindungsstile S. 36.)

Erlebnisorientierte Übungen (für Eltern)
- *Mein Inneres Kind**
- *Liebe ist …**
- *Blick auf das Positive**
- *Information: Eine Stunde Elternzeit usw.**

2.5 Information: Einnässen (Nichtorganische Enuresis – ICD-10 F98.0) (Diagnosestellung frühestens ab dem 5. Lebensjahr)

Die Enuresis kann als ein unwillkürlicher Harnabgang ab einem Alter von fünf Jahren nach Ausschluss organischer Ursachen definiert werden. Sie kann von Geburt an bestehen *(primäre Enuresis)*, d. h. als abnorme Verlängerung der normalen kindlichen Inkontinenz oder nach einer Periode bereits erworbener Blasenkontrolle *(sekundäre Enuresis)*, tagsüber und/oder auch nachts auftreten. Die sekundäre Enuresis tritt gewöhnlich im Alter von fünf bis sieben Jahren auf. Sie kann eine monosymptomatische Störung sein oder von einer emotionalen oder Verhaltensstörung begleitet werden (im Alter von vier Jahren nässen noch immer über 20% der Kinder ein).

Erscheinungsbild

1. *Nächtliches Einnässen (Enuresis nocturna)*
   a) Die *primäre monosymptomatische Enuresis nocturna* äußert sich in nächtlichem Einnässen ohne längeres trockenes Intervall (6 Monate). Es handelt sich nicht um eine Störung der Blase, sondern um eine Reifungs-Regulationsstörung des zentralen Nervensystems. Typisch für diese Kinder sind überdurchschnittliche Urinmengen sowie besonders tiefer Schlaf. Tagsüber gehen die Kinder *normal* häufig zur Toilette (ideal 7-mal, noch normal 5- bis 9-mal)
   b) Die *primäre nicht monosymptomatische Enuresis nocturna* ist durch nächtliches Einnässen ohne längeres trockenes Intervall (6 Monate) definiert. Sie ist gekennzeichnet durch eine Blasenfunktionsstörung, wie sie Kinder mit einem Tageseinnässen ebenfalls aufweisen. Es handelt sich um eine abgeschwächte Variante der funktionellen Harninkontinenz. Hier muss immer die Tagesproblematik zuerst behandelt werden, bevor man das nächtliche Einnässen therapiert.
   c) Die *sekundäre Enuresis nocturna* wird definiert durch einen Rückfall nach einer trockenen Periode von ca. 6 Monaten. Die Rate von psychischen Begleitstörungen ist deutlich er-

höht. Die Symptomatik ist ansonsten die gleiche wie unter a) und b).

2. *Einnässen tagsüber (Enuresis diurna)*
   Folgende Erscheinungsformen sind häufig:
   a) Die *idiopathische Dranginkontinenz* äußert sich durch einen ungewollten Harnabgang mit überstarkem Harndrang. Meist handelt es sich hierbei um eine angeborene Funktionsstörung der Blase, die sich nicht passiv füllen lässt, sondern sich während der Füllung zu kontrahieren beginnt. Dies ist die Ursache für Harndrang und *häufige Toilettengänge mit kleinen Urinmengen*. Es handelt sich hier um eine physiologische Blaseninstabilität. Die meisten psychischen Begleitsymptome entstehen als sekundäre Folge dieser Grundstörung.
   b) Die *Harninkontinenz bei Miktionsaufschub*. Dies ist eine psychogen erworbene Störung, die durch ein Hinauszögern des Wasserlassens gekennzeichnet ist, das trotz Haltemanövers schließlich zum Einnässen tagsüber führt. Kennzeichnend sind *seltene Toilettengänge* (weniger als 5-mal pro Tag). Als Ursache kommt Ekel in bestimmten Toilettensituationen in Frage oder Hinausschieben des Toilettengangs, um im Spiel, beim Fernsehen etc. nichts zu verpassen. Hier liegt keine angeborene Blasenfunktionsstörung vor, sondern sie entwickelt sich im Sinne eines erlernten Verhaltens oder als Teilaspekt einer Störung des Sozialverhaltens mit oppositionellem Verhalten. Kombiniert kommt auch Einkoten *(Enkopresis)* vor.
   c) Die *Detrusor-Sphinkter-Dyskoordination* entsteht durch eine paradoxe Kontraktion des Blasenschließmuskels während des Wasserlassens bei fehlender Relaxation. Normalerweise entspannt sich während des Wasserlassens der Beckenboden, und der Schließmuskel, der Blasenhohlmuskel, zieht sich sodann zusammen, sodass der Urin austreten kann. In diesem Fall geschieht jedoch genau das Gegenteil. Für diese Kinder ist es typisch, dass sie *nicht spontan Wasser lassen können*, sondern deutlich pressen müssen und dass das Wasserlassen nicht in einem Strahl, sondern mit Unterbrechungen geschieht. Medizinische Komplikationen sind bei dieser Form am höchsten. Häufig treten auch Harnwegsinfekte, Stuhlretentio-

nen, Verstopfung und Einkoten auf. Es handelt sich um eine erworbene Koordinationsstörung im Sinne eines erlernten Verhaltens.

Zu den eher seltenen Formen der Enuresis zählen die *Stressinkontinenz*, die *Lachinkontinenz* sowie das so genannte *Lazy-Bladder-Syndrom* (ausgeleierte Blase), die sich nicht mehr vollständig entleeren kann (s. v. Gontard und Lehmkuhl, 2002).

Diagnostische Leitlinien

1. Eine Enuresis wird in der Regel bei einem Kind vor dem fünften Lebensjahr nicht diagnostiziert.
2. Ist die Enuresis mit einer emotionalen oder Verhaltensstörung verbunden, soll sie nur dann die Hauptdiagnose sein, wenn der unwillkürliche Urinabgang wenigstens mehrmals wöchentlich auftritt.
3. Enuresis tritt manchmal in Verbindung mit Enkopresis auf, in diesem Fall sollte Enkopresis diagnostiziert werden (ICD-10, 2000).
4. Veränderungen des Harntrakts und medizinische Erkrankungen müssen ausgeschlossen werden.
5. Das Symptom Einnässen muss über eine Dauer von mindestens drei Monaten vorhanden sein.
6. Das Häufigkeitskriterium liegt bei ein- bis zweimal pro Woche (DSM-IV-TR, 2003).

Therapieziele und Behandlungsplan

Die Einnässproblematik wird immer symptomorientiert behandelt, da dies effektiver ist und als Folge der Trockenheit auch zu einer Verbesserung des Selbstwertgefühls führen kann. Es ist eine vorausgehende pädiatrisch-internistische Untersuchung, möglichst mit neurologischer Abklärung, erforderlich. Beim Vorliegen einer manifesten psychischen Störung muss entschieden werden, ob diese zuerst, gleichzeitig oder nach dem Einnässen behandelt wird. Das Einnässen am Tag wird vor dem nächtlichen Einnässen therapiert. Falls das Kind zusätzlich einkotet, sollte dieses zuerst behandelt werden, da sich möglicherweise das Einnässen dann von selbst zurückbildet. Folgende Interventionen sind sinnvoll:

1. Erhebung einer *Baseline* (Selbstbeobachtung durch Eltern oder evtl. Kind) über einen Zeitraum von vier bis sechs Wochen ohne gleichzeitige therapeutische Interventionen (dies führt bereits bei einigen Kindern bzw. Familien zu emotionaler Entlastung und kleinen Erfolgen) und *Informationsvermittlung* sowie Erklärung der Anatomie und Physiologie des Harntraktes.
2. *Kalenderführung* und Kombination mit *Verstärkerprogramm* (z. B. vier Wochen *Baseline* mit einem Sonnen- und Wolkenkalender oder mit einer Selbstbelohnungsliste): Ist dies erfolgreich, so wird der Kalender weitergeführt. Er kann jedoch auch demotivierend sein, dann muss er abgekürzt werden.
3. *Apparative Verhaltenstherapie* (Klingelhose oder Klingelmatratze): Sie stellt mit Abstand die effektivste Behandlungsform für das nächtliche Einnässen dar. Nach einer ausführlichen Demonstration, möglichst in der häuslichen Umgebung, wird das Gerät für maximal 16 Wochen (durchschnittlich 8 bis 10 Wochen) regelmäßig jede Nacht eingesetzt und der Verlauf von den Eltern protokolliert. In der Apotheke oder in einem Sanitätshaus sind zwei Formen von Klingelgeräten erhältlich. Bei der »Klingelmatte« wird ein Feuchtigkeitssensor unter dem Bettlaken angebracht, während die Klingel neben dem Bett steht. Bei der Klingelhose befindet sich der Sensor vor dem Genitalbereich und die Klingel in Ohrnähe. Wenn die ersten Urintropfen abgegeben werden, reagiert der Feuchtigkeitsfühler und verursacht einen lauten Ton, der das Kind wecken soll, damit es zur Toilette geht. Falls das Kind nicht aufwachen sollte, wird die Hilfe eines Familienmitglieds benötigt. Das Kind soll lernen, trocken zu werden, indem es entweder ohne einzunässen durchschläft oder aufwacht, wenn die Blase voll ist. Das Ziel ist die komplette Trockenheit (nicht eine Verringerung der Einnässfrequenz). Als Rückfall werden zwei nasse Nächte pro Woche definiert, als Erfolg kein Rückfall in sechs Monaten bzw. zwei Jahren. Das Gerät kann vom Arzt verschrieben werden. Beide Geräte sind gleich wirksam. (Operante verhaltenstherapeutische Ansätze alleine in Form von Belohnung, Verstärkung usw. sind nur halb so wirksam wie apparative Verhaltenstherapie.)

4. *Arousal-Training:* Das Kind steht innerhalb einer festgelegten Zeit nach dem Alarm aus dem Bett auf und hilft seinen Eltern z. B., das Bett abzuziehen. Wenn es dies schafft, bekommt es einen Verstärker.
5. *Overlearning:* Während der apparativen Behandlung erhält des Kind am Abend größere Flüssigkeitsmengen, um die erreichte Trockenheit unter erschwerten Bedingungen zu konsolidieren.
6. *Dry-Bed-Training:* Bei therapieresistenten Kindern und v. a. bei Jugendlichen kann das sehr aufwändige *Dry-Bed-Training* (stündliches Wecken in Verbindung mit Klingelapparat, Arousal-Training, Overlearning und Verstärkerprogramm) durchgeführt werden (s. v. Gontard & Lehmkuhl, S. 154)
7. *Familieninterventionen:* Bearbeitung der dysfunktionalen Interaktionsmuster
8. *Pharmakotherapie:* z.B. Kombinationstherapie mit Desmopressin. *Desmopressin* (Minirin) ist eine pharmakologische Variante des natürlich vorkommenden antidiuretischen Hormons. Seine Wirkung besteht in einer Reduktion der Urinproduktion in der Nacht. Das Medikament wird über einen Zeitraum von sechs Wochen zusammen mit dem Klingelgerät eingesetzt. Anschließend wird die Verhaltenstherapie ohne Medikament fortgesetzt (insbesondere für Kinder mit hoher Einnässfrequenz und zusätzlichen Verhaltensproblemen). Sie ist nur bei zwei Formen des Einnässens indiziert und zwar bei der Enuresis nocturna und bei der idiopathischen Dranginkontinenz und stellt üblicherweise das *Mittel der zweiten Wahl* dar. Die individuelle Dosierung in Form eines Nasensprays muss vorher eingestellt werden. Es ist im Gegensatz zu dem auch häufiger verwendeten klassisch trizyklischen Antidepressivum *Imipramin* (Tofranil), das ebenfalls antidiuretisch wirkt, sehr viel nebenwirkungsärmer.

Als *ineffektiv* haben sich folgende Einzelmethoden erwiesen: Nächtliches Aufwecken durch die Eltern, Spieltherapien und verbale Psychotherapieverfahren, Hypnotherapie, Blasenretentionstraining, An- und Entspannungsübungen. Die meisten Kinder benötigen einen multimodalen Behandlungsplan (weitere Informationen sowie Fragebögen für Eltern und Kinder s. v. Gontard & Lehmkuhl, 2002, 2004).

Erlebnisorientierte Übungen

- *Mein Problemtopf*
- *Mein innerer Helfer*
- *Trösten**
- *Mein Wunschkind**
- *Verstärkerprogramm**

(siehe auch Empfehlungen Enkopresis)

2.6 Information: Einkoten (Nichtorganische Enkopresis – ICD-10 F98.1)

(Diagnosestellung ca. ab dem 4. Lebensjahr)

Die *Sauberkeitsentwicklung* des Kindes (Kontinenzentwicklung) folgt einem typischen zeitlichen Verlauf. Zuerst erfolgt die Darmkontrolle, dann die Blasenkontrolle tagsüber und zuletzt die nächtliche Trockenheit. Im Alter von vier Jahren koten nur noch etwa 2,8 % der Kinder ein. Einkoten und Einnässen kommen relativ häufig gleichzeitig vor, ca. 3% der Kinder nässen auch tagsüber ein und ca. 35% auch nachts. Einkoten tagsüber ist deutlich häufiger als das nächtliche Einkoten.

Erscheinungsbild

Das Einkoten ist definiert durch ein willkürliches oder unwillkürliches Absetzen von Stuhl (Faeces) normaler oder fast normaler Konsistenz an Stellen, die nicht dafür vorgesehen sind, ab einem Alter von vier Jahren nach Ausschluss organischer Ursachen. Dies muss mindestens einmal pro Monat und über eine Dauer von sechs Monaten auftreten. Es wird unterschieden zwischen *Enkopresis mit Obstipation* (Verstopfung) und *Enkopresis ohne Obstipation*. Das Einkoten kann als monosymptomatische Erkrankung auftreten oder als Teil einer emotionalen Störung oder einer Störung des Sozialverhaltens.

Diagnostische Leitlinien

1. Unzureichendes Toilettentraining oder verspätetes Stuhltraining mit fortgesetztem Versagen beim Erlernen der Darmkontrolle.
2. Ablehnung, Widerstand oder Unvermögen, den sozialen Normen bezüglich des Absetzens von Stuhl an der vorgesehenen Stelle Folge zu leisten, z. B. als Folge der Auseinandersetzungen zwischen Eltern und Kind beim Darmtraining.
3. Zurückhalten (Retention) des Stuhls, das sich aus einer Obstipation mit schmerzhaften Hautrissen (analen Rhagaden) oder anderen somatischen oder psychischen Faktoren bereits im Säuglings- oder Kleinkindalter entwickeln kann und mit sekundärem Überlaufen und Absetzen des Stuhls an unangemessenen Stellen einhergeht (auch aufgrund von Schmerzen).

Im Sinne eines Teufelskreises kann das Zurückhalten des Stuhls z. T. zu einer extremen Erweiterung des Dickdarms (Megakolon) sowie zu einem Nachlassen der Sensibilität und der Darmtätigkeit (Peristaltik) führen mit Ansammlung von harten Stuhlmassen. Dies führt wiederum zu weiterem Zurückhalten.

Therapieziele und Behandlungsplan

1. *Entleerung durch Einläufe:* Dies ist aufgrund der nicht seltenen mehrjährigen Retention von Stuhl erforderlich, sowie Dokumentation im Ultraschall.
2. *Gabe von Abführmitteln (*oralen Laxantien wie z. B. Milchzucker), um eine weichere Stuhlkonsistenz zu erreichen (Erhaltungsphase über mindestens sechs Monate). Bei Einkoten ohne Verstopfung sind abführende Maßnahmen nicht angebracht und können sogar zu einer Verschlechterung führen.
3. *Diätetische Maßnahmen:* Ballaststoffreiche Diät
4. *Verhaltenstherapeutische Maßnahmen* wie
   - Aufklärung und emotionale Entlastung
   - Regelmäßige Toilettengänge (das Kind sollte 3- bis 4-mal am Tag nach den Mahlzeiten 5 bis 15 Minuten entspannt auf der Toilette sitzen).
   - Selbstbeobachtungsliste für Stuhlgang und Einkot-Episoden
   - Verstärkerprogramm

Zusätzlich werden auch *Entspannungsübungen* und *Überkorrektur* (das Kind reinigt die verschmutze Wäsche selbst) durchgeführt. Die Eltern werden meist regelmäßig in die Behandlung einbezogen.
Organisch bedingte Formen der Stuhlinkontinenz wie z. B. infektiöse Durchfälle, Fehlbildungen des unteren Gastrointestinaltraktes, die Hirschsprung-Krankheit (u. a. Stuhl mit geringerem Durchmesser) usw. müssen durch internistische, neurologische und pädiatrische Untersuchung ausgeschlossen werden.
Allgemeine verbale Therapien und Spieltherapien zeigen nur einen *geringen Effekt* (v. Gontard, 2003).

Erlebnisorientierte Übungen
- _Mein Körper und Ich_
- _Aktivierungsentspannung_
- _Familie in Tieren_
- _Was ich alles kann_
- _Kräfte messen_*
- _Blick auf das Positive_*
- _Kraftquellen für die Familie_*
- Therapiematerial: _Die richtige Zuwendung_*

2.7 Information: Stottern (ICD-10 F98.5)
(Beginn zwischen dem 2. und 5. Lebensjahr)

Der häufigste Beginn der Störung liegt etwa um das 4. Lebensjahr. Bei ca. 80% der Kinder tritt zwischen dem 3. und 4. Lebensjahr das so genannte Entwicklungs- oder physiologische Stottern auf, das sich i. d. R. nach ca. sechs Monaten wieder zurückbildet. Je länger das Stottern anhält, desto wahrscheinlicher ist es, dass es sich als Störung verfestigt. Untersuchungen zeigen eine familiäre Häufung.

Erscheinungsbild

Unter Stottern wird eine Störung des Redeflusses verstanden, die durch häufige Wiederholungen von Lauten, Silben oder Wörtern *(klonisches Stottern)* oder durch Dehnungen und Blockierungen *(tonisches Stottern)* gekennzeichnet ist. Körperliche Mitbewegungen sind häufig. Auch stark stotternde Patienten können z. B. beim Singen, Zählen und Sprechen im Takt meist stotterfrei sprechen.

Diagnostische Leitlinie

Die Störung soll nur klassifiziert werden, wenn die Sprechflüssigkeit deutlich beeinträchtigt ist. Stottern ist von *Poltern* (F98.6) abzugrenzen, das – im Gegensatz zum Stottern – subjektiv nicht als Störung empfunden wird und durch Verschlucken von Wörtern, Silben oder Lauten gekennzeichnet ist, sowie von Tic-Störungen und neurologischen Krankheiten mit gestörtem Sprechrhythmus (s. ICD-10-GM, 2004).

Therapieziel und Behandlungsplan

1. *Elternarbeit:* Ignorieren des Stotterns, entspannte und ruhige Sprechatmosphäre, Übungen zur Verlangsamung des Sprechens, modellhaftes langsames Sprechen.
2. Direkte *Modifikation des Stotterns* bei Kindern ca. ab dem 7. bis 10. Lebensjahr
   - Erlernen einer Sprechtechnik zur Verlangsamung des Sprechablaufs (z. B. Metrisches Sprechen beim Lesen (Görlitz 1994b), Nacherzählen, frei Sprechen, Telefonieren, in Rollenspielen, in der Familie und später bei in vivo-Übungen)
   - Willentliches Stottern in Kombination mit Videorückmeldung (s. Kern, 2001)
3. *Selbstsicherheitstraining*
4. *Begleitende Maßnahmen* (s. Gesunde Sprachentwicklung, Görlitz, 1993, S. 167 ff.)
5. *Logopädische Behandlung*

Erlebnisorientierte Übungen

- *Mut tut gut*
- *Mein Körper und Ich*
- *Was ich alles kann*
- *Blick auf das Positive**
- *Körperrhythmen (s. Görlitz, 2003 b)*

2.8 Information: Hyperkinetische Störungen (ICD-10 F90)

(Diagnosestellung erst ab dem 4. bis 5. Lebensjahr sinnvoll)

Im ICD-10-GM (2004) wird unterschieden zwischen

- **Einfacher Aktivitäts- und Aufmerksamkeitsstörung F90.0 und**
- **Hyperkinetischer Störung des Sozialverhaltens F90.1**
- (Aufmerksamkeitsstörung ohne Hyperaktivität wird u. a. unter der Verschlüsselung F98.8 subsumiert)

Im DSM-IV (2003) werden die hyperkinetischen Störungen unter den Begriff **Aufmerksamkeitsdefizit-/Hyperaktivitätsstörung, ADHS** (Störungen der Aufmerksamkeit, der Aktivität und des Sozialverhaltens) subsumiert.

Diese Gruppe von Störungen ist charakterisiert durch einen Mangel an Ausdauer bei Beschäftigungen, die kognitiven Einsatz verlangen, eine Tendenz, von einer Tätigkeit zur anderen zu wechseln, sowie eine desorganisierte, mangelhaft regulierte und überschießende Aktivität. Beeinträchtigung kognitiver Funktionen ist häufig, spezifische Verzögerungen der motorischen und sprachlichen Entwicklung kommen überproportional oft vor (ICD-10-GM, 2004).

Trotz frühem Beginn ist bei Kindern unter vier oder fünf Jahren die Diagnose schwierig zu stellen, da ihr Verhalten viel variabler ist als das älterer Kinder und Merkmale enthalten kann, die der Störung ähnlich sind. Bei der Unterscheidung zwischen normaler Überaktivität und störungsrelevanter Hyperaktivität muss daher sehr aufmerksam vorgegangen werden, auch um Kinder nicht vorschnell ein »Etikett« aufzudrücken oder unnötig medikamentös zu behandeln.

Die Störung wird gewöhnlich zum ersten Mal in der Grundschule diagnostiziert, wenn die schulische Anpassung gefährdet ist.

Erscheinungsbild

Die *Kardinalsymptome* der hyperkinetischen Störung sind

- beeinträchtigte Aufmerksamkeit und
- Überaktivität

Die *Begleitsymptome* sind

- Distanzlosigkeit in sozialen Beziehungen
- Unbekümmertheit in gefährlichen Situationen und
- impulsive Missachtung sozialer Regeln (s. Lehmkuhl & Döpfner, 2003).

Die *Unaufmerksamkeit* zeigt sich vor allem in schulischen oder sozialen Situationen. Längere geistige Anstrengung wird als unangenehm empfunden, deshalb werden Tätigkeiten, die hohe Anstrengung oder Konzentration erfordern, eher vermieden. Das Arbeitsmaterial liegt verstreut herum. Kinder mit Aufmerksamkeitsstörungen unterbrechen häufig ihre Arbeiten und lassen sich leicht durch nebensächliche Reize ablenken. Die Unaufmerksamkeit führt dazu, dass sie Flüchtigkeitsfehler bei Schularbeiten und anderen Aufgaben machen, unordentlich oder nachlässig arbeiten und Schwierigkeiten haben, Aufgaben zu Ende zu führen. Dabei machen sie häufig einen geistig abwesenden Eindruck oder scheinen nicht zuzuhören.

Die *Hyperaktivität* zeigt sich durch Herumzappeln und Herumrutschen, nicht ruhig sitzen bleiben können, in unpassenden Situationen herumlaufen oder klettern. Diese Kinder reden häufig übermäßig viel und wirken getrieben. Bei *jüngeren Kindern* sollte man mit der Diagnosestellung vorsichtig sein. *Kleinkinder* und *Kinder im Vorschulalter* mit dieser Störung unterscheiden sich von normal aktiven jüngeren Kindern dadurch, dass sie ständig unterwegs sind. Sie rasen herum, sind schon zur Tür hinaus, bevor sie die Jacke anhaben, springen oder klettern auf Möbel, laufen durchs Haus und haben Schwierigkeiten, in der Vorschule an sitzenden Gruppenaktivitäten teilzunehmen, z. B. einer Geschichte zuzuhören. *Schulkinder* zeigen ähnliche Verhaltensweisen, aber gewöhnlich weniger häufig und ausgeprägt als Klein- und Vorschulkinder. Es fällt ihnen schwer, ruhig sitzen zu bleiben. Sie stehen häufig auf oder rutschen auf dem Stuhl herum. Sie spielen nervös an Gegenständen, klopfen mit den Händen und wackeln übermäßig mit Füßen oder Beinen. Sie stehen häufig während der Mahlzeiten vom Tisch auf und reden übermäßig viel. Bei ruhigen Tätigkeiten sind sie übermäßig laut.

Die *Impulsivität* zeigt sich als Ungeduld, als Schwierigkeit, Reaktionen zurückzuhalten. Die Kinder platzen mit den Antworten heraus, bevor die Frage vollständig gestellt ist, können nicht abwarten, bis sie an der Reihe sind, unterbrechen oder stören andere häufig so sehr, dass sie Probleme im sozialen, schulischen oder beruflichen Bereich verursachen. Diese Kinder fassen Dinge an, die sie nicht anfassen sollen, und kaspern herum. Die Impulsivität kann zu Unfällen führen sowie zur Beschäftigung mit gefährlichen Aktivitäten.

Die *Symptome* werden stärker in Situationen, in denen eine längere Aufmerksamkeitsspanne oder geistige Anstrengung erforderlich ist oder die den Reiz des Neuen verloren haben. Im Zwiegespräch, in einer neuen Umgebung, bei interessanten Begebenheiten oder häufiger Belohnung für erwünschtes Verhalten können sich die Symptome reduzieren (DSM-IV-TR, 2003).

Ungefähr 50% der Kinder, die mit einer Aufmerksamkeitsdefizit-/Hyperaktivitätsstörung klinisch vorgestellt werden, weisen gleichzeitig eine Störung mit oppositionellem Trotzverhalten oder einer Störung des Sozialverhaltens auf. Bei mindestens 50% der klinisch vorgestellten Fälle von *Tourette-Störung* tritt sie ebenfalls auf. Kindesmisshandlungen oder Vernachlässigung sowie Unterbringung in verschiedenen Pflegestellen, Vergiftungen, Infektionen, intrauterine Drogenexposition, niedriges Geburtsgewicht sowie geistige Behinderung können in der Vorgeschichte vorkommen. »Psychophysiologisch sind eine zentralnervöse Unteraktivierung und Funktionseinschränkungen im Bereich des Frontallappens an der Störungsgenese beteiligt. Eine Folge davon ist u. a., dass die inhibitorische Kontrolle beeinträchtigt ist und Handlungsimpulse unmittelbar wirksam werden, die häufig unpassend bzw. falsch sind« (Lauth et al., 2001, S. 206).

Da bei unterforderten *Hochbegabten* Symptome einer hyperkinetischen Störung auftreten können, sollte unbedingt eine *Intelligenzdiagnostik* durchgeführt werden. Bei angemessener Förderung und Steigerung der schulischen Anforderungen verschwinden hier die Symptome meist rasch (Döpfner et al., 2000, S. 51).

Diagnostische Leitlinien

1. Defizite in Aufmerksamkeit und Ausdauer sollen nur dann diagnostiziert werden, wenn sie im Verhältnis zum Alter und Intelligenzniveau des Kindes sehr stark ausgeprägt sind.

2. Die Überaktivität *sollte* im Verhältnis zu dem, was in der gleichen Situation von gleichaltrigen Kindern mit gleicher Intelligenz zu erwarten wäre, extrem ausgeprägt sein (dies zeigt sich vor allem am deutlichsten in strukturierten und organisierten Situationen, die ein hohes Maß an eigener Verhaltenskontrolle fordern).
3. Folgende Begleitmerkmale sind für die Diagnose nicht notwendig, stützen sie jedoch: Distanzlosigkeit in sozialen Beziehungen, Unbekümmertheit in gefährlichen Situationen und impulsive Missachtung sozialer Regeln.
4. Die charakteristischen Verhaltensprobleme *sollen* früh (vor dem 6. Lebensjahr) begonnen haben und von längerer Dauer sein. Wegen der Variationsbreite der Norm ist Hyperaktivität vor dem Schulalter schwierig zu erkennen. Bei Vorschulkindern soll nur ein extremes Ausmaß zu dieser Diagnose führen (ICD-10, 2000).

Therapieziele und Behandlungsplan

1. *Eltern- und familienzentrierte Verfahren* zur Verminderung problematischer Verhaltensweisen in der Familie durch Veränderung der Eltern-Kind-Interaktion. *Elterntraining* zur Verbesserung der Erziehungsfähigkeit gegenüber dem Kind mit folgendem Ablauf:
   - Analyse der familiären Situation (Ressourcen und Probleme) und von Standardsituationen wie Hausaufgaben, zu Bett gehen usw.
   - Einführung von gemeinsamen positiven Spielzeiten
   - Gezielte Verstärkung einzelner Verhaltensweisen wie zuhören, ruhig am Tisch sitzen usw. und
   - Ignorieren unangemessener Verhaltensweisen
   - Einführung alltagsstrukturierender Maßnahmen wie z. B. Zeitplanung und Vereinbarung von Spielregeln für das familiäre Zusammenleben (s. Lauth et al., 2001).
2. *Kindergarten- und schulzentrierte Interventionen*: Durch operante Methoden werden konkrete Verhaltensauffälligkeiten des Kindes oder Jugendlichen im Kindergarten oder in der Schule reduziert.
3. *Patientenzentrierte Verfahren:*
   - durch Aufbau ausdauernden Spielverhaltens,

   - durch Selbstinstruktionstrainings- und
   - Selbstmanagementverfahren
4. *Pharmakotherapie:* Durch Stimulanzien wie z. B. Methylphinidat (z. B. Ritalin, Medikinet). Als absolute *Kontraindikation für Psychostimulanzien* gelten Psychosen sowie die Verschreibung bei Jugendlichen mit bekanntem Drogenabusus. Für Tic-Störungen und das Tourettesyndrom gilt eine relative Kontraindikation (da Stimulanzien Tics auslösen oder verschlechtern können), ebenso komorbide Angstzustände und schwere bekannte Arrhythmien bzw. eine arterielle Hypertonie. Bei Kindern mit Aufmerksamkeitsstörungen im Vordergrund sprechen die Stimulanzien weniger an als bei Kindern, die zusätzlich hyperaktiv und impulsiv sind. Bei Vorschulkindern liegt die Responderrate bei 50%, die Langzeiteffekte von Stimulanzien sind jedoch noch wenig untersucht.

Folgende Maßnahmen sind eher *weniger wirksam* oder zeigen Generalisierungsprobleme: Diätbehandlung, Entspannungsverfahren, Mototherapie, Ergotherapie (s. auch Döpfner et al., 2000).

Erlebnisorientierte Übungen

- *Mein innerer Helfer*
- *Mein Haustier*[*]
- *Freundlichkeitsgesten*[*]
- Selbstbeobachtungsliste: *»Ich belohne mich«*
- Therapiematerial: *Helferkarte*
- *Wutvulkan* (für Kinder und Eltern)[*]
- *Blick auf das Positive*[*]
- *Das Freizeit-Rad*[*]
- *Familienkonferenz*[*]
- *Kraftquellen für die Familie*[*]
- *Verstärkerprogramm*[*]
- Information: *Richtig loben*[*]
- Übungen und Materialien zur Entspannung für Bezugspersonen (s. Görlitz, 2003 a, Körper und Gefühl in der Psychotherapie – Basisübungen, S. 83–131) usw.

2.9 Information: Angststörungen

Die häufigsten Angststörungen im Kindes- und Jugendalter sind:

- Generalisierte Angststörungen: ICD-10 F41.1: 3,7%
- Trennungsangststörungen: ICD-10 F93.0: 2,4-4,7%
- Spezifische Phobien: ICD-10 F40: 2,4%
- Soziale Phobien: ICD-10 F40.1: 0,9–1,1%

Ängste kommen im Kindes- und Jugendalter häufig vor, da sie zur *normgerechten Entwicklung* gehören. Sie sind meist reifungsabhängig und treten vorübergehend in den Vordergrund, wie z. B. das *Fremdeln* im Alter von ca. 8 Monaten, als bis dahin erworbene Fähigkeit, die Mutter von anderen Menschen zu unterscheiden. Im späteren Entwicklungsverlauf entspringt die Angst z. B. vor Gespenstern und Hexen »den kindlichen Möglichkeiten der Phantasie und Imagination. Ab dem Grundschulalter gewinnen realere Vorstellungen, wie Angst vor Krankheit und Verletzung sowie insbesondere auf soziale Situationen bezogene Ängste (Reden in der Öffentlichkeit, Schulsituation) zunehmend an Bedeutung« (Blanz, 2003, S. 592).

Alter	**Physiologische, normale Angstinhalte**
0–6 Monate	Laute Geräusche
6–9 Monate	Fremde
9–12 Monate	Trennung, Verletzung
2. Lebensjahr	Imaginäre Figuren, Tod, Einbrecher
3. Lebensjahr	Tiere (Hunde), Alleinsein
4. Lebensjahr	Dunkelheit
6.–12. Lebensjahr	Schule, Verletzung, Krankheit, soziale Situationen, Gewitter
13.–18. Lebensjahr	Verletzung, Krankheit, soziale Situationen, Sexualität

(nach Blanz, 2003, S. 593)

Angststörungen treten familiär gehäuft auf (Varianz durch genetische Faktoren ca. 30 bis 40%). Hinzu kommen Temperamentsfaktoren des Kindes, psychophysiologische Störungen im Bereich der Stressregulation und Reizverarbeitung, belastende Lebensereignisse,

Vorbildfunktionen der Eltern und entsprechendes Erziehungsverhalten.

Diagnostische Leitlinien

Klinisch relevante Angststörungen müssen von normalen physiologischen Ängsten rechtzeitig abgegrenzt und behandelt werden. Ängste sind erst dann *behandlungsbedürftig*, wenn die Ängste des Kindes:

a) starke, anhaltende Beeinträchtigungen für das Kind bedeuten,
b) langfristig die normale Entwicklung des Kindes verhindern,
c) Probleme in der Familie oder in anderen Lebensbereichen (z. B. Schule) auslösen.

Klinisch relevante Angststörungen treten etwa in folgenden Altersabschnitten auf:

Angststörungen	**Angststörungen**
Emotionale Störung des Kindesalters mit phobischer Störung (F93.1)	v. a. im Vorschul- und Grundschulalter
Emotionale Störung mit sozialer Ängstlichkeit des Kindesalters (F93.2)	v. a. im Vorschul- und Grundschulalter
Emotionale Störung mit Trennungsangst (F93.0)	Häufigkeitsgipfel bei 6 und 11 Jahren
Soziale Phobie (F40.1)	Mittleres Jugendalter
Panikstörung (F41.0)	Jugendalter
Generalisierte Angststörung (F41.1)	Jugendalter
Angst und depressive Störung gemischt (F41.2)	Jugendalter
Agoraphobie (F40.0)	Spätes Jugendalter

(vgl. auch Blanz, 2003, S. 600)

Allgemeine Therapiemethoden bei Angststörungen

1. *Kognitive Angstbewältigung* (einschl. Selbstinstruktion)
2. *Systematische Desensibilisierung* (in sensu und in vivo)
3. *Expositionsbehandlung* (graduierte Reizkonfrontation oder Reizüberflutung)

4. *Modelllernen* (Rollenspiele und Elternanleitung)
5. *Verstärkerprogramme* (operante Methoden)
6. *Soziales Kompetenztraining* (Einzel- oder Gruppentherapie)
7. *Problemlösetraining*
8. *Familieninterventionen* (z. B. Abbau von Überforderung, überbehütendem Verhalten und sekundärem Krankheitsgewinn, Aufbau von Konfliktbewältigungsstrategien und positiven Modellen)

Erlebnisorientierte Übungen

- *Mein Problemtopf*
- *Das starke Ich*
- *Mut tut gut*
- *Gespräch mit der Angst*
- *Katastrophengedanken entkräften**
- *Trösten**
- *Blick auf das Positive* usw.*

Im Folgenden wird auf Ängste in zwei verschiedenen Altersstufen noch näher eingegangen, und zwar auf die *Emotionale Störung mit Trennungsangst* und die *Soziale Phobie* sowie auf die spezifischen Behandlungsmaßnahmen.

2.10 **Übung:** Gespräch mit der Angst
(für Kinder ab ca. 10–12 Jahren und Jugendliche)

Da neben der individuellen Behandlung der *Angstursachen* die wirksamste psychotherapeutische Methode zur Angstbehandlung *die Reizkonfrontation* und das *Expositionstraining* sind, beinhaltet die folgende Übung auch neben Ursachenforschung die Konfrontation und Auseinandersetzung mit den Ängsten.
Die Übung *Gespräch mit der Angst* lehnt sich an die *Stuhlarbeit aus der Gestalttherapie* und das *Monodrama der Verhaltenstherapie* an. Diese Übung kann auch in verschiedenen Variationen, mit Stühlen, mit einer schwarzen Decke, einem Angstbild, einer selbst gefertigten Skulptur usw. durchgespielt werden. Dabei identifizieren und distanzieren sich die Patienten abwechselnd von ihrer Angst. Dadurch ist es ihnen eher möglich, einerseits die Angst und ihre Ursachen im geschützten Rahmen genauer kennen zu lernen und zuzulassen, andererseits sich auch mit Bewältigungsmöglichkeiten und Lösungsstrategien zu beschäftigen. Die Übung dient dazu, den Angstkreislauf zu durchbrechen sowie gedankliche Vermeidungsgewohnheiten abzubauen. Die folgende Übung wurde in Anlehnung an die Erwachsenen-Übung *Dialog mit der Angst* (s. Görlitz, 2003 b) für Kinder modifiziert.

1. Ziele der Übung

- Angstdifferenzierung
- Aufbau von Angstbewältigungsstrategien
- Mobilisierung von Selbsthilfekräften
- Analyse der Funktionen der Angst
- Entkatastrophisieren
- Abbau von Vermeidungsverhalten
- Reizkonfrontation und Habituation
- Erweiterung des Verhaltensrepertoires

2. Dauer

Besinnungsübung: ca. 5 Min.
Angstbild: ca. 5 Min.
Gespräch mit der Angst: ca. 10 Min.
Lösungsideen entwickeln: ca. 10 Minuten

3. Durchführung und Instruktion

Nach einer kurzen Besinnungsübung malt oder kritzelt das Kind ein Angstbild, mit dem es anschließend einen Dialog über die Angst führt, um schließlich verschiedene Angstbewältigungs- und Lösungsideen zu entwickeln. Diese werden dann im anschließenden Rollenspiel und in der natürlichen Umgebung eingeübt. Die gesamte Übung besteht aus vier Einzelübungen und kann auch über mehrere Sitzungen verteilt werden.

Wörtliche Instruktion

1. Besinnungsübung

Wir suchen heute gemeinsam verschiedene Lösungen für deine Sorgen (Probleme, Ängste, Befürchtungen). Dazu möchte ich dich bitten, dich bequem und aufrecht hinzusetzen, die Füße etwas auseinander und, so gut du kannst, fest auf dem Boden. Lege die Hände auf die Oberschenkel, lehne deinen Rücken gegen die Stuhllehne und schließe nun deine Augen. Vielleicht kannst du das Gewicht deines Körpers auf dem Stuhl spüren und wie deine Brust beim Atmen auf und ab geht, auf und ab in ihrem eigenen Rhythmus. Du spürst, wie deine Hände auf den Oberschenkeln liegen, vielleicht auch die Temperatur deiner Hände und den Stoff deiner Kleidung. Du sitzt hier fest im Stuhl, bequem, sicher und geborgen, und während du hier ganz in Sicherheit bist, kannst du dir gleichzeitig ein Bild von irgendeiner Situation machen, in der du Gefühle wie Angst, Aufregung oder Unsicherheit besonders deutlich gespürt hast. Lass dir ein wenig Zeit, dich an eine Situation der letzten Tage, Wochen oder Monate zu erinnern, in der du dich ängstlich, verunsichert, bedroht, hilflos oder aufgeregt gefühlt hast (1 Min. Pause).

Sieh dich nun in dieser Situation ganz genau um, an welchem Ort befindest du dich, zu welcher Tageszeit, alleine oder mit anderen Menschen? Vielleicht kannst du bestimmte Geräusche hören, Gerüche oder einen Geschmack wahrnehmen, vielleicht kannst du auch sehen, wie du dich in dieser Situation verhältst. Möglicherweise kannst du auch jetzt schon spüren, was du in dieser Situation körperlich empfindest und welche verschiedenen Gefühle mit dieser Situation verbunden sind. Lass dir nun ein wenig Zeit zu sehen, zu hören, zu spüren und zu fühlen, womit die Angst in dieser Situation zusammenhängt (1 Min. Pause).

2. Angstbild
Versuche nun, das Gefühl, das du vielleicht als Angst oder Aufregung bezeichnest, noch deutlicher zu spüren, und wenn du es spürst und siehst, dann kannst du gleich in ein paar Sekunden, wenn du die Augen wieder öffnest, auf das Blatt, das vor dir liegt, mit den Buntstiften ein Kritzelbild von deiner Angst malen. Es muss kein schönes Bild sein, sondern nur ein wenig Angst auf dem Papier, damit wir beide sie noch deutlicher sehen, verstehen und sie vielleicht entkräften können. (Anmerkung: Das Kind malt nun ein Bild und wird immer wieder verstärkt und ermuntert, dass jede Art von Zeichnung, Skizze oder Kritzelbild ganz in Ordnung ist.)

3. Gespräch mit der Angst
Lege dieses Bild auf den Stuhl vor dir und versuche deine Angst genauer kennen zu lernen, indem du mit ihr sprichst. Ich helfe dir dabei. Du kannst z. B. beginnen mit den Worten:

Du bist meine Angst und siehst folgendermaßen aus …
Du kommst immer dann, wenn ich …
Wenn ich folgendes … tue, dann verschwindest du meist, weil…
Ich möchte dir heute folgende Fragen stellen …
Du bist eine ganz normale Angst, weil …
Du bist eine übergroße Angst, weil …

Manchmal hilfst du mir, irgendetwas besser zu verstehen, weil …
oder von jemand anderem besser verstanden zu werden, weil …
oder mich vor unangenehmen Pflichten drücken zu können, und zwar vor folgenden …
meinen Eltern zu zeigen, dass ich auch noch da bin, weil sonst …
oder nichts Unbequemes tun zu müssen, denn …
oder andere auf mich aufmerksam zu machen, weil … usw.

Du hast viele Namen, wie z. B. Aufregung, Hilflosigkeit, Unsicherheit, Sorge, Traurigkeit, Wut usw., ich würde dir noch folgende Namen geben …

Manchmal bist du auch keine Angst, sondern nur eine kribbelige Aufregung vor unbekannten Menschen oder Situationen.
Die Aufregung kommt besonders dann, wenn …
Manchmal erzeuge ich dich einfach auch nur selbst, durch meine Gedanken, weil ich dich schon so gewohnt bin, und zwar in folgenden Momenten …
Mir macht es manchmal auch ein wenig Spaß, das Kribbeln der Angst zu spüren, weil …
Manchmal könnte ich dich auch mit viel Mut überwinden, und zwar … usw.

(Anmerkung: Der Therapeut hilft dem Kind, diese Sätze zu ergänzen oder auf die persönlichen Bedürfnisse umzuformulieren. Anschließend setzt sich das Kind auf den Angststuhl und spielt die Angst, auch verbal mit Mimik und Gestik, und spricht die o. g. Sätze nochmals in Ich-Form aus, z. B. »Ich bin deine Angst, ich sehe folgendermaßen aus« usw.)

4. Lösungsideen entwickeln
In einem weiteren Schritt werden nun gemeinsam Lösungsideen gemalt oder aufgeschrieben, wie z. B.:
- Ich sage Mama immer wenn ich Angst habe und schlucke die Angst nicht hinunter
- Ich denke mir ein paar Angstentkräftungssätze aus, wie z. B. Mut tut gut, Angst ist normal, die Angst ist nur ein Kribbeln im Bauch, usw.
- Ich male meine Angst auf ein Blatt Papier, und dann ist sie schon mal raus
- Ich sehe mir ein Bilderbuch gegen die Angst an
- Ich rufe meinen besten Freund an
- Ich kuschle mich an mein Lieblingskuscheltier und erzähle ihm meine Sorgen
- Ich rufe meine Oma/meinen Opa an und frage, was ich tun soll

4. Mögliche Anschlussübungen
- Selbstbeobachtung von Angstauslösern
- Übung *Das starke Ich*
- Übung *Aktivierungsentspannung*

- Übung *Mein Problemtopf*
- Information *Angstbewältigung*
- Therapiematerial *Gefühlstrostsätze**
- Eltern-Information: *Eine Stunde Elternzeit**
- Übung für Eltern *Dialog mit der Angst* (in Görlitz, 2003 b, Körper und Gefühl in der Psychotherapie – Aufbauübungen)

2.11 Information: Emotionale Störung mit Trennungsangst im Kindesalter (ICD-10 F93.0)

(Betroffene: Kinder frühestens ab ca. 2½ Jahren)

Säuglinge und Vorschulkinder zeigen normalerweise ein bestimmtes Maß an Angst vor realer oder befürchteter Trennung von Menschen, an die sie gebunden sind, üblicherweise die Eltern oder auch andere Familienmitglieder. Ängstliche Reaktionen auf Trennungen von Bezugspersonen sind im Alter bis zu 2½ Jahren normale Entwicklungsphänomene und sind als *Fremdeln* zu verstehen.

Erscheinungsbild

Die behandlungsbedürftige Trennungsangst unterscheidet sich von der normalen Trennungsangst durch einen außergewöhnlichen Schweregrad, einschließlich einer abnormen Dauer über typische Altersstufen hinaus und durch eine Beeinträchtigung sozialer Funktionen. *Schulphobie* oder *Schulverweigerung* beruht oft auf Trennungsangst (allerdings weniger während der Adoleszenz). Bei Mädchen, jüngeren Geschwistern, Einzelkindern und Kindern alleinerziehender Eltern besteht ein erhöhtes Risiko (Prävalenz 3,5 bis 4%)

Diese Diagnose setzt voraus, dass das Kind mindestens zweieinhalb Jahre alt ist, die Furcht vor Trennung den Kern der Angst darstellt und die beschriebenen Erscheinungsformen länger als vier Wochen anhalten.

Bei leichter Störung finden sich Übergangsformen zu ausgeprägtem *Heimweh*, wenn einem Kind z. B. der Antritt einer Klassenfahrt sehr schwer fällt. Bei einer schweren Störung gerät das Kind bereits beim Gedanken an eine mögliche Trennung von den Eltern in Panik und weigert sich, zur Schule zu gehen oder zu Hause allein zu bleiben. Die Kinder leiden häufig unter Bauch-, Brust- und Kopfschmerzen sowie Schlaflosigkeit ohne erkennbare körperliche Ursachen. Im weiteren Verlauf des Kindesalters besteht erhöhte Behandlungsbedürftigkeit wegen ängstlicher und depressiver Symptome.

Diagnostische Leitlinien

1. Unrealistische, vereinnahmende Besorgnis, dass Hauptbezugspersonen etwas zustoßen könnte oder dass sie weggehen und nicht wiederkommen könnten.
2. Unrealistische, vereinnahmende Besorgnis, dass irgendein unglückliches Ereignis das Kind von seiner Hauptbezugsperson trennen werde.
3. Aus Furcht vor der Trennung resultierende, andauernde Abneigung oder Weigerung, die Schule zu besuchen.
4. Anhaltende Abneigung oder Weigerung, ins Bett zu gehen, ohne dass eine Hauptbezugsperson dabei oder in der Nähe ist.
5. Anhaltende, unangemessene Furcht, allein oder tagsüber ohne Hauptbezugsperson zu Hause zu sein.
6. Wiederholte Albträume über Trennung.
7. Wiederholtes Auftreten somatischer Symptome (wie Übelkeit, Bauchschmerzen, Kopfschmerzen oder Erbrechen) bei Trennung von einer Hauptbezugsperson sowie beim Verlassen des Hauses, um in die Schule zu gehen.
8. Extremes, wiederkehrendes Unglücklichsein (z. B. Angst, Schreien, Wutausbrüche, sozialer Rückzug) in Erwartung von, während oder unmittelbar nach der Trennung von einer Hauptbezugsperson. (ICD-10, 2000)

Die *Trennung von einer Hauptbezugsperson* stellt das gemeinsame Element der verschiedenen angstauslösenden Situationen dar.

Therapieziele und Behandlungsplan

Bei *noch nicht verfestigten Störungen mit Trennungsangst* (z.B. beim Schuleintritt) bewähren sich folgende kurze Interventionen:

1. *Abbau von Vermeidung* angstauslösender Situationen
2. *Systematische Verstärkung* von erwünschtem Verhalten und gleichzeitiges Ignorieren von problematischem Verhalten wie Weinen und klammerndem Verhalten.

Bei *länger anhaltenden Störungen mit Trennungsangst* ist ein graduelles Vorgehen nach dem Muster der systematischen Desensibilisierung in vivo mit intensiver Elternanleitung angebracht mit folgenden Interventionen:

1. Aufstellen einer *Angsthierarchie*
2. *Verstärkerprogramm* (Einführung positiver Anreize und Konsequenzen)
3. *Videounterstützte Rollenspiele* zur Einübung angemessener Eltern-Kind-Interaktionsformen, insbesondere auch bei besonders überbehütenden Eltern
4. *Selbstbeobachtungs- und Selbstinstruktionsmethoden* (z.B. hilfreiche Bewältigungsgedanken, Gedankenstopp, Selbstinstruktionssätze, etwa ab dem 10. Lebensjahr)
5. *Atem- und Entspannungsübungen*
6. *Soziales Kompetenztraining* (falls Defizite bestehen)

Je nach eigenen traumatischen lebensgeschichtlichen Erfahrungen der Eltern kann es erforderlich sein, die Eltern intensiver einzubeziehen oder ihnen Eigentherapie zu empfehlen (s. Sarimski, 2001)

Erlebnisorientierte Übungen

- *Mut tut gut*
- *Was ich alles kann*
- *Mein innerer Helfer*
- *Familie in Tieren*
- *Kräfte messen**
- *Das starke Ich*
- *Blick auf das Positive**
- *Information: Eine Stunde Elternzeit** *usw.*

2.12 Information: Soziale Ängste

Störung mit sozialer Ängstlichkeit des Kindesalters (ICD-10 F93.2)
(vor dem 6. Lebensjahr beginnende Furcht vor Fremden)
Soziale Phobie (ICD-10 F40.1)
(Betroffene: Jugendliche ca. ab dem 13.–16. Lebensjahr)

Das sog. *»Fremdeln«* um den 8. Lebensmonat, *Schüchternheit* und soziale Unsicherheit in neuen, fremden Situationen gehören zur normalen, gesunden Entwicklung eines jeden Kindes. Jeder kennt auch Situationen aus der Schulzeit, wie z. B. ein »Referat vor der Klasse« zu halten oder die Erwartung des Treffens mit einem umschwärmten Mädchen/Jungen, in denen der Körper mit Herzklopfen, Schweißausbrüchen, weichen Knien, Zittern in der Stimme und einem Kribbeln im Magen reagiert. Viele Ängste im Kindes- und Jugendalter sind entwicklungsbedingt und normal.

Erscheinungsbild

Bei der *Störung mit sozialer Ängstlichkeit im Kindesalter* besteht ein Misstrauen gegenüber Fremden und soziale Besorgnis und Angst in neuen, fremden oder sozial bedrohlichen Situationen. Diese Kategorie sollte nur verwendet werden, wenn solche Ängste in der frühen Kindheit auftreten, ungewöhnlich stark ausgeprägt sind und zu deutlichen Problemen in der sozialen Funktionsfähigkeit führen (ICD-10-GM, 2004).
Soziale Phobien beginnen oft in der Jugendzeit. Die Ängste drehen sich vor allem um die unangemessene Furcht vor prüfender Betrachtung durch andere Menschen in verhältnismäßig kleinen Gruppen und führen häufig dazu, dass soziale Situationen vermieden werden. Die sozialen Ängste kreisen um die Furcht, sich zu blamieren, zu versagen, sich lächerlich zu machen. Die Ängste können klar abgegrenzt sein und beispielsweise auf Essen oder Sprechen in der Öffentlichkeit oder Treffen mit dem anderen Geschlecht beschränkt sein. Auch die Angst, in der Öffentlichkeit zu erbrechen, kommt vor. Soziale Phobien sind in der Regel mit einem niedrigen Selbstwertgefühl und Furcht vor Kritik verbunden. Sie können sich

in Beschwerden wie Erröten, Schwitzen, Händezittern, Übelkeit oder Drang zum Wasserlassen äußern. Dabei meint der Patient manchmal fälschlicherweise, dass eine dieser sekundären Erscheinungen seiner Angst das eigentliche Problem sei.
Für Kinder und Jugendliche bedeutet das Auftreten einer Sozialen Phobie meist ein deutliches Entwicklungshindernis mit schweren seelischen Belastungen, die unbehandelt auch über das weitere Leben anhalten können. In extremen Fällen kann umfangreiches Vermeidungsverhalten sozialer Situationen zu vollständiger sozialer Isolierung führen. Von ihren Lehrern werden diese Kinder als weniger fröhlich empfunden als Gleichaltrige, sie fühlen sich meist einsamer und sind insgesamt auch in anderen Bereichen ängstlicher (s. Warnke 2001).

Diagnostische Leitlinien

Für eine eindeutige Diagnose müssen alle Kriterien erfüllt sein:
1. Die psychischen, Verhaltens- oder vegetativen Symptome müssen primäre Manifestation der Angst sein und nicht auf anderen Symptomen wie Wahn und Zwangsgedanken beruhen.
2. Die Angst muss auf bestimmte soziale Situationen beschränkt sein oder darin überwiegen.
3. Die phobische Situation wird nach Möglichkeit vermieden.

Therapieziele und Behandlungsplan

Vorschulkinder und Kinder mit massiven sozialen Ängsten profitieren eher von einer Einzeltherapie. Bei Kindern im Schulalter und leichteren Formen der sozialen Angst bietet auch ein Gruppentraining für das gehemmte Kind ein reales und zugleich geschütztes Übungsfeld. Die Behandlung verfolgt zwei *Ziele* meist gleichzeitig:
1. *Abbau der sozialen Ängste und des Vermeidungsverhaltens* einschließlich der angstvergrößernden Gedanken.
2. *Aufbau sozialer Kompetenzen* und Erweiterung des eigenen Verhaltensspielraums (Verhaltensrepertoire).

Diese Ziele werden in der Regel mit folgenden *Methoden* verfolgt:

1. *Angstinformation* und Angstanalyse
2. Erstellen einer *Angsthierarchie*
3. *Kognitive Angstbewältigung* (kognitive Umstrukturierung) – Aufbau hilfreicher Gedanken als Gegengewicht zu angstvergrößernden Gedanken
4. *Selbstbeobachtungs-* und Selbstinstruktionsmethoden
5. Lösungsorientierte *Rollenspiele*
6. *Soziales Kompetenztraining* – Einübung sozialer Fertigkeiten wie z. B.:
   - Gespräche beginnen, aufrechterhalten und beenden,
   - Kontakte herstellen, auf Kontaktangebote anderer reagieren, unerwünschte Kontakte beenden,
   - Widerspruch angemessen äußern und Neinsagen,
   - Kritik und Lob äußern und auch angemessen auf Kritik und Komplimente reagieren,
   - um einen Gefallen bitten,
   - Gefühle offen zeigen,
   - sich entschuldigen und
   - Schwächen und Fehler eingestehen.
7. Einbeziehung der *Bezugspersonen* – Eltern als Cotherapeuten
8. *Modelllernen*
9. Förderung von *Autonomie* und Selbstständigkeit
10. *Reizkonfrontationstraining* in vivo (Angstexposition)
11. Therapeutische *Übungsaufgaben* zwischen den Sitzungen

(s. Görlitz, 1994 a; Joormann & Unnewehr, 2002; Junge et al., 2002)

Erlebnisorientierte Übungen

- *Mein Problemtopf*
- *Das starke Ich*
- *Selbstsicherheitsübungen*
- *Das große und das kleine NEIN*
- *Mein innerer Helfer*
- *Mut tut gut*
- *Grenze wahren*
- *Freundlichkeitsgesten**
- *Katastrophengedanken entkräften* usw.*

2.13 Information: Zwangsstörung (ICD-10 F42)
(Betroffene: Kinder ab ca. dem 11. Lebensjahr und Jugendliche)

Zwänge sind oft mit beschämenden Inhalten (aggressiven, sexuellen usw.) verbunden und können anfangs, v. a. auch außerhalb der Familie, verborgen werden. Der Krankheitsbeginn einer Zwangsstörung liegt meist in der Kindheit oder im frühen Erwachsenenalter. Es besteht eine enge Verbindung zwischen Zwangssymptomen, insbesondere Zwangsgedanken, und Depression.

Erscheinungsbild

Patienten mit Zwangsstörungen benutzen in der Regel zwei *Vermeidungsstrategien*:
1. *Passive Vermeidung:* die Vermeidung der angst- oder zwangsauslösenden Situationen
2. *Aktive Vermeidung:* der Versuch, durch Zwangshandlungen die befürchtete künftige Katastrophe zu verhindern

Die meisten Zwangskranken weisen sowohl Symptome von häufig wiederkehrenden Zwangshandlungen auf als auch von sich wiederholenden, quälenden Zwangsgedanken.

Zwangsgedanken
Zwangsgedanken sind Ideen, Vorstellungen oder Impulse, die den Patienten immer wieder stereotyp beschäftigen. Sie sind fast immer quälend. Erfolglos versucht die betroffene Person, Widerstand zu leisten. Zwangsgedanken werden als eigene Gedanken erlebt, selbst wenn sie als unwillkürlich und häufig abstoßend empfunden werden. Eine Frau kann beispielsweise von der Furcht gequält werden, dem Impuls, ihr geliebtes Kind zu töten, nicht mehr widerstehen zu können.
Zwangsgedanken werden meist durch spezifische Hinweisreize (z. B. Berühren des Toilettendeckels) ausgelöst. Sie beinhalten die Befürchtungen katastrophaler Konsequenzen (»Wenn ich den Toilettendeckel berühre, dann ist mein ganzer Körper verschmutzt und verseucht«). Die dadurch ausgelösten Ängste und inneren Spannungsgefühle werden durch Zwangshandlungen (z. B. fünfmal

Händewaschen) vermindert. Dies führt zu einer Angst- und Spannungsreduktion, die als *negative Verstärkung* der Zwangshandlung wirkt. Zusätzlich kann sich durch die fehlende Realitätstestung (ob die Befürchtung der totalen Verseuchung tatsächlich eintritt) die künftige Intensität oder Häufigkeit von Zwangsgedanken und Zwangshandlungen verfestigen, erhöhen und schließlich – ohne Behandlung – zu einer Chronifizierung der Zwangserkrankung führen.

Zwangshandlungen

Zwangshandlungen oder -rituale sind ständig wiederholte Stereotypien. Sie werden weder als angenehm empfunden, noch dienen sie dazu, an sich nützliche Aufgaben zu erfüllen. Die Patienten erleben sie oft als Vorbeugung gegen ein objektiv unwahrscheinliches Ereignis, das ihnen Schaden bringen oder bei dem sie selbst Unheil anrichten könnten. Im Allgemeinen, wenn auch nicht immer, wird dieses Verhalten von der betroffenen Person als sinnlos und ineffektiv erlebt. Sie versucht immer wieder, dagegen anzugehen. Vegetative Angstsymptome und quälende innere Anspannung sind häufig vorhanden. Die meisten Zwangshandlungen beziehen sich auf *Reinlichkeit*, übertriebene *Ordnung* und *Sauberkeit* oder wiederholte *Kontrollen*, die eine möglicherweise *gefährliche Situation verhindern* sollen. Das Ritual, das täglich bis zu mehreren Stunden ausgeführt werden kann, ist ein wirkungsloser, symbolischer Versuch, diese Gefahren abzuwenden.

Diagnostische Leitlinien

Für eine eindeutige Diagnose sollen wenigstens zwei Wochen lang an den meisten Tagen Zwangsgedanken oder -handlungen oder beides nachweisbar sein; sie müssen quälend sein oder die normalen Aktivitäten stören. Die Zwangssymptome müssen folgende Merkmale aufweisen:

1. Sie müssen als eigene Gedanken oder Impulse für den Patienten erkennbar sein.
2. Wenigstens einem Gedanken oder einer Handlung muss noch, wenn auch erfolglos, Widerstand geleistet werden, selbst wenn sich der Patient gegen andere nicht länger wehrt.

3. Der Gedanke oder die Handlungsausführung dürfen nicht an sich angenehm sein (einfache Erleichterung von Spannung und Angst wird nicht als angenehm in diesem Sinn betrachtet)
4. Die Gedanken, Vorstellungen oder Impulse müssen sich in unangenehmer Weise wiederholen (ICD-10, 2000).

Therapieziele und Behandlungsplan

Durch eine ausreichend lange Konfrontation mit den angst- und zwangsauslösenden Reizen lässt sich die Angst vermindern. Der Patient gewöhnt sich an diese Situation, und seine Ängste gehen schrittweise zurück *(Habituation)*. Gleichzeitig wird die Ausführung von Zwangshandlungen verhindert *(Reaktionsverhinderung)*. Die Behandlung kann gestuft erfolgen *(graduierte Konfrontation)*, oder der Patient setzt sich sofort den intensivsten Reizen aus *(Reizüberflutung; Flooding)*. Bei Kindern und jüngeren Jugendlichen wird das gestufte Vorgehen bevorzugt, da hier die psychische Belastung geringer ist. Die Behandlung beinhaltet folgende wesentliche Schritte:

1. *Familienzentrierte Interventionen* zur Veränderung familiärer Bedingungen, die zur Aufrechterhaltung der Symptomatik beitragen. Hierzu zählen folgende Interventionen:
   - Familieninteraktionssitzungen, bei denen die Zwangsstörung und ihre Auswirkungen auf die Familie thematisiert wird, ebenso wie Erfahrungen bisheriger Bewältigungsversuche in der Familie
   - Information zur Störung und Erarbeitung eines individuellen Behandlungsplans
   - Bearbeitung von familiären Konflikten, die möglicherweise zur Aufrechterhaltung der Zwangssymptomatik beitragen
   - Analyse möglicher perfektionistischer und zwanghafter Tendenzen oder möglicher Zwangsstörungen bei den Eltern
   - Schriftliche Selbst- und Fremdbeobachtung der Symptomatik durch den Patienten und die Bezugspersonen
   - Verringerung der elterlichen Unterstützung und Zuwendung bei Zwangshandlungen und Vermeidung zwangsauslösender Situationen

- Positive Verstärkung von therapeutisch vereinbarten Bewältigungsschritten des Patienten (z. B. Reduzierung des Händewaschens) und von Symptomreduktion (vgl. Döpfner, 2001).

2. *Kognitive Therapie*
   - Behutsame Exploration verheimlichter Zwangsgedanken z. B. mit Hilfe eines verschließbaren Tagebuchs
   - Analyse dysfunktionaler Überzeugungen, z. B. mit der *Zwei-Spalten-Technik**
   - Vier-Schritte-Methode (s. Schwartz, 1999)
3. *Aufbau von symptomunabhängiger Zuwendung durch die Eltern*
4. *Aufbau von Verstärkern und Aktivitäten*
5. *Konfrontationsbehandlung und Reaktionsverhinderung*
   - Überprüfung der Voraussetzungen für eine Expositionsbehandlung
   - Entscheidung über die Einbeziehung der Eltern in die Expositionsbehandlung
   - Aufbau einer therapeutischen Beziehung zum Patienten
   - Entwicklung einer Angst- und Zwangs-Hierarchie
   - Behandlungsvertrag
   - Durchführung der Exposition in Anwesenheit des Therapeuten
   - Exposition ohne Anwesenheit des Therapeuten
   - Reaktionsverhinderung im natürlichen Umfeld

   Bei *graduierter Konfrontationsbehandlung* ist die psychische Belastung für den Patienten geringer. Die Konfrontationsbehandlung kann entweder auf der Vorstellungsebene (in sensu) oder in der natürlichen Umgebung (in vivo – wirkungsvollere Methode) durchgeführt werden. Bei Zwangsgedanken, die um katastrophale Folgen (Tod, Vergiftung) kreisen, hat sich die Kombination beider Methoden als wirkungsvoll erwiesen (s. Döpfner, 2001).
6. *Medikamentöse Behandlung*

   Bei der häufig notwendigen *medikamentösen Behandlung* werden Antidepressiva, wie z. B. *Clomipramin* und *Fluvoxamin*, die selektiv auf das serotonerge System einwirken, gegeben. Die Dosis von Clomipramin und Fluvoxamin beträgt für ältere Jugendliche und Erwachsene maximal 300 mg pro Tag, von *Fluo-*

xetin und *Paroxetin* bis zu 60 mg pro Tag. Die Dosis für *Sertalin* bis zu 200 mg. Die Dosis wird langsam erhöht. Nachdem der Patient acht Wochen auf eine optimale Dosis eingestellt ist, wird der Effekt evaluiert. Nach Absetzen des Medikaments zeigen sich jedoch relativ hohe Rückfallraten (Emmelkamp und v. Oppen, 2000, S. 61).

Erlebnisorientierte Übungen

- *Den Zwang besiegen*
- *Mein Problemtopf*
- *Das starke Ich*
- *Gefühlsbesinnung*
- *Familiensoziogramm**
- *Katastrophengedanken entkräften**
- *Familienkonferenz** usw.

2.14 **Übung:** Den Zwang besiegen

(für Kinder ab ca. 11 Jahren, Jugendliche und zur Elternanleitung)

1. Ziele der Übung

- Information über Zwangsbehandlung
- Einführung zur Reizkonfrontation und Reaktionsverhinderung
- Kognitive Umstrukturierung
- Distanzierung vom Zwang

2. Dauer

Klebrige Gedanken: ca. 10 Min.
Information über Zwänge: ca. 5 Min.
Zwangsleiter: ca. 10 Min.
Mit Mut der Scham begegnen: ca. 10 Min.
Unlogische/logische Gedanken: ca. 15 Min.
Vier-Schritte-Methode: ca.10 Min.
Klebrige Gedanken abspeichern: ca. 15 Min.
Ball-Spiel: ca. 10 Min.
Reizkonfrontation in sensu: ca. 10–30 Min.

3. Durchführung und Instruktion

Diese Übung besteht aus neun Einzelübungen, welche auf fünf bis zehn oder mehr Therapiesitzungen verteilt werden können. Zwänge und Zwangsgedanken werden als »klebrige Gedanken« bezeichnet, auf Klebezetteln gesammelt und aufgeklebt, in ein Mutbuch geschrieben und in der Mutkassette verschlossen. Zur Distanzierung werden die Zwangsgedanken auf eine Diskette abgespeichert auf eine Audio-Kassette gesprochen sowie für ein Spiel auf Tischtennisbälle geschrieben. Es erfolgt eine allgemeine Information über die Behandlung von Zwängen, eventuell auch in Anwesenheit der Eltern. Verschiedene kognitive Methoden werden eingeübt. Danach wird eine Übung zur Reizkonfrontation und Reaktionsverhinderung in sensu durchgeführt als Vorbereitung für In-vivo-Übungen.

Wörtliche Instruktion

1. Klebrige Gedanken

Du leidest unter bestimmten Gedanken oder Handlungen, die du häufig wiederholen musst, um irgendetwas zu verhindern, was dir Angst, innere Unruhe oder andere unangenehme Gefühle macht. Da du fürchtest, dich z. B. zu beschmutzen oder anzustecken, meidest du verschiedene Situationen, wie das Berühren von Türklinken, Geldstücken, Zeitungen usw. (Anmerkung: hier auf die spezielle Situation des Kindes eingehen). Diese komischen Gedanken und Gefühle hat jeder Mensch ab und zu. Es gibt aber einige Menschen, bei denen diese Gedanken nicht einfach nur kommen und gehen, sondern sie bleiben irgendwie kleben. Man nennt sie Zwangsgedanken. Wir nennen sie auch klebrige Gedanken. Hier habe ich einige Klebezettel. Schreibe deine klebrigen Gedanken kurz auf diese Klebe-Zettel, die wir dann hier an die Wand kleben. Du weißt, dass es auch Notizzettel gibt, die nicht kleben. Sie würden einfach von der Wand abfallen, sich verflüchtigen. Deine Gedanken und Zettel sind aber noch klebrig, sie bleiben noch in deinem Kopf und an der Wand kleben. (Anmerkung: Falls das Kind keine Zwangsgedanken formulieren kann, schreibt der Therapeut einige beispielhafte Gedanken auf wie: *wenn ich mir nicht die Hände wasche, dann bekomme ich eine schlimme Krankheit; wenn ich nicht fünfmal bis drei zähle, dann passiert meiner Mutter etwas usw.*)

2. *Information für Kinder und Jugendliche: Behandlung von Zwängen*

Du hast entdeckt, dass du vermeiden kannst, ängstlich zu werden oder in Unruhe zu geraten, wenn du bestimmten Berührungen, Situationen oder Gedanken ausweichst oder danach z. B. ausgiebig deine Hände wäschst oder zählst oder ein anderes Ritual ausführst. Hast du diese Gegenstände berührt, so spürst du eine starke Anspannung und fühlst einen sehr starken Drang, dein Ritual auszuführen (dich z. B. gründlich zu waschen). Wenn du diesem Drang nachgibst, weil du die Erfahrung gemacht hast, dass dann die Spannung nachlässt (wenn du dich z. B. wäschst), kannst du nie lernen, deine Zwänge abzubauen. Du kannst so auch nicht erfahren, dass die Furcht abnimmt, wenn du diesem Drang nicht nachgeben würdest.

Deine Furcht nimmt jedoch von selbst langsam aber sicher ab, wenn du z. B. diese Gegenstände berührst, das Gefühl, dich angesteckt zu haben, aushältst, und wenn du dich dann nicht wäschst. Die Behandlung besteht deshalb darin, das Unterlassen des Waschens (oder einer anderen Gewohnheit) zu üben.

Dies wird nicht einfach sein, da meist am Anfang die Spannung stark zunimmt und manchmal für dich sogar unerträglich erscheinen mag. Aber wenn du durchhältst, wird die Spannung nach einiger Zeit von selbst abnehmen. Das wird etwa 90 bis 120 Minuten dauern, manchmal auch etwas kürzer oder länger. Wir werden natürlich nicht gleich mit den schwierigsten Aufgaben beginnen. Sondern wir beginnen mit Situationen, die dir auch jetzt schon ab und zu gelingen oder nur wenig Spannung hervorrufen. Erst wenn diese Aufgaben bewältigt sind, d. h., wenn du bestimmte Situationen spannungsfrei ertragen kannst, ohne dir nachher die Hände waschen zu müssen (oder andere Rituale auszuüben), gehen wir zur nächsten Situation über, die noch etwas schwieriger ist. Du wirst dann bemerken, dass dein Selbstvertrauen im Laufe der Behandlung langsam aber sicher zunehmen wird. Die Behandlung läuft also darauf hinaus, dass du Situationen übst, die du im Augenblick noch vermeidest und dass du dich anschließend nicht mehr wäschst oder reinigst oder irgendein anderes Ritual ausübst. Am Ende dieser Behandlung steht das lohnende Ziel, dass du dich hoffentlich bald wieder mit erfreulichen Gedanken und Tätigkeiten beschäftigen kannst (modifiziert für die Kindertherapie nach Emmelkamp & van Oppen, 2000).

Bevor wir nun beginnen, auf unserem Weg zum Ziel »den Zwang zu besiegen« weiterzuarbeiten, möchte ich dir noch einiges über Zwänge und ihre Behandlung erklären. (Anmerkung: Der Text kann dem Kind auch zum Mitlesen und zur Weitergabe an die Eltern ausgehändigt werden.)

3. Zwangsleiter

Die nächsten Schritte, die wir jetzt tun, um den Zwang zu besiegen, bestehen im langsamen Hochklettern auf einer Angst- bzw. Zwangsleiter (s. Angstleiter S. 91). Man nennt das auch »Erstellen einer Hierarchie deiner Zwänge«. Hier siehst du eine Leiter mit 10 Sprossen. Ganz unten ist der Schwierigkeitsgrad 0. Das bedeutet, das kann ich tun, anfassen oder unterlassen, ohne innere Spannungsgefühle oder Angst zu verspüren. Die erste Sprosse liegt bei 1. Diese bedeutet eine winzige innere Spannung, die ebenso wie 2 und 3 mit einiger Überwindung noch auszuhalten ist. 4, 5 und 6 kosten immer mehr Überwindung, und 7 bis 10 erzeugen heftige unangenehme Gefühle. Auf der obersten Sprosse mit dem Schwierigkeitsgrad 10 trägst du die für dich allerschwierigste Situation im Zusammenhang mit deinen Zwängen ein.

Erzähle mir mal alle deine Zwänge, und ich trage dann deine damit verbundenen Ängste in die *Angstleiter* ein, wie z. B.

- Schultasche nur einmal einräumen und nicht kontrollieren = 3
- nach dem Gang zur Toilette nur einmal die Hände waschen (statt siebenmal) = 6
- nach der Schule die Schulkleidung anbehalten und mich damit auf mein Bett legen = 8 usw.

4. Mit Mut der Scham begegnen

Wissenschaftler, die sich mit wirksamen Behandlungsmethoden für zwangskranke Kinder, Jugendliche und Erwachsene beschäftigen, haben herausgefunden, dass nahezu alle Betroffenen sich mit klebrigen Gedanken quälen, die auch sehr peinlich oder beschämend sein können. Die meisten trauen sich dies nicht einmal ihrem Therapeuten zu sagen, obwohl er ihnen dann vielleicht noch besser helfen könnte.

Damit du heute diese Gedanken noch nicht alle aussprechen musst, habe ich für dich hier eine Mutkassette. In dieser Mutkassette, die du verschließen kannst, liegt ein kleines Mutbuch. Ich lasse dich damit und mit deinem persönlichen Mut jetzt ein paar Minuten allein, und du kannst in dieser Zeit – ganz für dich allein – beginnen, deine schwierigsten Gedanken und Befürchtungen aufzuschreiben. Dann verschließt du die Kassette wieder und holst mich, wenn der Wecker klingelt, wieder rein. Du kannst dann ganz alleine entscheiden, wie lange diese Gedanken in der Kassette bleiben sollen. Vielleicht willst du mir heute schon einen peinlichen Gedanken erzählen. Jedenfalls werden wir diese Gedanken nach jeder Sitzung wegsperren, du kannst den Schlüssel mitnehmen und die Kassette hier lassen, damit du die Gedanken nicht mit nach draußen nehmen musst.

5. *Unlogische (dysfunktionale) in logische (funktionale) Gedanken verwandeln:*

Bei Zwangserkrankungen gibt es fünf Arten von unlogischen (dysfunktionalen) Überzeugungen, mit denen sich dein Kopf und deine Gedanken in der Regel quälen müssen.

1. *Überschätzung der Bedeutung* der Zwangsgedanken (z. B.: »Wenn ich schlechte Dinge denke, dann bedeutet es, dass ich ein schlechter Mensch bin«).
2. *Überschätzung der Wahrscheinlichkeit* (z. B.: »Wenn ich die Tür nicht abschließe, wird eingebrochen und das Haus leer geräumt werden«).
3. *Überschätzung der eigenen Verantwortung* (z. B.: »Wenn ein Stück Glas in meiner Hand liegt, dann bin ich schuld, wenn sich jemand verletzt«).
4. *Bedürfnis nach Perfektion* (z. B.: »Wenn ich nicht ganz genau weiß, was ich gelesen habe, werde ich bei meinem Examen durchfallen«).
5. *Falsches Einschätzen der Konsequenzen der Angst* (z. B.: »Wenn ich angespannt bin, kann ich nicht schlafen, und wenn ich nicht schlafe, dann habe ich mich am nächsten Tag nicht mehr unter Kontrolle«) (nach Emmelkamp & v. Oppen, 2000, S. 20)

Hierzu machen wir gleich eine kleine Übung. Ich sage dir irgendeinen klebrigen, unlogischen Gedanken, und du sagst mir, zu welcher dieser fünf Arten dein Gedanke gehört. Danach werden wir aus den unlogischen logische Gedanken machen.

6. *Vier-Schritte-Methode*
Neue Erkenntnisse über biologische Vorgänge von Zwangsgedanken im Gehirn kannst du dafür einsetzen, Kontrolle über diese Gedanken und Zwangshandlungen zu bekommen. Durch die Vier-Schritte-Methode kannst du deine Fähigkeiten stärken, deine Zwänge allmählich zu besiegen und mit den unangenehmen Gefühlen besser fertig werden. Diese Methode stammt von einem amerikanischen Professor, Herrn Schwartz (1999), der nach mehr als zehn Jahren Forschungsarbeit ein Programm zur Selbstbehandlung von Zwangsstörungen entwickelte. Ich gebe dir zunächst einen Text, den du versuchst auswendig zu lernen. Anschließend sprechen wir über die Bedeutung der einzelnen Schritte für deine Zwangsstörung:

1. Schritt: **Neu benennen**
Erkenne, dass die aufdringlichen Gedanken- und Handlungszwänge die **Folge einer Zwangsstörung** sind.

2. Schritt: **Neu zuordnen**
Mach dir klar, dass die Intensität und Aufdringlichkeit dieser Gedanken und Triebe von Zwangsstörungen verursacht sind, die höchstwahrscheinlich mit einem **biochemischen Ungleichgewicht im Gehirn** zusammenhängen.

3. Schritt: **Neu einstellen**
Arbeite dich um die Zwangsvorstellung herum, indem du deine Aufmerksamkeit wenigstens ein paar Minuten lang auf etwas anderes richtest. **Wende dich einem anderen Verhalten zu.**

4. Schritt: **Neu bewerten**
Nimm die Zwangsvorstellung nicht für bare Münze. Sie ist **ohne eigentliche Bedeutung** (nach Schwartz, 1999, S. 351– 352).

Mach dir bewusst, das sind nur klebrige Gedanken, nicht die Wirklichkeit!

Wenn du diese vier Schritte auswendig gelernt hast, dann können wir jetzt darüber sprechen und aufschreiben, was sie ganz persönlich für dich bedeuten. Versuche es erst einmal selbst, ich helfe dir dann weiter.

7. *Klebrige Gedanken abspeichern*
Du weißt inzwischen, dass deine klebrigen Gedanken **ohne eigentliche Bedeutung** sind. Deshalb möchte ich dir jetzt den Vorschlag machen, dass wir diese klebrigen Gedanken irgendwo abspeichern, damit du ein wenig Abstand bekommst:

- du kannst sie in deinem Computer, auf einer Diskette oder CD abspeichern;
- oder du kannst ein Bild malen, wie du diese Gedanken möglichst so abspeicherst, dass sie dich nicht mehr belästigen;
- anschließend sprichst du deine Gedanken auf eine Audio-Kassette und speicherst sie sprachlich auf dieser Kassette ab. Wir können uns dies dann zusammen anhören. Ich bin gespannt, welche Wirkung das auf dich hat.

8. *Ball-Spiel*
Heute spielen wir ein wenig mit deinen Zwängen. Hier habe ich ein paar Tischtennisbälle. Auf jeden dieser Bälle schreibst du mit Filzstift einen Zwangsgedanken. Wie viele brauchen wir? Wir üben zunächst die Vier-Schritte-Methode. Du wirfst mir einen Zwangsgedanken zu und sagst mir den Schritt (Nr. 1 bis 4), mit welchem du dich von der Qual dieses Zwangsgedankens befreist. Wenn du meine Unterstützung brauchst, dann helfe ich dir dabei ein wenig. Für jeden Treffer bekommst du einen roten Klebepunkt auf deine Hand (ein Gummibärchen, einen Chip usw.). Wenn du fünf (oder zehn) Klebepunkte hast, dann kannst du sie am Ende der Stunde für ein Spiel eintauschen.
Nun legen wir die Bälle auf einen Stuhl. Deinen Stuhl stellen wir dem unlogischen Zwangsgedanken-Stuhl gegenüber. Du nimmst immer einen Ball in die Hand und tust so, als wärst du von diesem unlogischen Zwangsgedanken völlig überzeugt. Dann schaltest du deinen Verstand, deine Logik ein und setzt dich auf den Logik-Stuhl gegenüber und bringst so viele logische Gegenargumente, dass der

unlogische Gedanke gar keine Chance mehr hat. Wenn du überzeugend warst, dann bekommst du ebenfalls einen Punkt.

9. *Reizkonfrontation in sensu*
Nachdem du jetzt das nötige Handwerkszeug hast, um dich mit deinen Zwängen auch direkt auseinander setzen zu können, steigen wir auf Stufe 1 bis 3 deiner Angstleiter, zunächst in der Vorstellung. Setze dich bequem hin, schließe deine Augen und spüre, wie fest deine Füße hier auf dem Boden stehen und wie du das Gewicht deines Körpers auf dem Stuhl spüren kannst. Stelle dir nun die Situation auf der Stufe 1 vor (z. B. ich lasse meinen Füller schräg auf dem Schreibtisch liegen, ohne ihn zurechtzurücken). Beobachte deine Angst- oder Zwangsgedanken, halte die Anspannung aus, ohne dem Zwangsgedanken oder der Zwangshandlung nachzugeben, und wende die Vier-Schritte-Methode laut an. Wie hoch ist dein Angstwert auf der Zwangsleiter jetzt? (Anmerkung: Die Vorstellung wird so häufig wiederholt, bis die Anspannung mindestens um einen Punkt zurückgeht.)
Wiederhole bis zur nächsten Sitzung diese Methode möglichst häufig und vielleicht gelingt es dir ja auch schon in der einen oder anderen Situation, den Zwang zu besiegen.

4. Mögliche Anschlussübungen

- Zeichnerische Darstellung der »klebrigen« Gedanken
- Aushändigen einer *Selbstbeobachtungsliste*
- Übung: *Was ich alles kann*
- Führen eines Tagebuchs über Zwangsgedanken
- Reizkonfrontation in vivo, beim Hausbesuch
- Darstellung des Zwangs mit weiteren kreativen Mitteln
- Übung *Mein geheimer Ort*
- Therapiematerial *Zwei-Spalten-Technik**
- Anleitung der Eltern und anderer Bezugspersonen

2.15 Information: Essstörungen (ICD-10 F50) (Betroffene: Kinder frühestens ab dem 10. Lebensjahr und Jugendliche)

Unter dem Begriff Essstörungen werden v. a. die beiden Syndrome Anorexia nervosa (Magersucht) und Bulimia nervosa (Ess-Brechsucht) verstanden. Die *Anorexie* tritt bei 1% der 12- bis 20-Jährigen (überwiegend Mädchen und junge Frauen) auf, die *Bulimie* bei 0,5 bis 3 % der Frauen im Alter zwischen 17 und 35 Jahren, selten bei Kindern unter 14 Jahren. »Ausgelöst werden Essstörungen oft dann, wenn erhöhte Autonomie- und Anpassungsanforderungen auf den Jugendlichen zukommen. Diese Situationen können als Krisen des Jugendalters beschrieben werden (unvertraute Lebenssituationen, neue Leistungsanforderungen, Trennungs- und Verlusterlebnisse, Gewichtsveränderungen durch Wachstum in der Pubertät, sportliche Betätigung, Krankheiten, der Beginn einer Reduktionsdiät oder Auslandsaufenthalte« (Böse & Geissner, 2001).

Mögliche Entstehungsbedingungen von Essstörungen

Folgende Faktoren begünstigen das Auftreten:
1. Das soziokulturell vorgegebene Schlankheitsideal
2. Probleme im Familiensystem
3. Irrationale kognitive Schemata
4. Biologische Faktoren
5. Lernerfahrungen mit Nahrungsaufnahme
6. Kritische Lebenssituationen

Aufrechterhaltende Faktoren

Folgende Konsequenzen halten die Essstörung häufig aufrecht:
1. Symptome wie Zentriertheit auf Figur und Gewicht
2. Biologische Konsequenzen wie Neurotransmitterstörungen, metabolische und endokrine Störungen, Erniedrigungen des Energiebedarfs, Pseudoatrophie des Gehirns, gastrointestinale Störungen
3. Psychosoziale Konsequenzen wie soziale Isolation, affektive Labilität, kognitive Beeinträchtigung, ständige gedankliche Beschäftigung mit Nahrungsaufnahme (s. Laessle et al., 1996)

Magersucht (Anorexia nervosa ICD-10 F50.0)

Erscheinungsbild

Die Magersucht ist durch einen absichtlich selbst herbeigeführten oder aufrechterhaltenen Gewichtsverlust charakterisiert. Die Störung tritt am häufigsten bei heranwachsenden Mädchen auf und geht von einem Zusammenspiel biologischer, sozialer und kultureller Faktoren aus sowie auch unspezifischer psychologischer Mechanismen und der Verletzlichkeit (Vulnerabilität) der Persönlichkeit. Mit der Erkrankung ist eine Unterernährung unterschiedlichen Schweregrades verbunden, die zusätzlich auch zu körperlichen Funktionsstörungen führt. Die Krankheit ist mit einer spezifischen Psychopathologie verbunden, wobei die Angst vor einem dicken Körper als eine tief verwurzelte überwertige Idee besteht und die Betroffenen für sich eine sehr niedrige Gewichtsschwelle festlegen (ICD-10-GM, 2004).

Typische Verhaltensweisen sind:
Eingeschränkte Nahrungsauswahl
Exzessive Sportbetätigung
Induziertes Erbrechen
Abführen mit der Folge von Elektrolytentgleisungen

Diagnostische Leitlinien

1. Tatsächliches Körpergewicht mindestens 15% unter dem Erwarteten (entweder durch Gewichtsverlust oder nie erreichtes Gewicht) bzw. BMI ([Körperwicht in kg] : [Körpergröße in m])^2 unter 17,5 ab dem 16. Lebensjahr (zur Ermittlung von Unter- bzw. Übergewicht bei Kindern und Jugendlichen unter 16 J. werden BMI-Perzentilen herangezogen; kritische Grenze: 10. Altersperzentile).
2. Der Gewichtsverlust ist selbst herbeigeführt durch Vermeiden von hochkalorischen Speisen sowie eine oder mehrere der folgenden Verhaltensweisen:
   - selbstinduziertes Erbrechen,
   - selbstinduziertes Abführen,

- übertriebene körperliche Aktivitäten,
- Gebrauch von Appetitzüglern oder Diuretika.

3. Köperschemastörung (die Angst, zu dick zu sein oder zu werden, besteht als eine verwurzelte überwertige Idee).
4. Eine endokrine Störung, die sich bei Frauen u. a. als Amenorrhoe (Ausbleiben der Regelblutung – Ausnahme: Pille!) und bei Männern als Libido- und Potenzverlust äußert. Erhöhte Wachstumshormon- und Cortisolspiegel, Änderung des peripheren Metabolismus von Schilddrüsenhormonen und Störungen der Insulinsekretion können gleichfalls vorliegen.
5. Bei Beginn der Erkrankung vor der *Pubertät* ist die Abfolge der pubertären Entwicklungsschritte verzögert und gehemmt.

Ess-Brechsucht (Bulimia nervosa ICD-10 F50.2)

Erscheinungsbild

Die so genannte Ess-Brechsucht ist durch wiederholte Anfälle von Heißhunger und eine übertriebene Beschäftigung mit der Kontrolle des Körpergewichts charakterisiert. Die Störung kann nach einer Anorexia nervosa auftreten. Wiederholtes Erbrechen kann zu Elektrolytstörungen und körperlichen Komplikationen führen (Tetanie, epileptische Anfälle, kardiale Arrhythmien, Muskelschwäche) sowie zu weiterem starken Gewichtsverlust.

Diagnostische Leitlinien

1. Andauernde Beschäftigung mit Essen und unwiderstehliche Gier nach Nahrungsmitteln. Sehr große Mengen Nahrung werden in sehr kurzer Zeit konsumiert.
2. Versuch, dem dick machenden Effekt der Nahrung durch verschiedene Verhaltensweisen entgegenzusteuern:
   - Selbstinduziertes Erbrechen
   - Missbrauch von Abführmitteln
   - Zeitweilige Hungerperioden
   - Gebrauch von Appetitzüglern, Schilddrüsenpräparaten, Diuretika

- Bei Diabetikerinnen evtl. Vernachlässigung der Insulinbehandlung
- Exzessive körperliche Betätigung

3. Krankhafte Furcht davor, dick zu werden. Die Gewichtsgrenze wird selbst definiert und liegt deutlich unter dem Gewicht vor Beginn der Erkrankung bzw. dem vom Arzt als optimal oder gesund betrachteten Gewicht (vgl. ICD-10, 2000).

Therapieziele und Behandlungsplan

Anorexie

Alle essgestörten Patientinnen müssen einer *medizinischen Abklärung* unterzogen werden, um bereits entstandene Folgeschäden der Essproblematik festzustellen und ggf. medizinisch zu behandeln. Neben u. g. Methoden müssen die eingefahrenen problematischen *Ernährungsmuster* zielgerichtet verändert werden. Stark untergewichtige Patientinnen müssen normalerweise im Rahmen eines stationären Krankenhausaufenthaltes, aufgrund des oft lebensbedrohlichen Zustandes, an Gewicht zunehmen, da sonst eine Psychotherapie nicht durchgeführt werden kann.

Beispiel: stationärer Gewichtsvertrag

- Gewichtskontrolle in der Regel zweimal wöchentlich
- Gewichtszunahme von 700 g, höchstens 3000 g pro Woche
- Steigerung der Nahrungszufuhr von ca. 1500 kcal bis 2400 kcal tgl.
- Schriftliche (Nahrungsaufnahme) und graphische (Gewichtszunahme) Dokumentation
- Essensplanung (evtl. korrigierend) einmal pro Woche
- Ausgewogene, komplexe Mahlzeiten, keine spezielle Diät
- Freier Ausgang und angenehme Aktivitäten oder Beschränkung der Bewegungsfreiheit je nach Gewichtszu- oder -abnahme

(s. Böse & Geissner, 2001, S. 239)

»Bei stationärer Behandlung sollte die Nahrungszufuhr etwa bei 1500 kcal beginnen und schrittweise gesteigert werden. Der durchschnittliche Bedarf liegt bei 1800 bis 2400 kcal, manche Patienten brauchen bis zu 3500 bis 4000 kcal, um ihren hypometabolischen Zustand zu überwinden« (S. 239). Die Psychotherapie der Essstörung orientiert sich an den jeweiligen Bedingungen, welche die Essstörung auslösen und aufrechterhalten. Folgende *Methoden* sind bei der Behandlung von Essstörungen indiziert.

Anorexie und Bulimie

1. Kognitive Umstrukturierung
2. Familientherapeutische Interventionen
3. Förderung der Gefühls- und Körperwahrnehmung
4. Selbstsicherheitstraining
5. Ernährungsmanagement
6. Förderung der Autonomieentwicklung
7. Aufbau alternativer Konfliktbewältigungsstrategien
8. Krisenmanagement
9. Depressionstherapie, evtl. einschließlich in Einzelfällen auch psychopharmakologische antidepressive Behandlung
10. Individueller Therapieplan

Die verhaltenstherapeutische Behandlung von essgestörten Patienten setzt man auf zwei Ebenen an: dem Ernährungsverhalten selbst und dem primär psychischen Bereich, wobei der zweite Bereich insbesondere in der ambulanten Behandlung im Vordergrund steht. Wichtig ist dabei immer eine genaue Analyse der Hintergründe des Essproblems. Häufig ist es notwendig, Angehörige mit einzubeziehen.

Erlebnisorientierte Übungen

- *Mein Körper und Ich*
- *Körperbild (in Görlitz 2003 b)*
- *Gefühlsbesinnung*
- *Mein Problemtopf*
- *Das große und das kleine NEIN*
- *Gespräch mit der Angst*
- *Das starke Ich*
- *Katastrophengedanken entkräften**
- *Familienkonferenz**
- *Familiensoziogramm**

2.16 **Übung:** Mein Körper und ich
(für Kinder ab ca. 6 Jahren und Jugendliche)

1. Psychotherapeutische Ziele
- Analyse des persönlichen Körper-Modells
- Aufbau eines realistischen Körperbilds
- Verbesserung des Körperbewusstseins und der Körperwahrnehmung
- Behandlung von Essstörungen
- Behandlung psychosomatischer Störungen

2. Dauer
Körper-Modell: ca. 20 Min.
Körper-Information: ca. 15 Min.
Information Essstörung: ca. 15 Min.
Dem Körper Gutes tun: ca. 15 Min.

3. Durchführung der Übung
Auf einem großen Papier (mindestens 1 m auf 2 m) werden zunächst der Körperumriss und dann die inneren Organe aufgemalt. Anschließend wird das Körper-Modell des Patienten genutzt, um realistische Informationen über das Funktionieren des Körpers und mögliche Folgen einer Essstörung zu geben. Schließlich wird damit begonnen, dem Körper Gutes zu tun. Die Einzelübungen können auf mehrere Sitzungen verteilt werden.

Wörtliche Instruktion

1. *Körper-Modell*
Wir beschäftigen uns heute mit deinem Körper und damit, wie er so funktioniert, dass du gut und zufrieden mit ihm leben kannst.
Lege dich bitte zunächst auf dieses große Papier auf den Boden. Ich zeichne dann deine Körperumrisse ab. Bleib dann noch ein wenig liegen und schließe deine Augen. Gehe nun in Gedanken deinen Körper von oben nach unten durch und versuche dabei festzustellen, wie dein Körper funktioniert.
- Womit denkst und fühlst du?
- Was lässt dich atmen?

- Wie wird dein Blut durch den Körper transportiert?
- Wie gelangen Nahrung und Flüssigkeit in den Körper?
- Welche Körpervorgänge kannst du mit deinem Willen beeinflussen und welche nicht? Wie wird dein Körper mit Energie versorgt? usw.

Nun öffne deine Augen, sieh dir deinen Körper genau an und zeichne alle wichtigen Organe ein, die dir bekannt sind (dein Gehirn, dein Herz, deine Lunge, deinen Magen und Darm, die Geschlechtsorgane usw.). Was weißt du noch alles über deinen Körper und wie er funktioniert? Zeichne oder schreibe alles auf, was dir dazu einfällt.

2. *Körperinformationen*
Wenn du mit deinem Bild fertig bist, werden wir es besprechen, ergänzen und vielleicht in manchen Punkten auch berichtigen. (Anmerkung: Hier wird nun ein altersentsprechendes verständliches Modell des Zusammenspiels der wichtigsten körperlichen Vorgänge aufgezeichnet – evtl. unter Verwendung entsprechender kindgemäßer Literatur. Für essgestörte Patienten kann die Information *Folgen von Essstörungen* vorgelesen oder ausgehändigt werden.)

3. *Dem Körper Gutes tun*
Nachdem dein Körper dein allerwichtigster Besitz ist, ist es auch wichtig, ihm regelmäßig Gutes zu tun und seine Grundbedürfnisse zu erfüllen. Ich habe hier auch noch eine *Liste von Grundbedürfnissen* (siehe Therapiematerial *Dem Körper Gutes tun*) für dich, die wir zusammen durchgehen und die du dir als therapeutische Übungsaufgaben vornehmen kannst. Was fällt dir selbst noch alles dazu ein?

4. Mögliche Anschlussübungen
- Übung *Gefühlsbesinnung*
- Übung *Aktivierungsentspannung*
- Therapiematerial *Gefühle von A bis Z*
- Therapiematerial *Körperanalyse* (in: Görlitz, 2003 a)
- Therapiematerial *Gefühlskörper* (in: Görlitz, 2003 a)
- Therapiematerial *Körperfragen* (in: Görlitz, 2003 a)

- Übung *Körperbild* (in: Görlitz, 2003 b, Aufbauübungen)
- Übung *Indianertrab* (in: Görlitz, 2003 b)

Information: Folgen von Essstörungen

Menschen, die nicht genügend Nahrung zu sich nehmen, schaden ihrem Körper. Je jünger die Patienten sind, je ausgeprägter und je rapider der Gewichtsverlust ist, umso mehr leidet der Körper unter »Hungern«. Ich möchte dir nur einige der schlimmsten Folgen von Untergewicht *(15% unter der Norm)* nennen: Deine Zähne können Schaden nehmen und deine Haut kann trocken, schuppig und behaart werden. Du kannst Haarausfall und verschiedene Stoffwechselstörungen bekommen (z. B. der Hypophyse, Schilddrüse, Nebennierenrinde, Gonaden, des Hypothalamus usw.). Deine Knochen können später brüchig werden *(Osteoporose)* und es kann sein, dass deine Regelblutung ausbleibt *(Amenorrhoe)*. Falls du noch nicht ausgewachsen bist, können dein Wachstum und deine Entwicklung gestört werden. Es kann auch sein, dass du ständig frierst *(Hypothermie)*. Deine Stimmung kann traurig, niedergeschlagen (*Depression*) und ängstlich *(Angststörung)* werden und dein Selbstbewusstsein sich verringern. Es kann auch sein, dass bestimmte Zwänge *(Zwangsstörung)*, dich quälen, und es kann sein, dass du deinen Körper völlig falsch, möglicherweise viel dicker als er wirklich ist, wahrnimmst *(Körperschemastörung)*. Dein Gehirn kann sich verändern *(Hirnatrophie)*, und deine Gedanken werden sich so lange von morgens bis abends mit Essen, Figur und Gewicht beschäftigen oder vielleicht auch Heißhungeranfälle *(Binge eating)* erzeugen, bis dein Körper wieder ein gesundes Gewicht erreicht hat.

Deshalb ist es wichtig, dass du lernst, wieder ausreichend zu essen *(wöchentliche Gewichtszunahme 0,5 bis 1 kg)*, bis du ein altersentsprechendes Mindest-Normalgewicht erreicht hast (das Zielgewicht wird durch die *25. Altersperzentile* definiert). Wenn wir gleichzeitig auch deine Probleme, die mit der Essstörung zusammenhängen, behandeln und bewältigen, dann kannst du auch wieder in einem gesunden Körper froh und zufrieden werden. (s. Herpertz-Dahlmann, 2003, S. 668 ff.).

2.17 Therapiematerial: Dem Körper Gutes tun

Bitte schätze die folgenden Grundbedürfnisse auf einer Skala ein von 0 (fehlt mir völlig) bis 10 (dafür sorge ich in ausreichendem Maße) und notiere dir deine Vorsätze für die kommende Woche. Trage dann am Ende der Woche erneut die Werte von 0–10 ein

Grundbedürfnisse	**Anfang der Woche: 0–10**	**Vorsatz**	**Ende der Woche: 0–10**
Hungergefühl beachten			
Den Tisch schön decken			
5 Mahlzeiten täglich			
Sättigungsgefühl beachten			
Schlaf, 8–10 Std.			
Täglich an die frische Luft gehen			
Körperliche Bewegung, 1/2 bis 1 Std. täglich			
Pausen einlegen			
Kontakte pflegen			
Spielen			
Lachen			
Ausgelassen sein			
Sich täglich mehrmals loben			
Auf die Signale des Körpers achten			
Sich etwas gönnen (Buch/Musik ...)			
Ein warmes Bad nehmen			
Sich eincremen			
Entspannungsübungen			
Anderes:			

2.18 Information: Depressionen (ICD-10 F32) (möglicher Beginn bei Kindern und Jugendlichen zwischen 11 und 14 Jahren, manchmal auch früher)

Die Diagnose »Depression« sollte insbesondere bei Kindern nur in Ausnahmefällen und nach gründlicher Prüfung und Diagnostik gestellt werden, um die Gefahr von lebenslanger Festlegung in den Kranken- und Versicherungsakten sowie Fehleinschätzungen und Stigmatisierung zu vermeiden. Denn die Diagnose Depressionen gehört nach ICD-10 in erster Linie zu den Erwachsenendiagnosen. Gleichzeitig weist Harrington (2001) darauf hin, dass Depressionen bei Kindern und Jugendlichen auch leicht übersehen werden können, insbesondere wenn sie angepasst, zurückgezogen und unauffällig sind. »Die Existenz depressiver Störungen im Kindesalter war lange Zeit umstritten. Heute kann als gesichert gelten, dass auch Kinder depressiv erkranken. Für das Jugendalter war stets anerkannt, dass die Depression dem Störungsbild beim Erwachsenen ähnelt. Altersunabhängig sind die bedrückt-traurige Grundstimmung, die Hemmung der geistigen Vorgänge und die Beeinträchtigung von Handlungsfähigkeiten« (S. 9). Daher wird eine multiaxiale kinder- und jugendpsychiatrische Diagnostik empfohlen.

Erscheinungsbild

Traurigkeit, Schlafstörungen, Konzentrationsstörungen, Minderwertigkeitsgefühle, vermindertes Selbstvertrauen, die auch Symptome einer Depression sind, gehören auch zum gewöhnlichen menschlichen Leben. Sie sind oft sinnvolle Signale für schwierige Lebensumstände. Von einer Depression als psychiatrischer Erkrankung kann man erst sprechen, wenn

- eine mehr oder weniger regelhafte Kombination von Symptomen im emotionalen, kognitiven oder körperlichen Bereich vorliegt,
- durch die Symptomatik alters- und entwicklungstypische Entwicklungsanforderungen nicht mehr angemessen bewältigt werden können und
- das depressive Syndrom mindestens zwei Wochen anhält..

Die spezifischen »Verhaltens- und emotionalen Störungen« des

Kindes- und Jugendalters beinhalten gemäß ICD-10 kein explizites depressives Syndrom, sondern eher allgemeine Störungen der Emotionen, verbunden mit Ängstlichkeit. Lediglich die Diagnose *Störung des Sozialverhaltens mit depressiver Störung* (F92.0) weist auf depressive Symptome wie Traurigkeit, Interessensverlust, Freudlosigkeit bei üblichen Aktivitäten, Schuldgefühlen und Hoffnungslosigkeit sowie manchmal auch Schlafstörungen und Appetitverlust hin. Diese treten bei dieser Diagnose in Kombination mit andauerndem aggressiven, dissozialen oder aufsässigen Verhalten auf.
Depressive Entwicklungen bei Kindern beginnen meistens zwischen 11 und 14 Jahren, bei Kindern depressiver Eltern auch früher. Nach Harrington (2001) wird bei Vorschulkindern eine Prävalenz von unter 1% angenommen, im Kindesalter von 2% und im Jugendalter zwischen 4 und 5%. Vom Jugendalter an liegt die Depressionsrate bei Mädchen zwei bis dreifach höher als bei Jungen (S. 9). Depressive Entwicklungen und *suizidales Verhalten* stehen oft im Zusammenhang mit Entwicklungsaufgaben und unzureichend erlernten Fertigkeiten zur Bewältigung dieser Anforderung.

Diagnostische Leitlinien

Symptomkategorien:
- *affektive Symptome*, z. B. Traurigkeit, Dysphorie, Reizbarkeit, innere Leere
- *motivationale Symptome*, z. B. Antriebslosigkeit, Selbstverletzungstendenzen
- *kognitive Symptome*, z. B. Konzentrationsschwierigkeiten, Gedächtnisschwierigkeiten
- *Symptome auf der Verhaltensebene*, z. B. sozialer Rückzug, Klagsamkeit
- *vegetative Symptome*, z. B. Schlaf- und Appetitstörungen

Außerdem müssen folgende Bereiche berücksichtigt werden:
- depressive und begleitende Symptome (besonders wichtig sind dabei Hoffnungslosigkeit und suizidale Gedanken)
- allgemeine Schwierigkeiten in der Alltagsbewältigung
- interpersonelle und soziale Schwierigkeiten
- mit Schwierigkeiten einhergehende negative Gedankengänge
- Beginn und Hintergrund der Depression

Multikausaler Erklärungsansatz der Depression

Es wird von folgendem multikausalen Erklärungsansatz der Depression ausgegangen:

- Genetische Prädisposition
- Besonderheiten der Transmittersysteme
- Aktuelle psychosoziale Belastungen (Trennungserlebnisse, Schulversagen, Misshandlungen)
- Physiologische organische Einflüsse (z. B. Schilddrüsendysfunktion, Kachexie)
- Physikalische Einwirkungen (z. B. Lichtentzug)
- Persönlichkeitsfaktoren (z. B. Schüchternheit, Angstneigung)
- Unerwünschte Wirkung von Medikamenten
- Traumatische Erfahrungen, Deprivation, Verlusterlebnisse, erlernte Hilflosigkeit
- Verstärkerprozesse
- Interpersonelle Erfahrungen und misslungene Anpassungsprozesse an Umweltveränderungen

Im *Jugendalter* treten Depressionen auch im Zusammenhang mit folgenden Entwicklungsaufgaben auf:

- Akzeptanz der körperlichen Veränderungen
- Aneignung der weiblichen bzw. männlichen Rolle
- Ablösung vom Elternhaus
- Berufliche Entscheidung und Ausbildung
- Entwicklung eines Wertesystems
- Bewusstseinsbildung zu Fragen von Zeit, Zukunftsperspektive sowie Krankheits- und Todesvorstellungen. (Harrington, 2001, S. 16 ff.)

Therapieziele und Behandlungsplan

1. Kindbezogene Methoden

- *Erkennen von Emotionen:* Emotionen werden mit Ereignissen und Gedanken in Verbindung gebracht.
- *Selbstbeobachtung:* Beobachtung der Gedanken und Herstellen der Zusammenhänge von Ereignissen, Stimmungen und Gedanken
- *Selbstverstärkung und Aktivitätsaufbau:* Durch Selbstverstärkung wird internale Kontrolle aufgebaut. Verstärkende Aktivitäten und Gedanken werden gesammelt, die Methode des Aktivitätsaufbaus eingeführt, teilweise unter Mitarbeit der Eltern.

- *Kommunikation und interpersonale Fertigkeiten:* Grundlegende soziale Fertigkeiten und Kommunikationsverhalten werden erfasst und bearbeitet.
- *Soziales Problemlösen:* Ermutigung zum Engagement im Bereich sozialer Aktivitäten und dadurch Steigerung des Selbstwertgefühls einschließlich vertiefender Bearbeitung durch Rollenspiele und Selbstverstärkungstechniken.
- *Kognitive Umstrukturierung I:* Gedanken werden beobachtet, protokolliert und hinsichtlich ihrer Angemessenheit hinterfragt.
- *Kognitive Umstrukturierung II:* Unterscheidung zwischen Ursachen und Konsequenzen von Ereignissen und Bewertung ihrer Auswirkungen auf die Stimmung.
- *Stärkung der Selbstkontrolle* durch positive Einflussnahme auf das Auftreten angenehmer Ereignisse und damit einhergehende Stimmungsverbesserung (s. Gruppenprogramm nach Harrington, 2001, S. 35–36).
- *Selbstsicherheitstraining* und Aufbau von Selbstwirksamkeit
- *Diskriminationslernen*: Durchführung von Übungen zur Trennung von depressionsauslösenden und hilfreichen Gedanken, z. B. durch Einführung eines – zeitlich begrenzten – »Jammer-Stuhls«. (S. auch Zwei-Spalten-Technik)

2. *Familienbezogene Therapiemethoden*

- *Familientherapeutische Sitzungen*, in denen gemeinsam mit Kind und Eltern die Veränderung dysfunktionaler familiärer Interaktionsprozesse eingeübt wird (s. Blöschl, 2001).
- *Begleitende Elternarbeit* (Eltern als positive Modelle).
- Durchführung von *Aktivitäts- und Verstärkerprogrammen.*
- *Selbstkontrollmethoden* zum Aufbau symptomunabhängiger Zuwendung.

Erlebnisorientierte Übungen

- *Die Trauer verwandeln*
- *Mein Problemtopf*
- *Aktivierungsentspannung*
- *Mut tut gut*
- *Trösten**
- *Mein innerer Helfer*

- *Blick auf das Positive* (für Eltern)[*]
- *Familienkonferenz*[*]

Depressive Symptome im Entwicklungsverlauf

Im Kleinkindalter (1–3 Jahre)	Im Vorschulalter (3–6 Jahre)	Bei Schulkindern	Im Pubertäts- und Jugendalter
– wirkt traurig – ausdrucksarmes Gesicht – erhöhte Irritabilität – gestörtes Essverhalten – Schlafstörungen – Selbststimulierendes Verhalten: Jactatio capitis, exzessives Daumenlutschen – Genitale Manipulationen – Auffälliges Spielverhalten: reduzierte Kreativität und Ausdauer – Spielunlust – Mangelnde Phantasie	– Trauriger Gesichtsausdruck – Verminderte Gestik und Mimik – Leicht irritierbar und äußerst stimmungslabil – Mangelnde Fähigkeit, sich zu freuen – Introvertiertes Verhalten, aber auch aggressives Verhalten – Vermindertes Interesse an motorischen Aktivitäten – Essstörungen bis zu Gewichtsverlust/-zunahme – Schlafstörungen: Albträume	– Verbale Berichte über Traurigkeit – Suizidale Gedanken – Befürchtungen, dass Eltern nicht genügend Beachtung schenken – Schulleistungsstörungen	– Vermindertes Selbstvertrauen – Apathie, Angst, Konzentrationsmangel – Leistungsstörungen – Zirkadiane Schwankungen des Befindens – Psychosomatische Störungen – Kriterien der depressiven Episode nach 3CD-10

Deutsche Gesellschaft für Kinder- und Jugendpsychiatrie und Psychotherapie: Leitlinien zur Diagnostik und Therapie von psychischen Störungen im Säuglings-, Kindes- und Jugendalter (2000)

2.19 **Übung:** Die Trauer verwandeln

(für Kinder ab etwa 11 Jahren und Jugendliche)

1. Ziele der Übung

- Stimmungsverbesserung
- Zuordnung von Gefühlen zu Gedanken und Verhalten
- Durchbrechen des Teufelskreises
- Kognitive Umstrukturierung
- Abbau von Passivität und Aufbau von Aktivität
- Aufbau von Kontrollüberzeugungen

2. Dauer

Körpergefühle: ca. 15 Min.
Gefühls-Kärtchen: ca. 15 Min.
Verwandlungs-Memory: ca. 10 Min.
Der Teufelskreis: ca. 15 Min.
Trauer verwandeln: ca. 10 Min.
Puppenspiel: ca. 20 Min.
Der Zauberstab: ca. 15 Min.
Menschen beobachten: ca. 20 Min.
Sich in Bewegung bringen: 50–100 Min.

3. Durchführung und Instruktion

Diese sowohl körperorientierte als auch emotionale und kognitive Übung besteht aus neun Einzelübungen, die aufeinander aufbauen und in mehreren aufeinander folgenden Sitzungen durchgeführt werden können. Es werden Buntstifte, Papier, Karton und Handpuppen (oder selbst gebastelte Puppengesichter) benötigt. Die letzte In-vivo-Übung findet möglichst mehrmals (zur Erhöhung des Aktivitätsniveaus) außerhalb des Therapieraums statt.

Wörtliche Instruktion

1. Körpergefühle

Wenn du traurige, ärgerliche, zufriedene oder andere Gefühle erlebst, dann sind diese Gefühle meist mit bestimmten Gedanken verbunden, wie z. B:

- bei Trauer: *Ich mag nicht;*

- bei Zufriedenheit: *Das habe ich gut gemacht;*
- bei Ärger: *Das lasse ich mir nicht gefallen.*

Das ärgerliche Gefühl z. B. ist auch gleichzeitig mit einer gewissen körperlichen Kraft verbunden – stehe mal kurz auf und lass uns das einfach ausprobieren:

- das lasse ich mir nicht gefallen,
- ich werde mich wehren,
- so lasse ich mich nicht behandeln usw.

und gehe mit mir, während du diese ärgerlichen Gedanken aussprichst, mit geballten Fäusten und mit den Füßen aufstampfend durch den Raum. Lass deine Stimme ärgerlich und lauter werden. Welche Veränderung kannst du dabei an dir feststellen?
Kannst du bemerken, wie diese Sätze dein Gefühl und deine Körperhaltung beeinflussen? Schau mir zu: Welche Veränderungen nimmst du bei mir wahr, wenn ich jetzt nochmals diese ärgerlichen Gedanken ausspreche?
Nun nehmen wir das Gefühl der Zufriedenheit. Versuche mal so durch den Raum zu gehen, wie das eine zufriedene Person tun könnte, und sprich dabei, mit einem kleinen inneren und äußeren Lächeln, einige zufriedene Sätze aus:

- das habe ich gut gemacht,
- prima, dass mir das gut gelungen ist,
- ich bin froh, dass ich die Arbeit für heute geschafft habe usw.

Welche Veränderung kannst du dabei an dir feststellen? Kannst du bemerken, wie diese Sätze dein Gefühl und deine Körperhaltung beeinflussen? Schau mir zu: Welche Veränderungen siehst du bei mir, wenn ich jetzt nochmals diese zufriedenen Gedanken ausspreche?
Und nun gehen wir zum Gefühl der Trauer über. Wie ist deine Körperhaltung, wenn du traurig bist? Ja, genau, hängende Schultern, leicht nach vorne gebeugter Oberkörper, schleppender Gang, gesenkter Kopf, Blick auf den Boden, Mundwinkel nach unten. Lass uns mal ohne Worte in dieser Körperhaltung auf und ab gehen und feststellen, wie sich diese Körperhaltung auf deine Gefühle auswirkt. Nun sprechen wir noch ein paar traurige Gedanken aus:
• *ich mag nicht,* • *ich habe keine Lust,* • *alles ist schlecht usw.*

Lass uns jetzt diese traurigen Sätze wiederholen und durch deine eigenen traurigen Sätze ergänzen. Welche Veränderung kannst du dabei an dir feststellen? Kannst du bemerken, wie diese Sätze dein Gefühl und deine Körperhaltung beeinflussen? Schau mir zu: Welche Veränderungen nimmst du bei mir wahr, wenn ich jetzt nochmals diese traurigen Gedanken ausspreche?

2. Gefühls-Kärtchen

Nun gehe ich durch den Raum, und du versuchst zu erraten, welche Gefühle ich mit meinen Körperhaltungen gerade ausdrücke. Du kannst dir die *Gefühlsliste von A bis Z* zu Hilfe nehmen. Alle Gefühle, die wir herausfinden, schreiben wir dann auf kleine Karteikärtchen. Die dazugehörigen Körperhaltungen und Gedanken schreiben wir ebenfalls auf. Auf die Rückseite dieser Kärtchen schreiben wir Situationen, in denen diese Gefühle auftreten, und mögliche hilfreiche Maßnahmen zum Umgang mit unangenehmen Gefühlen und zum Beibehalten von angenehmen Gefühlen.
Gehe nun nochmals selbst durch den Raum und lass mich herausfinden, welche Gefühle dein Körper gerade ausdrückt.

3. Verwandlungs-Memory

Wir nehmen jetzt 20 leere Kärtchen. Jeweils zwei Kärtchen bilden ein (Gegensatz-)Paar, sodass wir schließlich zehn Gegensatzpaare haben (z. B.: traurig – fröhlich, schüchtern – selbstbewusst, ungeduldig – geduldig, ängstlich – sicher, ärgerlich – gelassen) und damit Memory spielen können. Wir drehen ausnahmsweise nur die Kärtchen mit den unangenehmen Gefühlen um, die Kärtchen mit den angenehmen Gefühlen bleiben aufgedeckt. Das unangenehme Gefühl, welches ich z. B. aufdecke (z. B. traurig), zeige ich dir durch meine Körperhaltung und meinen Gesichtsausdruck, du musst es dann in ein angenehmes Gefühl verwandeln und es mir vorspielen (z. B. fröhlich) und ich muss es erraten. Wenn ich richtig geraten habe, erhalte ich beide Kärtchen und umgekehrt. Wer die meisten Kärtchen hat, hat gewonnen.

4. Der Teufelskreis

Wir beschäftigen uns nun etwas ausführlicher mit dem Thema Traurigkeit. Wenn du jetzt – zunächst gemeinsam mit mir – noch einmal mit einem traurigen Gesicht, hängenden Schultern, leicht nach vorne gebeugtem Oberkörper, schleppendem Gang, gesenktem Kopf, Blick auf den Boden und traurigen Gedanken (die auf deinem Kärtchen stehen) durch den Raum gehst, dann kannst du vielleicht spüren, dass sich ganz allmählich auch ein trauriges Gefühl einschleichen kann. Wenn dir nun andere Menschen begegnen, dann werden diese nicht wagen, mit dir zu sprechen, weil sie vielleicht denken: »die will in Ruhe gelassen werden«. Das kann sich dann wieder auf dich auswirken, indem dir dann traurige Gedanken kommen können wie »keiner liebt mich« oder »immer bin ich Außenseiterin«, dann wirst du noch trauriger werden und dein Gesicht noch ernster und abweisender, du wirst dich dann gar nicht mehr trauen, auf andere zuzugehen oder mitzuspielen, weil du denkst, sie würden nichts mit dir zu tun haben wollen, und du gerätst dann in einen richtigen Teufelskreis von immer mehr Traurigkeit, negativen (schlechten) Gedanken und gebeugter Körperhaltung (s. Therapiematerial *»Der Teufelskreis«).*

5. Trauer verwandeln

Um die Trauer und ihre ungünstigen Folgen für dich zu verwandeln, sehen wir uns zunächst mal gemeinsam das *Teufelskreismodell* an (siehe Therapiematerial). Wie sieht das denn bei dir aus? Wo könntest du am besten deinen Teufelskreis durchbrechen? Probiere es mal bei der *Körperhaltung*. Nimm ein Kärtchen mit einem angenehmen Gefühl und gehe damit (zufrieden, mutig, hoffnungsvoll, kraftvoll, fröhlich usw.) durch den Raum. Welche Gedanken gehören dazu? Was macht das jetzt mit deinen Gefühlen?

Du kannst es auch bei deinen *Gedanken* versuchen, den Teufelskreis zu durchbrechen. Statt sich innerlich zu sagen »ich habe keine Lust« kannst du dir auch ein paar aufmunternde Sätze sagen wie

- Ich raffe mich auf
- Ich möchte etwas Schönes erleben
- Ich traue mich jetzt einfach usw.

Du könntest auch die *Kraft deines Ärgers* nutzen und dich ein wenig innerlich anfeuern. Wie könnte das denn gehen?

Du kannst die *Trauer in Tränen* verwandeln, sie fließen lassen und dich mal so richtig laut ausheulen – entweder in deinem Bett, bei irgendjemandem aus deiner Familie, bei einem Freund oder bei mir. Auch dein *Verhalten* kann deine Trauer verwandeln. Wenn du aussprichst, was dich traurig macht, wenn du deine Wünsche äußerst, wenn du jemanden um Hilfe bittest oder deine Wut über ungerechte Behandlung zeigst (anstatt sie zu schlucken).

6. Puppenspiel

Mit diesen Puppen (oder im therapeutischen Rollenspiel) zeige ich dir, wie du deinen Ärger oder deine Wünsche äußern kannst, wie du um Hilfe bitten kannst, wie und wann du NEIN sagen kannst usw. Ich mache dir zuerst immer ein kleines Rollenspiel vor und anschließend versuchst du, es mir nachzumachen. Wir können das dann auf *Video* aufnehmen, und ich kann dir die Video-Kassette mit nach Hause geben, damit du zu Hause auch noch ein bisschen weiterüben kannst.

7. Der Zauberstab

Ich möchte dich nun bitten, dir vorzustellen, dass es einen Zauberstab gäbe, der deine Trauer in ein angenehmeres Gefühl verwandeln könnte. Schließe kurz deine Augen und stelle dir deinen persönlichen Zauberstab vor. Welche Form hat er? – – – Welche Farben? – – – Welche Größe? – – – Ist er so klein, dass du ihn in deiner Tasche verstecken kannst, oder so groß, dass ihn alle Leute sehen können? – – – Wie musst du ihn benutzen, dass er auch hilft? – – – Hat er auch einen Namen? – – – Ist vielleicht auch ein Zauberwort notwendig, damit er wirkt? Wie heißt das Zauberwort? – – – Wenn du nun gleich wieder deine Augen öffnest, möchte ich dich bitten, mit Buntstiften auf das vor dir liegende Blatt deinen Zauberstab zu malen. Wir kleben ihn danach auf Karton und schneiden ihn aus, damit du ihn immer, wenn du ihn brauchst, mit dir herumtragen kannst, um Trauer zu verwandeln. Lass es uns gleich mal ausprobieren. Ich sage ein trauriges Gefühl (z. B. Mutlosigkeit, Unsicherheit, Hilflosigkeit usw.), und du verwandelst es mit deinem Zauberstab und/oder einem Zauberwort in ein angenehmes Gefühl. Anschließend überlegen wir uns (und schreiben es auf), was zu tun wäre, um auf die angenehme Seite zu kommen.

8. Menschen beobachten
Wir gehen nun gemeinsam nach draußen (auf die Straße, in die Stadt, auf den Spielplatz, fahren mit dem Bus, gehen in ein Geschäft oder Kaufhaus, auf den Schulhof, nach Hause usw.), um die Übung *Trauer verwandeln* auch in der Wirklichkeit auszuprobieren.
Wir gehen zunächst beide traurig die Straße entlang und beobachten heimlich, wie uns die Menschen, welche uns begegnen, ansehen. Dann nimmst du deinen Zauberstab, nennst ein angenehmes Gefühl, sagst dein Zauberwort und verwandelst unsere Gefühle in ein anderes. Wieder beobachten wir die Menschen usw. Wenn wir dann in den Therapieraum zurückkehren, schreiben wir uns alle Beobachtungen genau auf. Vielleicht bekommen wir dadurch nochmals neue Hinweise dafür, wie Trauer auf andere und dich selbst wieder zurückwirkt und wie man Trauer verwandeln kann.

9. Sich in Bewegung bringen
Eines weiß ich noch ganz sicher, du kannst Trauer auch in körperliche *Bewegung* verwandeln, das hilft immer. Lass uns deshalb mal einen kurzen Sprint einlegen (200 Treppen steigen, auf dem Spielplatz turnen, auf dem Gehsteig hüpfen, mit dem Rad ein Stück fahren, eine Therapiesitzung an einer Tischtennisplatte, einem Basketballkorb usw. verbringen) und vorher und nachher deinen Puls messen, damit du sehen und spüren kannst, was sich durch Bewegung in deinem Körper verändert.

4. Mögliche Anschlussübungen

- Gefühle malen
- Anwendung der Übung für andere Gefühle (»Ärger, Angst verwandeln« usw.)
- Übung *Was ich alles kann*
- Übung *Aktivierungsentspannung*
- Therapiematerial *Zwei-Spalten-Technik**
- Übung *Indianertrab* (in Görlitz, 2003 a)

2.20 Therapiematerial: Der Teufelskreis
(nach Harrington, 2001)

Hier findest du einen Teufelskreis für Traurigkeit. Bitte ergänze deine eigenen Erfahrungen zu deinem persönlichen Teufelskreis und überlege dir, wo du deinen Teufelskreis durchbrechen kannst, um wieder mehr Lebendiges und Schönes erleben zu können.

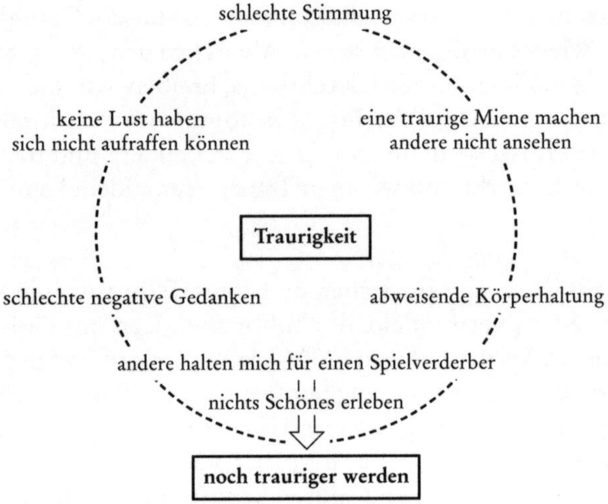

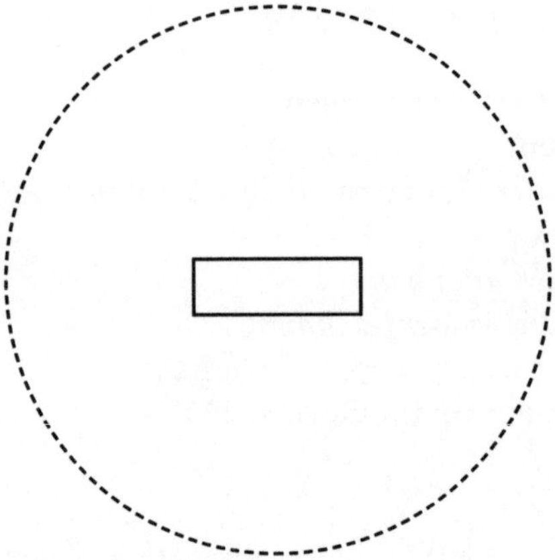

Anschließend kannst du dir auch noch einen Teufelskreis für andere Gefühle wie Angst, Wut, Eifersucht usw. malen

2.21 Information: Suizidalität bei Kindern und Jugendlichen

Es ist ein Teil der normalen jugendlichen Entwicklung, über den Sinn des Lebens nachzudenken, jedoch nicht, sich mit Selbsttötungsabsichten zu beschäftigen. Obwohl Identitätskrisen bei ca. 80% der Jugendlichen wenig ausgeprägt sind und obwohl auch bei der Restgruppe im Regelfall keine existenzbedrohende Krise auftritt, gibt es unter Jugendlichen immer wieder Suizide und Suizidversuche. Suizid ist bei deutschen Jugendlichen die zweithäufigste Todesursache. Selbsttötung wird bei diesen Jugendlichen am häufigsten durch Medikamente und Erhängen versucht oder vollzogen. Die meisten Suizidversuche werden im Alter zwischen 15 und 35 Jahren unternommen.

Die wichtigsten Motive für Suizidversuche

- Konflikte mit den Eltern
- Liebeskummer und Partnerprobleme
- Wunsch nach Beachtung
- Andere akute Konflikte
- Überforderungserleben

Bis zu 30% der Jugendlichen haben Selbstmordgedanken. *Suizidversuche* sind wesentlich häufiger als Suizide. In 25% der Fälle werden sie wiederholt. 4% der Jugendlichen mit Suizidversuch nehmen sich im weiteren Lebenslauf das Leben. Risikopatienten sind Jugendliche, die vor stationärer Aufnahme autoaggressive Handlungen und Alkohol- und Drogenmissbrauch betrieben haben. Mit einem hohen Suizidrisiko ist zu rechnen bei Jugendlichen, deren suizidales Verhalten mit einer negativen Selbstwerteinschätzung, hohem Grad an Freudlosigkeit und insbesondere dem Gefühl von Hoffnungslosigkeit einhergeht.

Präsuizidales Syndrom:

- Ein Gefühl von Ohnmacht, Unverstandensein und des mangelnden Selbstwertes

- Initiativelosigkeit und soziale Isolierung
- Eine gegen die eigene Person gerichtete Aggression
- Konkrete Vorstellungen zur Durchführung des Suizids
- Dysphorische Verstimmungen und – insbesondere bei Kindern – psychosomatische Beschwerden wie Schlafstörungen, Appetitlosigkeit und Müdigkeit

Durch Suizid starben in der BRD im Durchschnitt in den Nachkriegsjahren pro Jahr etwa 10 000 Personen. Darunter sind durchschnittlich:

- etwa 3 Kinder im Alter von 5 bis 10 Jahren
- etwa 40 Kinder im Alter von 10 bis 14 Jahren
- und über 200 Jugendliche im Alter von 15 bis 19 Jahren – davon männliche Jugendliche häufiger als weibliche.

Das präsuizidale Syndrom tritt sowohl bei Kindern als auch bei Erwachsenen auf, es kann jedoch bei Kindern und Jugendlichen völlig fehlen. Bei Jugendlichen insbesondere sind Impulsivhandlungen und Belastungsreaktionen charakteristisch. Eine psychiatrische und psychotherapeutische Behandlung ist notwendig.

(Quellen: Harrington, 2001; Oerter, 2002)

2.22 Information: Reaktionen auf schwere Belastungen und Anpassungsstörungen (ICD-10 F43)
(altersabhängig vom Zeitpunkt der Belastung oder des Traumas)

Außergewöhnlich belastende Lebensereignisse oder eine besondere Veränderung im Leben, die zu einer anhaltend unangenehmen Situation geführt hat, können akut eine Belastungsreaktion, eine Posttraumatische Belastungsstörung oder eine Anpassungsstörung hervorrufen.

Akute Belastungsreaktion F43.0

Erscheinungsbild

Die *Symptome* beginnen mit einer Art von »Betäubung«, einer gewissen Bewusstseinseinengung und eingeschränkten Aufmerksamkeit, einer Unfähigkeit, Reize zu verarbeiten, und Desorientiertheit. Diesem Zustand kann ein weiteres Sichzurückziehen aus der aktuellen Situation folgen oder ein Unwohlzustand, Überaktivität und körperliche Zeichen panischer Angst. Die Symptome erscheinen im Allgemeinen innerhalb von Minuten nach dem belastenden Ereignis und gehen innerhalb von zwei oder drei Tagen zurück. Es kann ein teilweises oder vollständiges Vergessen (Amnesie) für diese Episode vorliegen.
Das *auslösende Ereignis* kann ein *überwältigendes traumatisches Erlebnis* mit einer ernsthaften Bedrohung für die Sicherheit oder körperliche Unversehrtheit des Patienten oder einer geliebten Person sein oder eine ungewöhnlich plötzliche Veränderung der sozialen Stellung oder des Beziehungsnetzes (z. B. Verlust durch mehrere Todesfälle, ein Brand o. Ä.).
Die persönliche Verletzlichkeit *(Vulnerabilität)* und die zur Verfügung stehenden Bewältigungsmechanismen *(Coping-Strategien)* spielen beim Auftreten und beim Schweregrad der akuten Belastungsreaktion eine Rolle. Dies wird darin deutlich, dass nicht alle Personen, die eine außergewöhnliche Belastung erleben, auch eine Störung entwickeln.

Posttraumatische Belastungsstörung F43.1

Erscheinungsbild

Typische *Merkmale* sind das wiederholte Erleben des Traumas in sich aufdrängenden Erinnerungen *(Flash backs)* oder Wiederinszenierung des Ereignisses im Spiel, im Gedächtnis, in Tagträumen oder in Träumen, vor dem Hintergrund eines andauernden Gefühls von Betäubtsein und emotionaler Stumpfheit, Gleichgültigkeit gegenüber anderen Menschen, Teilnahmslosigkeit der Umgebung gegenüber sowie Vermeidung von Aktivitäten und Situationen, die Erinnerungen an das Trauma wachrufen könnten. Gewöhnlich tritt ein Zustand *vegetativer Übererregtheit* mit Vigilanzsteigerung, einer übermäßigen Schreckhaftigkeit und Schlaflosigkeit auf. Angst und Depression kommen häufig vor, Suizidgedanken sind nicht selten.

Die PTB entsteht als eine verzögerte Reaktion auf ein belastendes Ereignis oder eine Situation *außergewöhnlicher Bedrohung* oder katastrophenartigen Ausmaßes. Hierzu gehören:

- Eine durch Naturereignisse oder von Menschen verursachte Katastrophe
- Eine Kampfhandlung
- Ein schwerer Unfall
- Zeuge des gewaltsamen Todes anderer
- Erleben sexueller oder nichtsexueller Gewalt

Die Störung folgt dem Trauma mit einer *Latenz*, die Wochen bis Monate dauern kann. Bei wenigen Patienten nimmt die Störung einen chronischen Verlauf und geht dann in eine dauernde Persönlichkeitsänderung über.

Weitere Daten zur PTB:

- Die Posttraumatische Belastungsstörung verläuft in ca. 40 bis 50% der Störungsfälle chronisch.
- Mädchen erkranken nach Traumatisierung sehr viel häufiger als Jungen.
- Das Erkrankungsrisiko sinkt mit steigendem Lebensalter, sexuelle Gewalt führt sechs- bis siebenfach häufiger zu PTB.

- Ein hohes Erkrankungsrisiko besteht auch bei physischem Angriff oder Zusehenmüssen, wie jemand getötet oder verletzt wird (s. Steil, 2001).

Bei **Jugendlichen** können Selbstverletzung und Störungen des Sozialverhaltens, wie z. B. aggressives oder dissoziales Verhalten, zu dieser Störung gehören.
Bei **Kindern** gehören regressive Phänomene, wie das Wiederauftreten von Bettnässen, Babysprache oder Daumenlutschen, häufig zu diesem Syndrom. Kinder, die unter einer Posttraumatischen Belastungsstörung leiden, reagieren auf die Konfrontation mit Situationen, Menschen oder Gegenständen, die an das Trauma erinnern, mit körperlichen Symptomen der Erregung, Bauch- oder Kopfschmerzen, regressivem, aggressivem oder anklammerndem Verhalten sowie Angst vor Dunkelheit oder dem Alleinsein. Kinder können emotionale, Konzentrations-, Schlafstörungen oder große Schreckhaftigkeit entwickeln.
Durch die Hirnforschung weiß man inzwischen einiges über die neurobiologischen Auswirkungen eines Traumas. »Ein psychologisches Trauma verursacht eine Dissoziation der hemisphärischen Verarbeitung. Die linke Gehirnhälfte, die für die verbale und motorische Kontrolle, die Manipulation von Worten und Symbolen und die sequenzielle Verarbeitung von Informationen verantwortlich ist, wird teilweise unterdrückt, und die Erinnerung wird nur als implizite Erinnerung in der rechten Gehirnhälfte verschlüsselt. Die Erinnerung bleibt in fragmentarischer Form als somatische Empfindung und heftiger Affektzustand bestehen und wird nicht in die persönliche Geschichte eingeordnet und transkribiert. Das Entsetzen blockiert anscheinend den Hippocampus, sodass die Informationen nicht in das explizite Gedächtnis gelangen.« Wenn durch irgendeinen Auslöser das implizite Gedächtnis eines Menschen aktiviert wird, erscheint ihm die Erinnerung »zeitlos«, so als würde das Ereignis in diesem Augenblick stattfinden (Parnell, 2003, S. 33–34).

Diagnostische Leitlinien

1. Auftreten innerhalb von sechs Monaten nach einem traumatisierenden Ereignis (eine wahrscheinliche Diagnose kann auch

dann gestellt werden, wenn der Abstand mehr als sechs Monate beträgt, vorausgesetzt, die klinischen Merkmale sind typisch).

2. Zusätzlich zu dem Trauma muss eine wiederholte unausweichliche Erinnerung auftreten.
3. Deutlicher emotionaler Rückzug, Gefühlsabstumpfung, Vermeidung von Reizen, die eine Wiedererinnerung hervorrufen könnten, sind häufig.
4. Vegetative Störungen, Beeinträchtigung der Stimmung, abnormes Verhalten tragen zur Diagnose bei, sind aber nicht erstrangig (vgl. ICD-10, 2000).

Anpassungsstörungen ICD-10 F43.2

Erscheinungsbild

Hier handelt es sich um Zustände von subjektiver Bedrängnis und emotionaler Beeinträchtigung, die soziale Funktionen und Leistungen behindern und während des Anpassungsprozesses nach einer *entscheidenden Lebensveränderung*, nach *einem belastenden Lebensereignis* oder auch nach schwerer körperlicher Krankheit auftreten. Die Belastung kann das soziale Netz des Betroffenen beschädigt haben (z. B. Trauerfall, Trennung) oder das weitere Umfeld sozialer Unterstützung oder sozialer Werte (z. B. Emigration, Flucht). Sie kann auch in einem größeren Entwicklungsschritt oder einer Krise bestehen (z. B. Schulbesuch, Elternschaft, Misserfolg, Erreichen eines ersehnten Zieles, Ruhestand). Die individuelle *Disposition* oder *Vulnerabilität* spielt bei dem möglichen Auftreten und bei der Form der Anpassungsstörung eine größere Rolle als bei den anderen Krankheitsbildern von F43.

Die *Symptome* sind unterschiedlich und umfassen depressive Stimmung, Angst oder Sorge, Gefühl, nicht zurechtzukommen, Unfähigkeit, vorauszuplanen oder in der gegenwärtigen Situation fortfahren zu können. Bei *Jugendlichen* können Störungen des Sozialverhaltens ein zusätzliches Symptom sein (ICD-10-GM, 2004).

Die Störung beginnt im Allgemeinen innerhalb eines Monats nach dem belastenden Ereignis oder der Lebensveränderung. Die Symptome halten meist nicht länger als sechs Monate an, außer bei der längeren depressiven Reaktion (F43.21). Es müssen überzeugende, wenn auch vielleicht nur vermutete Gründe dafür sprechen, dass die Störung ohne Belastung nicht aufgetreten wäre.

Diagnostische Leitlinien

Die Diagnose hängt ab von einer sorgfältigen Bewertung der Beziehung zwischen:
1. Art, Inhalt und Schwere der Symptome;
2. Anamnese und Persönlichkeit und
3. belastendem Ereignis, Situation oder Lebenskrise.

Das dritte Kriterium soll eindeutig nachgewiesen sein und es müssen überzeugende Gründe dafür sprechen, dass die Störung ohne Belastung nicht aufgetreten wäre.

Therapieziele und Behandlungsplan
(für die Posttraumatische Belastungsstörung)

Die Behandlung erfolgt in Einzelsitzungen. Die Eltern sollten am Anfang eng eingebunden werden und entsprechende Informationen bekommen. Wiederholte Doppelsitzungen haben sich bewährt. In der Traumabehandlung ist es wichtig, dem Patienten die Kontrolle, das Tempo und die Entscheidung über die angebotenen Methoden zu überlassen. Folgendes Vorgehen ist empfehlenswert:
1. Ausführliche *Aufklärung* des Kindes und seiner Familienmitglieder (Psychoedukation) über das Störungsbild und Information der Eltern über den Umgang mit Konfrontation und Vermeidung; Eltern als Cotherapeuten.
2. *Stabilisierung* des Kindes und der Familie (Alltagsabklärung und spezielle ressourcenorientierte Übungen wie: *Der geheime Ort*, *Was ich alles kann* sowie nach Reddemann (2003): Tresorübung, Sicherer Ort usw.).
3. Aufbau von *Selbstwirksamkeit und positiven Selbstüberzeugungen* durch kognitives und Verhaltenstraining; erfassen der subjektiven Bedeutung des Traumas.
4. *Abbau von Vermeidungsverhalten*
5. *Traumabearbeitung*: Das Kind durchlebt behutsam mehrmals das Trauma in der Vorstellung, im Spiel, narrativ, durch Malen,

Aufschreiben usw. und schildert die Geschehnisse, Gefühle und Gedanken (Vorsicht vor möglicher Retraumatisierung!). Das Kind wird behutsam unterstützt, sich auf Einzelheiten des Erlebten zu konzentrieren, dabei wird der Grad der erlebten Belastung erhoben (Konfrontation ca. 10 bis 20 Minuten pro Sitzung), positive Kognitionen und Sicherheitselemente werden installiert. Das Kind lernt dabei, sich an die Erinnerungen zu gewöhnen und sie nicht zu bekämpfen. Dysfunktionale Annahmen werden verändert, die richtige Zuordnung von Schuld und Verantwortung sowie die Verbesserung des eigenen Selbstbildes wird unterstützt (s. Steil, 2001).

Reddemann (2003) schlägt für die Traumabehandlung folgenden Aufbau vor:

1. *Innere Stabilität finden*
    - eine tragfähige therapeutische Beziehung aufbauen
    - ein Arbeitsbündnis etablieren
    - einen inneren sicheren Ort installieren
    - den Umgang mit Gefühlen erlernen
    - dem unangenehmen Bild eine Gestalt geben
    - Gegenbilder zu den Schreckensbildern finden
2. *Umgang mit unangenehmen Körperempfindungen erlernen*
3. *Traumakonfrontation*
    - Bearbeitung der schwierigsten Momente (kein Zwang zur Detailschilderung)
    - Integration des Traumas in die eigene Lebensgeschichte
4. *Stabilisierungsphase:* Hier empfiehlt sich die Verwendung eines *inneren sicheren Ortes*, an dem sich der Patient immer wieder ausruhen kann, so wie die Verwendung eines *Safes* (verschließbare Kassette), in die der Patient entweder symbolisch oder auf vorbereiteten Kärtchen noch nicht bearbeitete und belastende Gedanken und Gefühle im Alltag wegschließen kann.

Weiterführende Literatur: Tinker, H. & Wilson, S. (2000): EMDR mit Kindern. Junfermann

Erlebnisorientierte Übungen

- *Der geheime Ort*
- *Gefühlsbesinnung*
- *Mein Körper und Ich*

- *Aktivierungsentspannung*
- *Was ich alles kann*
- *Das kleine und das große NEIN*
- *Mein starkes Ich*
- *Katastrophengedanken entkräften**
- *Liebe ist …* (für Eltern)*
- *Blick auf das Positive**
- *Kraftquellen für die Familie**
- Information: *Eine Stunde Elternzeit**

IV. Therapie-Informationen

Im Anschluss an den Übungsteil möchte ich noch einige abschließende Informationen und Tipps geben, die mir für die Durchführung einer Psychotherapie und die Anwendung der dargestellten Übungen nützlich erscheinen. Außerdem stelle ich Ihnen einen *Fragebogen für Kinder und Jugendliche* zur Datenerhebung vor.

1. Ratschläge zur Handhabung der Übungen

Wie Sie die in diesem und im *zweiten Band* (für Bezugspersonen und Familien) dargestellten erlebnisorientierten Übungen am besten handhaben, können Sie den folgenden Informationen entnehmen.

1. Die gute therapeutische Beziehung und die Wirksamkeit von Methoden und Übungen hängen im Kindes- und Jugendalter u. a. auch wesentlich vom alters- und entwicklungsentsprechenden Zugang des Therapeuten ab. Deshalb bitte ich Sie, immer zu prüfen, wie Sie das sprachliche und kognitive Niveau ebenso wie die Komplexität einer Übung für den jeweiligen *Entwicklungsstand* des Patienten modifizieren können.

2. Bedenken Sie, dass Sie sich in der Kindertherapie viel bewegen und auch auf den Boden setzen werden. Für Therapeuten empfiehlt sich daher *bequeme und dezente Kleidung*, ebenso für Gruppenleiter und Patienten.

3. Da die dargestellten Übungen erlebnisorientiert sind, heißt das Motto auch *»mehr Tun und Erleben statt zu viel Reden und Denken«*. Dies bedeutet, dass die Übungen in erster Linie erlebt werden und wenig »über« sie geredet wird. Ausführliche Erklärungen, über den Text der Instruktion hinaus, vor Beginn und während der Übungen sind selten nötig.

4. Jede einzelne Übung kann zwar Veränderungsprozesse in Gang setzen, diese bedeuten jedoch – ohne kontinuierliche Einübung, Begleit- und Anschlussarbeit – keine Heilung per se. Die Übungen dürfen nicht mit schnellem esoterischen Heilsversprechen verwechselt werden, sie wirken nur langfristig im Rahmen eines *umfassenden Behandlungskonzepts.*

5. *Psychotherapie ist ein langfristiger Prozess* und darf nicht mit guten Ratschlägen verwechselt werden. Das Symptom des Patienten kann nicht durch Überredung oder Trösten beseitigt oder durch schnelle Heilserwartungen »zum Schweigen gebracht« werden. »Tröstungen durch den Therapeuten erleichtern dem Patienten zwar eine Situation, sie greifen jedoch psychotherapeutisch zu kurz, weil sie ihn um eine Erfahrung bringen, nämlich um die Chance, eine schwierige Situation in der ganzen emotionalen Bandbreite und Tiefe durchstehen zu können.« (*Maaser* et al., 1994, S. 120)

6. Sich raus aus dem Therapiesessel zu bewegen, tut auch den meisten Therapeuten und ihren therapeutischen *Energien* gut (z. B. *Aktivierungsentspannung, Grenze wahren*). Einige Übungen eignen sich ganz besonders gut zur Vorbeugung gegen ein *Burnout-Syndrom* in Familien und helfenden Berufen (z. B. *Mein inneres Kind, Kraftquellen für die Familie*).

7. Bitte setzen Sie die Übungen sehr *individuell* ein. Nicht für jeden Patienten und jede psychotherapeutische Behandlung sind alle der genannten Übungen geeignet. Der Patient muss die *Freiheit* bekommen, auf die Übungen in seiner persönlichen Art und Weise reagieren zu können. »Der Patient reagiert in den seltensten Fällen so, wie der Therapeut es erwartet. Die Diskrepanz zwischen Erwartung des Therapeuten und der tatsächlichen Reaktion des Patienten muss vom Therapeuten angenommen werden« (*Maaser* et al., 1994, S. 118).

8. *Widerstand* oder Einwände eines Kindes vor Beginn oder während der Übungen (die häufig nur Ausdruck von Unsicherheit sind, was wohl auf es zukommen mag) sollten ernst genommen

werden. Sie können zunächst den Patienten ermuntern »probier es einfach«, »ich bin sicher, dass du das schaffst« oder fragen »wie kann ich dir diese Übung erleichtern?« oder »was schlägst du vor, was und wie wir zu diesem für dich wichtigen Thema üben könnten?« Schließlich können Sie die Übungen auch in kleinen Etappen durchführen oder auf die nächste Sitzung vertagen.

9. Durch Verwendung kreativer Medien (wie Puppen, Ton, Sand, Knete, Fingerfarben, Musik, Percussion-Instrumente, Masken, Wachsmalkreiden usw.) kann der erlebnisorientierte Aspekt der Übungen verstärkt und oft eine bessere *Verankerung im Gedächtnis* erzielt werden. Verschiedene Materialien sind jedoch bei erlebnisorientiertem Vorgehen in der Verhaltenstherapie nur *Hilfsmittel*, um den Patienten neue Erfahrungen zu ermöglichen. Es geht nicht darum, die Geschicklichkeit der Patienten (beim Malen, Modellieren usw.) zu üben oder zu prüfen, das sollte auch immer wieder betont werden.

10. In der Verhaltenstherapie wird nur beobachtet, *nicht gedeutet oder interpretiert*. Der Patient wird angeleitet, die für ihn persönlich geltenden Zusammenhänge sich mit Unterstützung des Therapeuten selbst zu erarbeiten. Ein selbst gemaltes Bild wird daher auch vom Patienten selbst beschrieben, der Therapeut exploriert nur ohne zu deuten.

11. Für die Arbeit mit *Hochbegabten* sind Übungen, die eine »Verbindung zwischen Kopf, Herz und Bauch« herstellen, besonders empfehlenswert (z.B. *Wutvulkan, Das starke Ich, Katastrophengedanken entkräften usw.*).

12. Patienten mit *psychosomatischen Reaktionen* profitieren in besonderem Maße von körper- und gefühlsorientierten Übungen (z.B. *Gefühlsbesinnung, Aktivierungsentspannung*).

13. Alle Übungen, die mit Körperkontakt verbunden sind, sind für *missbrauchte Patienten* mit erhöhtem Schwierigkeitsgrad verbunden und sollten daher nur mit Vorsicht eingesetzt werden

(Opfer von Gewaltanwendungen, sexuellen Grenzüberschreitungen, Vergewaltigungen usw.). Für diese Patienten sind besonders Übungen zum Abbau von Ängsten und zum Aufbau von Durchsetzungsverhalten indiziert (z. B. *Das große und das kleine NEIN, Mut tut gut, Das starke Ich).*

14. Der *Patient ist der Experte* für seine Person, der Therapeut ist nicht der Wissende, der dem Patienten seine Deutungen oder Modelle überstülpt. Der Therapeut ist nur der Experte für sein Fach und die damit zusammenhängenden Methoden. Durch gezieltes Einsetzen dieser Methoden und Förderung der Selbsthilfekräfte des Patienten, einschließlich anamnestischer und therapeutischer Fragen, bringt er den Patienten selbst da hin, die notwendigen Zusammenhänge zu erkennen (z. B. *Familie in Tieren, Mein inneres Kind usw.).*

15. Da bei einigen Übungen Erregung oder unangenehme Gefühle ausgelöst werden, ist es notwendig, dass der Therapeut eigene *Kompetenzen im Umgang mit unangenehmen Gefühlen* besitzt und nicht selbst z. B. hilflos reagiert, wenn ein Patient zu weinen beginnt, oder ärgerlich, wenn dieser seinen Unmut äußert.

16. Wenn der Therapeut selbst länger als etwa 5–10 Min. spricht und erklärt, ist die Wahrscheinlichkeit groß, dass sich beim Kind Langeweile oder aversive Erinnerungen an die Schule einschleichen. Der Therapeut selbst ist aktiv und angestrengt und denkt, es erginge dem Patienten ähnlich. Dieser ist jedoch währenddessen nicht aktiviert, sondern in Ruhe- und Wartehaltung. Der Therapeut sollte daher unbedingt auf die *Begrenzung seiner Redezeit* achten. Neues Verhalten prägt sich beim Patienten besser ein, wenn er *selbst etwas herausfindet* und nicht Schritt für Schritt geführt wird.

17. Dem Therapeuten ist der Stoff vertraut, er hat ihn ev. schon oft vermittelt, deshalb beschleunigt er vielleicht von Sitzung zu Sitzung sein *Tempo*. Das Kind hört jedoch den Stoff zum ersten Mal und braucht *Pausen*, um ihn zu verstehen und zu verarbeiten. Deshalb sollten Therapeuten Pausen riskieren und einplanen.

18. *Richtig oder falsch gibt es für die Patienten nicht.* So, wie jeder Einzelne eine Übung versteht, erlebt oder durchführt, ist es für ihn persönlich innerhalb seines Erlebnisspektrums in Ordnung. Dies kann immer wieder hervorgehoben werden, um die Ängste des Patienten zu reduzieren und seine Motivation zu erhöhen.

19. Ein gutes Lernklima kann durch eine gute Beziehung zwischen Therapeut und Patient gefördert werden. Dazu gehört der *wertschätzende, liebevolle und wohlwollende Umgang* mit allem, was in der Therapiesitzung geschieht – aber nicht Machtausübung oder abwertende Deutungen gegenüber Patienten. Auch mögliche Konflikte sind eine Chance für den Therapieprozess. Diese können den Therapeuten natürlich an die Grenzen seiner eigenen Belastbarkeit bringen – in diesen Fällen hilft manchmal der eigene Supervisor.

20. Neben den in diesem Band beschriebenen Übungen können Sie auch einige Übungen und Therapiematerialien aus der Erwachsenentherapie für Kinder und Jugendliche in Einzel- und Gruppentherapie verwenden, wenn Sie diese entwicklungsentsprechend modifizieren (z. B. *Einfühlen, Fantasiereise Traumland, Blind führen, Abklatschen, Rücken an Rücken, Winken, Elternvorstellung, Gangarten, Scheinwerfer, Gefühlstopf, Angstbewältigung usw.*, vgl. Görlitz, 2003, Körper und Gefühl in der Psychotherapie – Basis- und Aufbauübungen).

2. Entwicklungsangemessene Methoden

In den unterschiedlichen Alters- und Lebensstufen haben Kinder in ihrer kognitiven, emotionalen, motorischen und sozialen Entwicklung verschiedene Entwicklungsaufgaben zu bewältigen. Die gesamte Kindheitsentwicklung unterliegt einem sich ständig verändernden Reifungsprozess. Diesem Entwicklungsstand und Reifungsprozess entsprechen auch unterschiedliche Zugangsweisen zum Erleben und Verstehen des Kindes sowie entsprechende therapeutische Methoden.

Viele kindertherapeutische Verfahren wurden aus der Erwachsenentherapie entwickelt und nicht speziell für Kinder und Jugendliche. »Sogar die psychoanalytische Entwicklungstheorie von Sigmund Freud entstand aus der therapeutischen Arbeit mit neurotischen Erwachsenen, d. h. der Rekonstruktion der Kindheitserinnerungen von Erwachsenen im therapeutischen Prozess. Da Psychotherapie mit den Kognitionen, Emotionen, Verhaltensmustern, Motivationen und der Beziehungsfähigkeit ihrer Klientinnen und Klienten arbeitet und diese sich während des Kindes- und Jugendalters auffällig verändern, stellt sich bei der Psychotherapie mit Kindern und Jugendlichen, viel offensichtlicher als bei der Arbeit mit Erwachsenen, die Frage nach dem Entwicklungsstand« (Borg-Laufs & Trautner, 1999, S. 51). Die Chance in der Kinderpsychotherapie besteht darin, in den laufenden Entwicklungsprozess eingreifen zu können und somit möglichen weiteren Fehlentwicklungen vorzubeugen. Dies gelingt dann, wenn das Vorgehen und das sprachliche Niveau dem Entwicklungsstand des Kindes entsprechen und es weder über- noch unterfordern.

In einer der wenigen Arbeiten zum Thema »entwicklungspsychologische Grundlagen der Kinder- und Jugendlichenpsychotherapie« beschreiben Borg-Laufs und Trautner (1999) Dimensionen der Entwicklung, die für Psychotherapie mit Kindern und Jugendlichen von Bedeutung sind. »Viele Symptome können als unangemessener Versuch verstanden werden, eine bestimmte Entwicklungsaufgabe zu bewältigen. So kann z. B. aggressives Verhalten als misslungener Versuch der Kontaktaufnahme bzw. der Beziehungsstrukturierung mit Gleichaltrigen gelten. Eine Therapie des aggressiven Verhaltens wird nur dann erfolgreich sein, wenn dabei auch angemessene Verhaltensweisen erlernt werden können, mit denen positiver Kontakt zu Gleichaltrigen hergestellt und somit diese Entwicklungsaufgabe bewältigt werden kann« (Borg-Laufs & Trautner, 1999, S. 60).

Ab welchem Alter bestimmte, für psychotherapeutisches Arbeiten notwendige Fähigkeiten erreicht und bestimmte Methoden möglich sind, wird im Folgenden in Anlehnung an Havighurst (1982), Oerter (2002), Borg-Laufs und Trautner (1999) sowie Petermann (2000) verkürzt tabellarisch dargestellt. Es wurden nur die wichtigsten Methoden aufgenommen. Die Altersangaben sind aufgrund individueller und geschlechtsspezifischer Unterschiede nur als ungefähre Richtlinien zu betrachten, die Übergänge sind fließend.

Um die in diesem Band dargestellten Übungen entwicklungs- und altersentsprechend einsetzen und modifizieren zu können, ist es ratsam und hilfreich, sich an dieser Tabelle zu orientieren unter Berücksichtigung des individuellen Entwicklungsstandes des Kindes bzw. Jugendlichen.

Entwicklungsangemessene Methoden

Alter Lj.	erreichte Fähigkeiten	fehlende Fähigkeiten	mögliche Methoden (fortschreitend)
1.–2.	Verzögerte Nachahmung; Ausführen sprachlicher Aufforderungen	Antizipation der Ergebnisse des eigenen Handelns	• Klassisches Konditionieren • Operante Verfahren mit prompter Verstärkung • Bezugspersonen-Anleitung
2.	Aufbau einer therapeutischen Beziehung; Wortschatz 50–100 Wörter	Führen eines therapeutischen Gesprächs	• Verzögerte Imitation • Verfolgen eines therapeutischen Gesprächs →

Alter Lj.	erreichte Fähigkeiten	fehlende Fähigkeiten	mögliche Methoden (fortschreitend)
4.–5.	Allmähliche Verarbeitung von Wettkampfsituationen; Einsicht in den Zusammenhang zwischen eigenem Handeln und Erfolg	Betrachten mehrerer Aspekte einer Situation (erst ca. ab dem 6. Lj.); Willkürliche Aufmerksamkeit; Impulskontrolle	• Puppenspiel • Rollenspiel mit ausgedachten Gegenständen • Aufrechterhalten eines therapeutischen Gesprächs • Gewinnspiele mit »milden« Regeln
6.–7.	Reversibles Denken; Kurzzeitige willkürliche Aufmerksamkeit	Abstraktes Denken (erst ab dem 12. Lj.)	• Systematische Desensibilisierung • Entspannungsmethoden
8.–9.	Handlungssteuerung	Nur bedingte Wiederholung des Inhalts	• Kognitive Umstrukturierung • Selbstkontrollmethoden
10.–11.	Beginnendes Verstehen von Metaphern; Aufschub von Bedürfnisbefriedigung	Erkennen komplexer Funktionszusammenhänge	• Imaginationstechniken • Konfrontation und Reaktionsverhinderung
12.–14.	Logische Verknüpfungen, abstraktes Denken, Beschäftigung mit hypothetischen Möglichkeiten; Wiederholung des Inhalts; sich selbst als Verursacher von Problemen sehen; Aufrechterhaltung sozialer Beziehungen; Beginnende Übernahme von Werten und Normen der sozialen Bezugsgruppe	Stabiles sozial verantwortliches Verhalten; emotionale Unabhängigkeit von den Eltern	• Problemlösetechniken auch zur eigenen Verhaltensänderung • Selbstmodifikationsmethoden • Familienskulptur, Familiensoziogramm →

Alter Lj.	erreichte Fähigkeiten	fehlende Fähigkeiten	mögliche Methoden (fortschreitend)
15.–18.	Verständnis für komplexe Funktionszusammenhänge (psychophysiologisches Denken); Sozial verantwortliches Verhalten erstreben und erreichen; Entwicklung einer Ideologie	Motivation für psychotherapeutische Übungsaufgaben und Mitarbeit (ist individuellen und situationsbezogenen Schwankungen unterworfen)	• Massierte Konfrontation • Zunehmende Anwendung der Methoden der Erwachsenentherapie

3. Therapeutische Übungsaufgaben

Meine kleinen und großen Patienten hören von mir immer wieder den Satz »*Therapie geschieht zwischen den Sitzungen*«. Kinder und Erwachsene erhalten deshalb häufig bestimmte Übungsaufgaben, um das in der Therapiesitzung Erarbeitete und Erlernte auch in ihrer natürlichen Umgebung einzuüben. Ich halte es für günstiger, von »*therapeutischen Übungsaufgaben*« und nicht von »Hausaufgaben« zu sprechen, da bei manchen Kindern und Jugendlichen allein der Begriff Hausaufgabe bereits aversive Gefühle auslöst. Therapeutische Übungsaufgaben werden in der Therapie von Kindern und Jugendlichen unter zwei Gesichtspunkten eingesetzt:

1. bei Verhaltensstörungen, um die Häufigkeit eines Verhaltens durch gezielte Verstärkung zu ändern (Kontingenzmanagement) oder zu erhöhen
2. bei Entwicklungsstörungen, um die Bezugsperson des Kindes (Eltern, Lehrer, Erzieher) zu einem systematischen Verhaltensaufbau zu befähigen.

Therapeutische Übungsaufgaben sollen gezielte Lernprozesse außerhalb der Therapie in Gang setzen. Dazu erhalten die Bezugspersonen (Eltern, Lehrer, Erzieher, Geschwister, Mitschüler) oder das Kind/der Jugendliche möglichst konkrete Verhaltensanleitungen. Diese Anleitungen müssen den betroffenen Personen nicht nur einleuchten, sondern auch klar, verständlich und einlösbar sein. Außerdem müssen die Anleitungen auch verbindlich sein, d. h. so formuliert werden, dass sie in der Tat auch befolgt werden können (Bellingrath & Brack, 2001, S. 552 ff.). Folgende Regeln sind dabei zu beachten:

10 Regeln für therapeutische Übungsaufgaben
(modifiziert nach Bellingrath & Brack, 2001)

1. Die Aufträge werden angemessen begründet und Eltern und Kinder über die Störung und die Umstände, die das Problemverhalten bedingen und auch aufrechterhalten, informiert.
2. Die therapeutischen Übungsaufgaben werden (in Grenzen) ausgehandelt.

→

3. Das erwünschte Verhalten wird genau operationalisiert und klar beschrieben, besprochen und evtl. auch durchgespielt.
4. Es wird festgelegt, wer das erwünschte Verhalten beobachtet (Kind, Eltern, Lehrer usw.).
5. Die Ausführung der therapeutischen Übungsaufgaben wird zunächst dicht, später intermittierend überwacht (durch Tagebücher, Verhaltensprotokolle, telefonische Berichte, Tonband oder Videoaufzeichnungen).
6. Die Ausführung der therapeutischen Übungsaufgaben wird verstärkt, es werden Schwierigkeiten besprochen, gemeinsam reflektiert und das therapeutische Vorgehen entsprechend angepasst.
7. Das Kind muss für seine Mitarbeit gelobt und ermuntert werden weiterzumachen.
8. Das Kind muss positiv verstärkt und das Konzept der altersentsprechenden Belohnung eingeführt werden.
9. Dem Kind muss die Botschaft vermittelt werden, dass es selbst etwas tun kann, damit es ihm besser geht und dass es in der Therapie nur Erfolg haben wird, wenn es selbst aktiv wird.

4. Tipps von A bis Z zur Arbeit mit Kindern und Jugendlichen

Im Verlauf von Einzel- und Gruppensupervision, die im Rahmen der Weiterbildung zum Kinder- und Jugendlichenpsychotherapeuten stattfindet, hat sich gezeigt, dass sich bestimmte Fragen und Themen wiederholen.
Die folgende Zusammenstellung der wichtigsten Themen kann Kollegen, angehenden Therapeuten und auch Eltern vielleicht schon im Vorfeld der Therapie Antwort auf verschiedene Fragen geben.

APGAR-Index

Um mögliche geburtsbedingte Beeinträchtigungen des Kindes beurteilen zu können, ist es u. a. wichtig, dass Sie den so genannten APGAR-Index (**A**tmung, **P**uls, **G**rundtonus, **A**ussehen, **R**eflexe) erfragen. Das Kind wird 60 Sek. (bzw. 5 und 10 Min.) nach der Geburt nach drei Bewertungsstufen von 0 = niedriges bis 2 = gutes Ergebnis beurteilt, und zwar bezogen auf:
1. Hautfärbung
2. Gleichmaß und Art der Atmung
3. Muskeltonus
4. Reflexauslösbarkeit
5. Herzschlag/Pulsfrequenz (unter/über 100 bzw. fehlend).

Ein *maximaler Wert von 10* Punkten bedeutet: gesundes Kind mit regelmäßigem Herzschlag, kräftigem Schrei, wohlentwickeltem Husten-Reflex und rosa Hautfarbe.
Ein *APGAR-Wert von 7 bis 10* gilt als normal bzw. optimal,
ein *APGAR-Index von 4 bis 7* als nicht optimal und
ein Wert von 3 und darunter als sehr bedenklich.
Zusätzlich zur APGAR-Prüfung wird auch der Säuregrad im Nabelschnurblut gemessen. Etwa am fünften Tag nach der Geburt erfolgt die erste von (bis zum Schuleintritt) insgesamt neun kinderärztlichen Kontrolluntersuchungen (Oerter, 1995, S. 178).

Asperger-Syndrom

Das Asperger-Syndrom (ICD-10-GM, 2004, F84.5) gehört zu den eher selten diagnostizierten so genannten *tief greifenden Entwicklungsstörungen* (F84), das bei differenzialdiagnostischen Überlegungen (z. B. Zwangsstörung, Lernstörungen, Schizoide Störung, Soziale Phobie usw.) jedoch häufiger berücksichtigt werden sollte. Gemäß ICD-10-GM (2004) handelt es sich um eine Störung von unsicherer nosologischer Validität, die durch dieselbe Form qualitativer Beeinträchtigung der sozialen Interaktionen charakterisiert ist, die typisch für den *Autismus* ist. Hinzu kommen eingeschränkte, stereotype Verhaltensmuster, Interessen und Aktivitäten. Die Störung unterscheidet sich vom Autismus in erster Linie durch fehlende allgemeine, sprachliche oder kognitive Entwicklungsverzögerung. Die meisten Patienten besitzen eine normale allgemeine Intelligenz, sind jedoch üblicherweise motorisch auffällig ungeschickt. Betroffen sind vorwiegend Jungen (ca. 8:1). Die Auffälligkeiten zeigen sich teilweise bis in das Erwachsenenalter hinein. Im frühen Erwachsenenalter treten gelegentlich psychotische Episoden auf. Wesentliche Merkmale des Asperger-Syndroms sind nach Hippler & Klicpera (2000)

1. Einschränkung der sozialen Beziehungen
2. Schwierigkeiten in der Kommunikation
3. Mangel an Vorstellungsvermögen und Kreativität
4. Spezialinteressen
5. Festhalten an Routine und Ritualen
6. Ungeschicklichkeit

Gemäß o. g. Autoren gibt es zwar derzeit keine Heilung im Sinne einer vollständigen Behebung der Symptome, eine frühe Diagnose ermöglicht jedoch eine frühe Förderung (Elternanleitung, strukturierte Umgebung, klarer sprachlicher Umgang, sensorische Integration, Stärkung des sozialen Bewusstseins, Förderung positiver Sozialkontakte, Einordnen von Emotionen usw.), bevor das Kind zusätzliche reaktive Probleme entwickelt.

Blockaden

Falls weder Sie noch das Kind/der Jugendliche in der Sitzung durch Fragen, Berichte oder Interventionen weiterkommen, können Sie dies thematisieren: z. B. »*Ich habe momentan keine Ahnung davon, wie du dich fühlst, wie du weitermachen möchtest, welche Ziele du verfolgst, wie ich dich unterstützen kann, welches Angebot du möchtest …*« Der Therapeut kann zuweilen auch eine kurze Pause machen und das Kind bitten, ein Gefühlsbild zu malen, einen Sitzungs-, Gefühlsbericht zu schreiben, fünf Ziele aufzuschreiben, einen Satzergänzungstest auszufüllen usw.

Diagnose

Bitte nehmen Sie Diagnosestellung im Kindes- und Jugendalter ganz besonders behutsam vor. Eine Diagnose kann für ein Kind bereits eine frühe Stigmatisierung bedeuten und sollte deshalb sorgsam ausgewählt werden. Nur in begründeten Fällen sollte zu Erwachsenendiagnosen gegriffen werden. Dabei muss immer bedacht werden, in welchem Alter in der Regel erstmals Depressionen, Panikstörungen, Persönlichkeitsstörungen usw. auftreten und diagnostiziert werden können. Bei Kindern muss auch immer berücksichtigt werden, dass die Verhaltensauffälligkeiten oft in funktionalem Sinne ein Defizit der Eltern im Erziehungs-, Bindungs- und Zuwendungsverhalten darstellen können oder dass das Kind nur Symptomträger eines gestörten Familiensystems sein kann. Deshalb erscheint es ganz besonders wichtig, neben dem ICD-10-Schlüssel auch immer eine auf der psychologischen Ebene *beschreibende Diagnose hinzuzufügen.*

Dokumentationspflicht

Als Psychotherapeut unterliegen Sie einer Dokumentationspflicht, die Sie dazu verpflichtet, alle wesentlichen Teilschritte der Diagnostik und der Therapie festzuhalten. Auch die Dokumentation von Testergebnissen, der Indikation und des Verlaufs der therapeutischen Sitzungen einschließlich der Aufzeichnung der Sitzungsdaten und eine Darstellung der Beendigung der Therapie gehören zu einer aussagefähigen Dokumentation. Die Aufbewahrungsfrist beträgt 10 Jahre und für Institutionen bis zu 30 Jahre (Pulverich, 2001, S. 22).

Erregungsniveau

Es gibt Kinder, die aufgrund ihres erhöhten Grunderregungsniveaus schneller als andere mit Angst oder Wut reagieren. Hier muss zunächst das Grunderregungsniveau durch Entspannungsmethoden und Einführen von regelmäßigen Entspannungsphasen im Alltag so weit wie möglich gesenkt werden und damit auch die Angst oder Aggressionsbereitschaft. Ab einem bestimmten situationsbezogenen Erregungsniveau können jedoch Entspannungsmethoden als Akuthilfe nicht eingesetzt werden, da der Abbau der bereitgestellten Stresshormone in der Regel ca. 1/2 Std. dauert und damit auch die Bereitschaft zur Entspannung verzögert ist. Hier sind dann eher Methoden zur Verbesserung der Impulskontrolle hilfreich (z. B. Übung *Wutvulkan**).

Generalisierung

Generalisierung bedeutet die Übertragung der therapeutischen Übungen und Therapiefortschritte in den Alltag. Angehende Therapeuten freuen sich oft so sehr über therapeutische Fortschritte und Therapiezielerreichung, dass sie manchmal versäumen, den Therapieerfolg auch auf die natürliche Umgebung zu generalisieren und die Therapie trotz Zielerreichung noch weitere ca. drei bis sechs Monate in größeren Abständen fortzusetzen.

Grundbedürfnisse

Die Erfüllung wichtiger Grundbedürfnisse, wie z. B.:
- 5 Mahlzeiten pro Tag,
- 8 bis 10 Stunden Schlaf,
- Sauerstoff, Bewegung,
- Liebe, Kontakt

sind Grundvoraussetzungen für das Gelingen von Psychotherapie. Denn müde, hungrige, einsame Kinder sind sehr viel weniger in der

Lage, den Anweisungen des Therapeuten zu folgen, Veränderungsziele als sinnvoll anzusehen und ausreichend Energie für Veränderungsarbeit aufzubringen. Achten Sie deshalb darauf, dass Kinder möglichst satt und ausgeruht in die Therapiesitzung kommen (s. auch Übung *Mein Körper und Ich* sowie Therapiematerial *Dem Körper Gutes tun*).

Hochbegabung

Die Gleichsetzung von Hochbegabung mit einem erhöhten Risiko für emotionale und andere Störungen ist ebenso falsch wie die Erwartung von Perfektion in allen Bereichen. Die intellektuelle Entwicklung verläuft jedoch schneller als die emotionale und körperliche. Im sozialen Bereich können durch Führungsansprüche oder Probleme, die richtigen Freunde zu finden, Schwierigkeiten entstehen; im Elternhaus durch Nichterkennung der Hochbegabung, Zuwendungsdefizit oder mangelnde Förderung. In *Band zwei* (für Familien und Bezugspersonen) finden Sie ausführliche Informationen zur Hochbegabung und die Darstellung eines *Eltern-Kind-Trainings*.

Impulskontrollstörungen

Wenn ein Kind häufiger impulsiv reagiert oder »explodiert«, so nützt es wenig, das Kind zu bestrafen. Wählen Sie daher keine Bestrafungsmethoden! Sie sind kontraindiziert, ethisch fragwürdig und entstehen meist aus einer therapeutischen Hilflosigkeit. Hilfreicher sind lösungsorientierte Übungen wie:

- Problemtopf oder Wutvulkan,
- Analyse des Verhaltens auf vier Ebenen,
- Vorstellungsübungen (innerer Regler, Stoppschild)
- soziales Fertigkeitstraining.

Manchmal ist es auch hilfreich, mit dem Kind zu üben, die kritische Situation so lange zu verlassen, bis Stresshormone (nach ca. 30 Min.) wieder abgebaut sind.

Intervalltraining

Zur Konzentrationsförderung im schulischen Bereich ist das Intervalltraining im Rahmen der Hausaufgabensituation eine bewährte Methode. Das Intervalltraining beinhaltet:

- den regelmäßigen Beginn der Hausaufgaben zu festgelegten Zeiten
- selbstständiges Arbeiten ohne Unterbrechung (und ohne Anwesenheit der Mutter), zunächst 15 Minuten lang (das Klingeln einer Eieruhr signalisiert die Pausen)
- Ausdehnung der Einheiten innerhalb ca. eines halben Jahres auf 3 x 30 Minuten mit je 10-minütigen Pausen (variabel je nach Alter des Kindes)
- mögliche Koppelung mit einem Verstärkerprogramm (Belohnung der Einhaltung der vorher vereinbarten Kriterien)
- Förderung konzentrierter Arbeitsbedingungen (aufgeräumter Schreibtisch, Wegräumen aller ablenkenden Gegenstände im Raum, keine Musik, Schließen der Zimmertür usw.).

Häufig wird das Intervalltraining auch mit einem *Verstärkerprogramm* kombiniert (s. hierzu auch die Übung *Verstärken* in *Band zwei*).

Katamnese-Sitzungen

Zur Stabilisierung des Behandlungserfolges sollten Sie in jedem Fall noch etwa fünf Katamnese-Sitzungen im jeweiligen Abstand von drei bis sechs Wochen nach Abschluss der eigentlichen Behandlung durchführen. In diesen Sitzungen werden die bisherigen Behandlungsmethoden nochmals wiederholt, intensiviert, ergänzt und schriftlich fixiert, auch im Sinne von Hilfe zur Selbsthilfe, sowie ein *Rückfall-Präventions-Plan* (s. unten) erstellt.

Konfrontationstraining (bei Angst- und Zwangspatienten)

Sowohl Patienten als auch Therapieanfänger wundern sich manchmal, warum die Konfrontation mit angstauslösenden Situationen trotz regelmäßiger Übung die Symptomatik oft eher verstärkt als reduziert. Ein häufiger Grund besteht darin, dass die Konfrontationsübungen nicht bereits im Vorfeld durch ein Angstbewältigungstraining auf den vier Ebenen (kognitive, emotionale, physiologische und Verhaltensebene) sowie durch Rollenspiele und In-sensu-Übungen vorbereitet wurden, wie z. B.

1. *Kognitive Ebene:* Identifizierung und Abbau angstvergrößernder Gedanken sowie schriftliche Einübung hilfreicher Gedanken.
2. *Emotionale Ebene:* Gefühle erkennen, zuordnen, erlauben und zulassen.
3. *Physiologische Ebene:* Realistische Kausalattribution physiologischer Reaktionen zu Problemsituationen, Entspannungsmethoden.
4. *Verhaltensebene*: Einübungen von Angstbewältigungskompetenzen im Rollenspiel und als In-sensu-Desensibilisierung.

Pacen und Leaden

Pacen und Leaden bedeutet, den Patienten dort abzuholen, wo er sich gerade mit seinem Anliegen, seinen Fertigkeiten, seinen Sorgen und Bewältigungsmöglichkeiten befindet, und ihn, unter Nutzung seiner Ressourcen, behutsam zum vereinbarten therapeutischen Ziel zu führen. Hierbei sollten Sie das Einverständnis des Patienten implizit oder explizit einholen.

Problemhierarchie

Es gibt immer wieder Patienten und Familien, die den Therapeuten mit der Fülle ihrer Probleme zu überfordern drohen. Hier ist es nützlich, alle vorhandenen Probleme aufschreiben und sie nach Wichtigkeit in eine so genannte Problemhierarchie bringen zu lassen. Anschließend werden dann gemeinsam mit dem Patienten zwei bis vier der wichtigsten therapeutisch zugänglichen Probleme herausgegriffen, entsprechende Behandlungsziele und ein Behandlungsplan entwickelt. Dem Patienten wird dabei deutlich gemacht, dass es in der Psychotherapie nur möglich ist, einen begrenzten Ausschnitt aus der Problemhierarchie zu behandeln (aufgrund der begrenzten Stundenzahl, der begrenzten Energiereserven von Familie und Therapeuten usw.). Die Übung *Mein Problemtopf* ist hierfür sehr hilfreich.

Prognose

Zur Einschätzung eines möglichen Therapieerfolgs können Sie folgende Kriterien heranziehen:

1. Störungsbezogene Prognose (Beeinflussbarkeit der Störung, Existenz wirksamer Therapiemethoden, Chronifizierung usw.)
2. Familiäre *Disposition*
3. *Vulnerabilität*
4. Berücksichtigung reaktiver und endogener Anteile
5. *Therapiemotivation* des Kindes, des Jugendlichen, der Eltern
6. *Dauer* der Symptomatik
7. *Schwere* der Symptomatik
8. *Compliance* (werden die therapeutischen Übungsaufgaben durchgeführt, Fragebögen ausgefüllt?)
9. *Leidensdruck*
10. *Veränderungsbereitschaft*

Ressourcen

Für Sie als Kindertherapeut ist es besonders nützlich, eher ressourcenorientiert und weniger problemzentriert vorzugehen. Die Ressourcen, d. h. die Stärken, Fähigkeiten, Begabungen, Hobbys, Interessen des Kindes und der Familie, erfahren dabei besondere Beachtung und werden auch zur Problembewältigung genutzt (s. auch Therapiematerial *Hilfreiche Fragen*). Auch Probleme können im Sinne von Ressourcen betrachtet werden, d.h. als für das Kind manchmal bestmögliche Verhaltensweise, um eine schwierige Lebenssituation zu meistern oder gar zu überleben oder Bindungsverhalten herzustellen oder um die nötige Aufmerksamkeit und Zuwendung der Bezugspersonen zu erreichen. Symptome können in ressourcenorientiertem Sinn daher, insbesondere bei Kindern, weniger als krankes oder falsches Verhalten betrachtet werden, sondern auch als wichtige Information über das familiäre oder soziale System, in dem das Kind lebt. Auch die im Symptom steckende Energie, die Fähigkeit zum Verzicht, die Fähigkeit, Leid zu ertragen, können als Ressourcen thematisiert oder umgedeutet werden. (s. die Übungen: *Was ich alles kann*, *Kraftquellen für die Familie** *usw.*).

Rückfall-Präventions-Plan

Die Rückfallprophylaxe sollten Sie in den letzten beiden Sitzungen sowohl mit dem Kind als auch den Eltern besprechen und schriftlich fixieren. Für diesen Rückfall-Präventions-Plan können Sie mit dem Patienten z. B. folgende Formulierungen durchgehen:

- Die erlernten Therapiemethoden kann ich zukünftig folgendermaßen umsetzen ...
- Die für mich drei bis fünf wirksamsten Therapiemethoden ...
- Hilfreiche Therapiematerialien ...
- Aktivitäten, die mir helfen, meine Stimmung zu verbessern ...
- Meine wichtigsten Grundbedürfnisse ...
- Personen aus meinem privaten Umfeld, an die ich mich wenden kann (Familie, Freunde, Lehrer usw.) ...
- Ich versuche bei möglichen Problemen in jedem Fall zunächst, sechs bis acht Wochen mit den von mir im folgenden formulierten Maßnahmen ... mir selbst zu helfen. Falls dies nicht gelingt, kann ich mich danach jederzeit wieder an meinen Therapeuten/meine Therapeutin wenden (Anschrift und Telefonnummer meines Psychotherapeuten und eines Arztes meines Vertrauens ...)

Schulprobleme

Schulprobleme können unterschiedliche Ursachen haben. Sie können nur vorübergehende Leistungsschwankungen sein, Begleiterscheinungen anderer psychischer Störungen oder eine Störung des Fertigkeitserwerbs (ICD-10, F81) von frühen Entwicklungsstadien an. Letzteres sind z.B. Lese-/Rechtschreibstörungen (F81.0–F81.1), Rechenstörungen (F81.2) oder kombinierte Störungen schulischer Fertigkeiten (F81.3). Diese meist isolierten Störungen sind weder die Folge eines Mangels an Gelegenheit zu lernen und auch nicht allein die Folge einer Intelligenzminderung oder irgendeiner erworbenen Hirnschädigung oder -krankheit. Für die betroffenen Kinder werden von spezialisierten Therapeuten Legasthenie- oder Dyskalkulie-Trainings-Programme angeboten. Für leichtere Formen von Konzentrations-, Lern- oder Leistungsstörungen gibt es Programme zur Konzentrationsförderung (s. Görlitz, 1993, S. 171–180). Anregungen für effektives und lebendiges Lernen finden sich u. a. in dem Buch von Wolfgang Endres (1990) »So macht Lernen Spaß«.

Schweigepflicht

Nach § 203 Abs. 1 des Strafgesetzbuches (StGB) sind Angehörige verschiedener Berufsgruppen, so auch Ärzte und Psychotherapeuten, verpflichtet, fremde Geheimnisse, die ihnen bei der Berufsausübung anvertraut worden sind, nicht unbefugt zu offenbaren. Die Verletzung der Schweigepflicht kann eine Geldstrafe oder eine Freiheitsstrafe bis zu einem Jahr nach sich ziehen. Als schutzwürdiges Interesse gelten nicht nur alle gesundheitlichen, familiären oder finanziellen Tatsachen, sondern auch das Faktum, dass sich jemand in ärztliche oder psychologische Behandlung begibt. Strafbar ist nur das unbefugte Offenbaren eines Geheimnisses. Dies ist der Fall, wenn die Weitergabe des Geheimnisses ohne Zustimmung des Verfügungsberechtigten und ohne ein Recht zur Mitteilung erfolgt.

Durch eine *Entbindung von der Schweigepflicht* kann der Psychotherapeut zum Offenbaren eines geschützten Geheimnisses berechtigt werden. Die Entbindung von der Schweigepflicht kann auch ein Minderjähriger erteilen, sofern er dazu über eine natürliche Einsichts- und Urteilsfähigkeit verfügt. Umgekehrt darf ein zur Verschwiegenheit Verpflichteter ohne die Einwilligung des Minderjährigen auch gegenüber den Erziehungsberechtigten keine Geheimnisse offenbaren, sofern dem Minderjährigen aufgrund seiner Einsichts- und Urteilsfähigkeit ein *Selbstbestimmungsrecht* zukommt. Dies dürfte regelmäßig bei Kindern ab dem *14. Lebensjahr* der Fall sein, ohne dass dieses Alter eine feste Grenze darstellt.

Es gibt nur wenige Ausnahmen, in denen der Psychotherapeut ohne oder auch gegen den Willen seines Patienten die gesetzliche Schweigepflicht durchbrechen darf. Dazu gehören zunächst die Fälle des gesetzlichen Notstandes nach § 34 StGB, wonach der Psychotherapeut bei gegenwärtiger, nicht anders abwehrbarer Gefahr berechtigt sein kann, ein Geheimnis zu offenbaren, wie z. B. bei drohender Suizidgefahr, bei schweren seelischen Mängeln eines Auto fahrenden Patienten oder wenn aus der Art einer strafbaren Handlung eine konkrete Wiederholungsgefahr anzunehmen ist, wie

z. B. körperliche oder sexuelle Misshandlungen von Kindern und Jugendlichen durch Erziehungsberechtigte oder Angehörige (Pulverich, 2001, S. 23–24). Mit der Schweigepflicht in engem Zusammenhang steht das *Selbstbestimmungsrecht* von Kindern und Jugendlichen ab dem 14. Lebensjahr (siehe *Band II*).

Schwierige Fälle

Sowohl für Sie als Psychotherapeut als auch für den Patienten ist es hilfreich, wenn Sie Ihre Kompetenzgrenzen kennen und akzeptieren. Es gibt schwierige Fälle, bei denen wir folgende Kriterien reflektieren sollten, um möglicherweise dann zu entscheiden, sie an Kollegen oder andere Institutionen weiterzuempfehlen, wie z.B.:

- Hohe emotionale Verwicklung
- Rivalisieren mit Eltern
- Mangelndes Störungs- und Methodenwissen
- Unklarheit der Rolle (z.B. bei Verwandten, Freunden, mehreren gleichzeitigen Therapien, mangelnder Abgrenzung gegenüber dem Stationsteam)
- Angst vor Bedrohung (z.B. bei delinquenten Jugendlichen usw.)

Sitzungsbericht

Es ist hilfreich für Sie und den Patienten, jede Sitzung mit einem kurzen »Erlebnis-Bericht« über die vorausgegangene Sitzung zu beginnen, um den Anschluss an die letzte Sitzung herzustellen – und um auch nicht in Versuchung zu kommen, die meist ineffektive Frage »wie geht es« zu stellen oder sich allzu lange bei Aktuellem aufzuhalten. Kindern fällt es meist nicht so leicht wie Erwachsenen, einen schriftlichen Sitzungsbericht zu erstellen, manche finden jedoch sogar Spaß daran. Der Sitzungsbericht kann nach folgendem Schema erfolgen:

Persönlicher Sitzungsbericht

1. Was habe ich von der vergangenen Sitzung noch behalten?
2. Wie habe ich mich in dieser Sitzung gefühlt?
3. Was konnte ich zwischen den Sitzungen umsetzen?
4. Woran möchte ich heute weiterarbeiten?

Sitzungsvorbereitung

Damit Sie den ausgearbeiteten und vereinbarten *Behandlungsplan* immer vor Augen haben, ist es sinnvoll, diesen in jeder Sitzung vor sich liegen zu haben und einzutragen, welche Behandlungsziele mit welchen Methoden heute bearbeitet werden. Dies erleichtert wiederum die Vorbereitung für die kommende Sitzung. Achten Sie darauf, dass sich jede Sitzung auch auf die vorhergehende und den Behandlungsplan bezieht und dass Sie dies dem Patienten transparent machen. Methodisch sollte im Rhythmus von ca. 15 bis 20 Minuten jeweils ein Ebenenwechsel stattfinden (z. B. Rollenspiel, Übung, Malen, Erarbeitung von Selbstinstruktionshilfen, Angsthierarchie usw.). Die schriftliche Sitzungsvorbereitung ist der rote Faden für die kommende Sitzung. Sie sollten auch stets bewusst machen, welche Gründe Sie bewogen haben, vom Therapieplan abzuweichen: ob es Bequemlichkeit war, Unfähigkeit, den Redefluss des Patienten zu unterbrechen, die Notwendigkeit einer Krisenintervention, oder ob das angebotene Material des Patienten gerade für einen anderen Punkt des Behandlungsplanes utilisiert werden konnte.

Somatische Abklärung

Auch bei den geringsten Anzeichen oder dem Verdacht auf eine somatische Erkrankung oder Vorerkrankung sollten Sie bereits vor Therapiebeginn eine fachärztliche Abklärung einleiten, um mögliche Einflussfaktoren auf das psychische Befinden des Kindes zu eruieren. Hierzu zählen z. B. häufige Infekte, zu hoher Flüssigkeitsbedarf (zum Ausschluss von Diabetes), Schilddrüsenfunktionsstörungen, Minderwuchs, Enzephalitis, rezidivierende Magen-Darm-Beschwerden, Herzfehler, Allergien, Gewichtszu- oder -abnahme usw.; Psychologische Psychotherapeuten müssen dem Antrag an die Krankenkasse diese somatische Abklärung in Form eines vom Arzt ausgefüllten *Konsiliarberichts* beilegen.

Teamarbeit

Insbesondere in psychiatrischen und psychotherapeutischen Kliniken ist bei einer stationären Psychotherapie das Kind oder der

Jugendliche vielen verschiedenen Einflüssen ausgesetzt. Hier ist es wichtig, die psychotherapeutische Arbeit in der Einzeltherapie einerseits vom Pflegepersonal und den übrigen Teammitgliedern klar abzugrenzen. Auf der anderen Seite müssen die psychotherapeutischen Interventionen (z. B. Selbstsicherheitsübungen während des Tagesablaufs oder Reaktionsverhinderungsübungen bei Zwangspatienten) mit den dafür vorgesehenen Cotherapeuten klar abgesprochen und am besten gemeinsam vorher eingeübt und schriftlich formuliert werden. Die Verantwortung für den Durchführungsmodus muss dabei in den Händen des Psychotherapeuten bleiben, da dies sein Metier ist und die Patienten nicht gleichzeitig von mehreren Personen mit unterschiedlichen Zielen, methodischen Vorstellungen und Interventionen behandelt werden sollten.

Therapieabschluss

In der vorletzten Sitzung können Sie dem Patienten ein *Bilanzblatt* oder eine *Zielerreichungsskala* zur Erfolgskontrolle aushändigen. Der Therapieerfolg kann sowohl vom Patienten als auch vom Therapeuten zu den verschiedenen Behandlungszielen von 0 bis 10 eingeschätzt werden. Schätzt der Patient die Therapieerfolge höher ein als der Therapeut, so ist es wichtig, dass Sie Ihre Ansprüche bezüglich Therapiequalität und -erfolg zwar bewahren, aber gleichzeitig auch die wohl größere Erfolgseinschätzung des Kindes ressourcenorientiert nutzen. Die höhere Erfolgseinschätzung des Patienten kann auch den Wunsch beinhalten, die Therapie zu beenden. Bei Hinweisen hierfür ist es sinnvoll, dies zu thematisieren. Schätzt der Therapeut den Erfolg höher ein, kann dies im Sinne positiver Rückmeldung genutzt werden. Darüber hinaus wird im Verlauf der letzten drei Sitzungen ein *Präventions- bzw. Rückfallprophylaxe-Plan* (s. o.) gemeinsam erstellt.

Therapieordner

Zur Erhöhung von Motivation, Compliance, Selbstwirksamkeit und Selbstverantwortung und Hilfe zur Selbsthilfe empfehle ich Ihnen, sowohl dem Kind als auch den Eltern einen Therapieordner zur regelmäßigen Mitnahme in die Sitzungen auszuhändigen oder die

Patienten anzuregen, sich einen »besonders schönen Ordner« selbst zu gestalten oder zu kaufen. In diesem Ordner werden, auch zum regelmäßigen Überblick für den Therapeuten, alle Sitzungsberichte, Therapiematerialien, Selbstbeobachtungslisten, Bilder, Fotos, Selbstinstruktionssätze, Therapeutische Briefe usw. gesammelt. Dieser Ordner kann vom Patienten im Sinne einer Rückfallprophylaxe auch nach Beendigung der Therapie weiter benutzt werden.

Therapievertrag

Klären Sie Eltern und Kinder mündlich oder schriftlich über das therapeutische Setting auf und lassen Sie sich dies auch gegebenenfalls unterschreiben. Ein Therapievertrag kann u. a. folgende Bereiche enthalten:

- Häufigkeit der Sitzungen mit Kind und Eltern
- Sitzungsdauer
- Regelung bei Terminabsagen
- Verpflichtung zur medizinischen Abklärung oder Begleitbehandlung
- Vereinbarte Behandlungsziele
- Durchführung therapeutischer Übungsaufgaben
- Bekanntgabe zusätzlicher Behandlungs- oder Begleitmaßnahmen
- Schweigepflichtentbindung (z.B. gegenüber dem Arzt)
- Non-Suizidvertrag usw.

Trauer nach Verlust eines Elternteils

Das Hauptziel besteht zunächst darin, Stabilität und Sicherheit für den Patienten zu schaffen, in dem einerseits die bestehende Eltern-Kind-Beziehung genutzt, ausgebaut und stabilisiert und andererseits die Trauerverarbeitung des Kindes auf der emotionalen und kognitiven Ebene begleitet wird.
Die *Trauerarbeit* kann darin bestehen, Erinnerungen aufzuschreiben, Bilder zu malen, Erinnerungen und Fotos mitzubringen und dem Kind zu helfen, eine realistische Beziehung zum Verstorbenen in den Lebenslauf zu integrieren, mit den Chancen und Möglichkeiten, welche diese für die weitere Entwicklung in sich bergen.

Utilisieren

Das Nutzen oder Fruchtbarmachen des vom Kind in den Therapieprozess Eingebrachten wird als Utilisieren bezeichnet; z. B. können im Rahmen eines Brainstormings alle sinnvollen, aber auch utopischen, Lösungen, Lösungsmöglichkeiten, die einem Kind zu einem bestimmten Problem (z. B. gehänselt werden) einfallen, aufgeschrieben werden, um dann erst im Nachhinein zu entscheiden, welche dieser Lösungen speziell für dieses Kind brauchbar und welche weniger brauchbar sind.

Wolkenköpfe

Zur Arbeit mit hinderlichen und hilfreichen Kognitionen bei kleineren Kindern eignen sich die von Petermann (1996) eingesetzten sog. Wolkenköpfe, da sie den Kindern sehr anschaulich zeigen können, wie bestimmte Gedanken in ihrem Kopf ihre Gefühle und ihr Verhalten beeinflussen können. Das Kind (oder der Therapeut) malt ein Gesicht (froh, traurig, mutig usw.) mit einer Wolke anstelle der Haare. Diese Wolke symbolisiert das Gehirn und die Gedanken des Kindes. Diese kann mit entsprechenden (belastenden oder hilfreichen) Kognitionen beschriftet werden. Hier ein Beispiel:

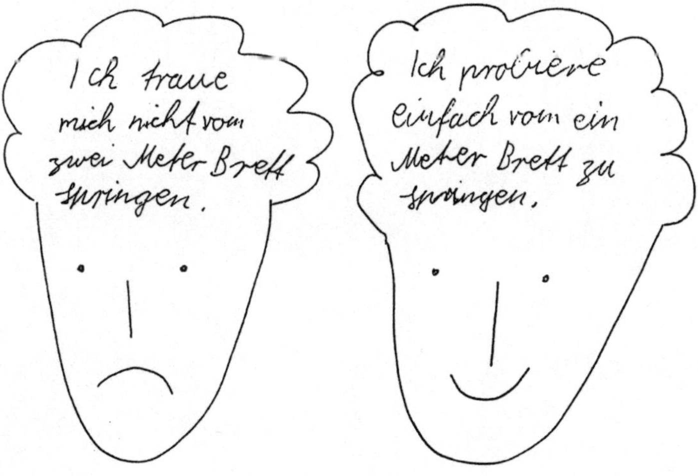
Ich traue mich nicht vom zwei Meter Brett springen.
Ich probiere einfach vom ein Meter Brett zu springen.

Zuwendung

Das allerwichtigste therapeutische Mittel ist die Förderung symptom- und leistungsunabhängiger Zuwendung durch die Eltern in Form von altersgemäßen Spielen, Gesprächen, Unternehmungen, Zärtlichkeiten usw. (s. hierzu auch die Übungen im *zweiten Band* für Bezugspersonen und Familien *Mein Wunschkind**, *Liebe ist …**, *Trösten** usw. sowie die Information *Eine Stunde Elternzeit**).

5. Fragebogen für Kinder und Jugendliche

Bitte fülle die folgenden Fragen zur Vorbereitung auf unser nächstes Treffen so vollständig wie möglich aus. Du erleichterst es mir dadurch, dir bei deinen Problemen zu helfen.

Name:.......................... Alter:...................

1. Deine Probleme:

Welche Probleme hast du?	Worunter leiden deine Eltern?

2. Lebensgeschichtliche Entwicklung:

Bitte beschreibe nun die wichtigsten (angenehmen und unangenehmen) Ereignisse deines bisherigen Lebens

	angenehm	unangenehm
0 bis 3 Jahre		
3 bis 6 Jahre		
6 bis 10 Jahre:		
10 bis 14 Jahre:		
ab 14 Jahre:		

a) ***Deine Familie:*** *Mit wem lebst du zusammen?*

....

Bitte beschreibe nun kurz deine Eltern:

Deine **Mutter**: Alter ..... Beruf: ....
(Was ist sie für ein Mensch?)

Was magst du an ihr?	Deine Wünsche an sie:

Dein **Vater**: Alter ..... Beruf: ....
(Was ist er für ein Mensch?)

Was magst du an ihm?	Deine Wünsche an ihn:

Deine **Geschwister**: Name/Alter/Schule/Beruf/Gemeinsamkeiten/
Unterschiede usw.

1. ....

2. .... usw.

Wie fühlst du dich in deiner **Familie**?

andere **Bezugspersonen** (z. B. Großeltern, Tanten, Onkel, Lehrer usw.):
Wie verstehst du dich mit ihnen?

b) Schule/Klasse: ....

Wie fühlst du dich dort? ....

Bitte zähle alle Schulen auf, die du bisher besucht hast:

Deine Noten: Deutsch ..... Mathe ..... Sport ..... Sprachen .....

Musik ..... Lernfächer ..... anderes .....

c) Deine ***Freunde und Freundinnen***
Partnerschaft (aktuelle): Falls du einen Freund/Freundin hast, beschreibe sie/ihn hier bitte kurz: Eigenschaften, Alter, Beruf, das was euch verbindet, eure Konfliktthemen, Wünsche usw.

Andere Freunde / Bekannte (Vorname, Alter, Gemeinsamkeiten)

d) Deine ***Lebenssituation:***
Wohnsituation: Wo und wie lebst du?

Was gefällt dir? / Was weniger?

Freizeit (Hobbys, körperliche Aktivitäten usw.):

Begabungen/Interessen heute:	früher:

Was gefällt dir zur Zeit an deinem Leben? / Was nicht?

3. Dein seelischer Zustand (Psychischer Befund):
Wie ist gewöhnlich deine Grundstimmung?

Was bist du für ein Mensch?

Wie würden deine Eltern/Freunde dich beschreiben?

4. Dein körperlicher Zustand:
Krankheiten/Unfälle/Operationen usw.:

Größe: . . . . . Gewicht: . . . . . Schlaf: Std.: . . . . von . . . . bis . . . .

Ernährung (viel, wenig, vegetarisch usw.)

Medikamente: . . . . Drogen: . . . . Alkohol: . . . .

Zigaretten: . . . . Kaffe/schwarzer Tee: . . . .

Wie hältst du deinen Körper fit?

5. Problemzusammenhänge (Verhaltensanalyse):
Wie sind deine Probleme deiner Meinung nach entstanden?

Wann und wo treten deine Probleme auf?

Wann und wo hast du weniger Probleme?

Welche **Gefühle, Gedanken, Körperreaktionen und Verhaltensweisen** sind für dich typisch?

Gefühle: . . . .

Gedanken: . . . .

Körperreaktionen: ....

Verhaltensweisen: ....

Deine **Selbsthilfemöglichkeiten:**
Wie hast du dir bisher selbst versucht zu helfen?

Warst du schon einmal bei einem Therapeuten oder in einer Klinik?

Wer unterstützt dich?

6. Diagnosen der behandelnden Ärzte:

Wen soll ich verständigen, wenn ich mir Sorgen um dich mache? (Name, Anschrift, Telefon)

7. Deine Wünsche und Ziele
Was möchtest du in deinem Leben verbessern oder verändern?

1.	2.
3.	4.

Satzergänzungen (bitte ergänze zum Schluss noch folgende Sätze)

Ich muss immer ....

Das Wichtigste in meinem Leben ist mir ....

Meine Eltern sind für mich ....

Es fällt mir leicht ....

Besonders schwer fällt mir ....

Wenn ich könnte wie ich wollte, dann ....

Das Gute in meinem Leben ist ....

Das Schwierige in meinem Leben ist ....

Meine wichtigsten Wünsche sind ....

Mein Lebensziel ist ....

Meine besten drei Eigenschaften sind ....

Meine Schwächen sind ....

Ich genieße es, wenn ....

Meine Problemen machen ....

Eigene Gedanken: ....

Was müsste ich noch von dir wissen, um dich noch etwas besser kennen lernen zu können?

Wie fühlst du dich jetzt nach dem Ausfüllen dieses Bogens ?

Görlitz, G. (2004). Psychotherapie für Kinder und Jugendliche.
Erlebnisorientierte Ünungen und Materialien. Pfeiffer. Reihe »Leben lernen« Nr. 174

Zum Schluss – Abschiedsbrief von Lena, 16 Jahre

Liebe Therapeutin,

ehrlich gesagt bin ich jetzt froh, dass ich das Chaos in mir und mit meiner Familie einigermaßen gut überstanden habe und nicht mehr zu den Therapiesitzungen kommen muss. Ich bin auch erleichtert, dass ich jetzt wieder ein ganz normales Leben wie alle anderen in meinem Alter leben kann und kein »Psychofall« mehr bin – bitte nicht falsch verstehen!
Trotzdem ist es mir ein wenig wehmütig in Brust und Bauch. Immerhin sind Sie eine wichtige Person in meinem Leben gewesen, der ich so vieles von mir erzählen konnte, ohne Angst haben zu müssen, abgestempelt zu werden. Sie hatten so viel Geduld mit meinen Launen und Ängsten und waren auch dann noch freundlich, wenn ich mal wieder meine therapeutischen Übungsaufgaben vergessen hatte. Ich weiß, das ist Ihr Job! Aber ich habe auch gespürt, dass Ihr Bemühen um mich und meine Eltern ernst gemeint war. Das hat einfach gut getan. Der Therapieraum war für mich eine Ruheinsel, wo ich mich fast immer geborgen gefühlt habe. Oft war ich nach den anstrengenden Familiensitzungen auch erleichtert, dass Sie auf meiner Seite standen und es trotzdem geschafft haben, meine Eltern nicht zu vergraulen.
Manche Übungen wie »den Zwang besiegen«, »Mut tut gut«, »Grenze wahren« oder »Kräfte messen« werde ich so schnell nicht mehr vergessen. Auch wenn ich bei einigen Übungen etwas rumgezickt habe und nicht immer alles umsetzen konnte, habe ich doch eine Menge gelernt über mich und meine Eltern und wie ich besser durchs Leben komme. Wir verstehen uns auch wieder besser!
Ich habe auch zwei neue Freundinnen und habe Jan gefunden. Sie sind an Ihre Stelle gerückt. Sie verstehen und mögen mich. Meine neuen Freunde machen mir Mut und geben mir Kraft – alles, was Sie auch über ein Jahr lang mit mir gemacht haben. Danke für alles! Seufz! Schluck! Nun ist es geschafft! Lena

P. S. Unser Poster »Was ich alles kann« hängt über meinem neuen Schreibtisch!

Den Kassenantrag für Lena und den Behandlungsplan finden Sie in *Band II* (Psychotherapie für Kinder und Familien)

Anhang

Verzeichnis der Übungen – Therapiematerialien – Informationen

Band 1 (Kinder und Jugendliche)

Übungen, Materialen und Therapieziele Seite

• **Informationen**

Band 2 (Eltern und Familien)

Übungen

- Blick auf das Positive
- Die Vorsichtigen und die Mutigen
- Erlebnisorientierte Kurzinterventionen (Familien)
- Familienanalyse von Bezugspersonen
- Familienkonferenz
- Familiensoziogramm
- Freundlichkeitsgesten
- Katastrophengedanken entkräften
- Kräfte messen
- Kraftquellen für die Familie
- Liebe ist …
- Mein Haustier
- Mein Wunschkind
- Neu in der Klasse
- Trösten
- Verstärken
- Wutvulkan

Therapiematerialien

- Blick auf das Positive (Fragenkatalog)
- Einfühlsame Erziehersätze
- Energiequellen
- Entwicklungsziele
- Fragebogen für Eltern und Bezugspersonen
- Freizeitrad
- Freundlichkeitsgesten
- Gefühlstrostsätze
- Gemeinsame Aktionen
- Kritik in Wünsche und Lösungen verwandeln
- Liebe ist ...
- Mäuschen ist krank
- Merkmalsliste für Hochbegabte
- Merksätze Freundlichkeitsgesten
- Nimm dir was
- Regeln für Schüler
- Richtig loben
- Selbstbeobachtung Wut
- Selbstbeobachtungsbogen (Bezugspersonen)
- Selbstinstruktion
- Spiele-Vorschläge
- Tipps für Schüler
- Umgang mit Lästern und Hänseln II
- Verhaltensbeobachtung – Beziehungsebene
- Verstärkerliste
- Wertehierarchie von Erziehungszielen
- Wirksame Erziehersätze
- Wochenplan
- Zwei-Spalten-Technik

Informationen

- Aggressives Verhalten
- Die richtige Zuwendung
- Eine Stunde Elternzeit
- Elternarbeit (Leitlinien)
- Elternfreuden
- Elterntraining

- Entscheidungskriterien (Klientensystem)
- Entwicklungsförderndes Verhalten
- Entwicklungsziele
- Erziehungsstile
- Falldokumentation
- Familienentwicklungs-Aufgaben
- Familienkonferenz (Regeln)
- Familiensitzungen
- Hausbesuche
- Hochbegabung
- Kassenantrag
- Kommunikationstraining
- Partnersitzungen
- Präventionstraining
- Problemlösetraining
- Psychosoziale Entwicklungsstufen
- Psychotherapie-Information (für Eltern)
- Pubertät
- Seelische Basisversorgung von Kindern
- Soziale Unsicherheit
- Soziale Verantwortung
- Spaß- und Spielzeit
- Spieltraining
- Supervision
- Therapeutische Briefe
- Tipps für Gespräche mit Eltern
- Tipps für Therapeuten
- Trennung und Scheidung
- Umgang mit Kinderängsten
- Verstärkerprogramm
- Verstärkerplan
- Videoanalyse
- Wunschliste
- Wutvulkan (Beispiele)

Literatur

Antonovsky, A. (1987). Unraveling the mystery of health. How people manage stress and stay well. San Francisco. Jossey Bass.

Bandura, A. (1992). Exercise of personal agency through the self-efficacy mechanism. In: Schwarzer, R. (ed.). Self-efficacy: Thought control of action. Washington, DC: Hemisphere.

Becker, P. (1995). Seelische Gesundheit und Verhaltenskontrolle. Göttingen. Hogrefe. (Kap. 12, 13).

Bellingrath, J. & Brack, U. B. (2001). Therapeutische Hausaufgaben und Verhaltensverträge. In: Lauth et al. Verhaltenstherapie mit Kindern und Jugendlichen. Weinheim. Beltz. PVU.

Blanz, B. (2003). Angststörungen. In: Herpertz-Dahlmann, B. et al. Entwicklungspsychiatrie. Stuttgart. Schattauer.

Blöschl, L. (2001). Depression. In: Lauth, G. W. et al. Verhaltenstherapie mit Kindern und Jugendlichen. Weinheim. Beltz. PVU.

Borg-Laufs, M. (1999). (Hrsg.). Lehrbuch der Verhaltenstherapie mit Kindern und Jugendlichen. Band I. Grundlagen. Tübingen. dgvt.

Borg-Laufs, M. (2001). (Hrsg.). Lehrbuch der Verhaltenstherapie mit Kindern und Jugendlichen. Band II. Interventionsmethoden. Tübingen. dgvt.

Borg-Laufs, M. & Trautner, H. M. (1999). Entwicklungspsychologische Grundlagen der Kinder- und Jugendlichenpsychotherapie. In: Borg-Laufs, M. Lehrbuch der Verhaltenstherapie mit Kindern und Jugendlichen. Band I. Tübingen. dgvt.

Bormann, M. (2001). Das Explorationsgespräch mit Kindern. In: Borg-Laufs, M. Lehrbuch der Verhaltenstherapie mit Kindern und Jugendlichen. Band II. Tübingen. dgvt.

Böse, R. & Geissner, E. (2001). Anorexia nervosa. In: Lauth, G. W. et al. Verhaltenstherapie mit Kindern und Jugendlichen. Weinheim. Beltz. PVU.

Braun, G. & Wolters, D. (1991). Das große und das kleine NEIN. Mülheim. Verlag an der Ruhr.

Brem-Gräser, L. (1995). 7. Aufl. Familie in Tieren. Die Familiensituation im Spiegel der Kindererziehung. München. Reinhard.

Comer, R. J. (2001). Klinische Psychologie. Heidelberg. Spektrum Akademischer Verlag.

Cicchetti, D. (1999). Entwicklungspsychopathologie. In: Oerter et al. (1999). Weinheim. Beltz. PVU.

Deutsche Gesellschaft für Kinder- und Jugendpsychiatrie und Psychotherapie. (Hrsg.) (2000). Leitlinien zur Diagnostik und Therapie von psychischen Störungen im Säuglings-, Kindes- und Jugendalter. Köln. Deutscher Ärzteverlag.

Döpfner, M. (2001). Zwangsstörungen. In: Lauth, G. W. et al. Verhaltenstherapie mit Kindern und Jugendlichen. Weinheim. Beltz. PVU.

Döpfner, M.; Frölich, J. & Lehmkuhl, G. (2000). Hyperkinetische Störungen. Göttingen, Hogrefe.

Döpfner, M. & Hastenrath, B. (2001). Konfrontation und Reaktionsverhinderung. In: Borg-Laufs, M. Lehrbuch der Verhaltenstherapie mit Kindern und Jugendlichen. Band II. Tübingen. dgvt.

Dreher, E. & Dreher, M. (1985). Entwicklungsaufgaben im Jugendalter: Bedeutsamkeit und Bewältigungskonzepte. In: Liepmann, D. & Stiksrud, A. (Hrsg). Entwicklungsaufgaben und Bewältigungsprobleme in der Adoleszenz. Göttingen. Hogrefe.

DSM-IV-TR Textrevision (2003). Göttingen. Hogrefe.

Eckstein, B. & Fröhlig, B. (2000). Praxishandbuch der Beratung und Psychotherapie. Stuttgart. Pfeiffer bei Klett-Cotta.

Emmelkamp, P. M. G. & van Oppen, P. (2000). Zwangsstörungen. Göttingen. Hogrefe.

Fiedler, P. (1996). Verhaltenstherapie in und mit Gruppen. Weinheim. Beltz. PVU.

Fiedler, P. (1999). Salutogenese und Pathogenese in der Persönlichkeitsentwicklung. In: Oerter, R. et al. Klinische Entwicklungspsychologie. Weinheim. Beltz. PVU.

Fröhlich, W. D. (1997). Wörterbuch Psychologie. München. dtv.

Galbraith, J. & Delisle, J. (1996). The Gifted Kid's Survival Guide. Minneapolis. Kanada. Free Spirit Publishing.

Gontard, v. A. (2003). Enuresis, Enkopresis. In: Herpertz-Dahlmann, B. et al. Entwicklungspsychiatrie. Stuttgart. Schattauer.

Gontard, v. A. & Lehmkuhl, G. (2002). Enuresis. Göttingen. Hogrefe.

Gontard, v. A. & Lehmkuhl, G. (2004). Ratgeber Einnässen. Göttingen. Hogrefe.

Görlitz, G. (1993). Kinder ohne Zukunft? Verhaltenstherapeutische Praxis im Erzieheralltag. Stuttgart: Pfeiffer bei Klett-Cotta

Görlitz, G. (1994 a). Soziale Ängste: Verständnis und Therapie. Einzel- und Gruppenbehandlung. In: Sulz (Hrsg.). Das Therapiebuch. München. CIP-Medien.

Görlitz, G. (1994 b). Stottern – Entstehung und Behandlung. In: Sulz (Hrsg.). Das Therapiebuch. München. CIP-Medien.

Görlitz, G. (2000). Gefühlsübungen – die emotionale Wende. In: Sulz, S. K. D. Von der Kognition zur Emotion. München. CIP-Medien.

Görlitz, G. (2003 a). 3. Aufl. Körper und Gefühl in der Psychotherapie. Basisübungen. Stuttgart. Pfeiffer bei Klett-Cotta.

Görlitz, G. (2003 b). 2. Aufl. Körper und Gefühl in der Psychotherapie. Aufbauübungen. Stuttgart. Pfeiffer bei Klett-Cotta.

Grawe, K. (1998). Psychologische Therapie. Göttingen. Hogrefe.

Grossmann, K. E. & Grossmann, K. (2003 a). (Hrsg.). Bindung und menschliche Entwicklung. Stuttgart. Klett-Cotta.

Grossmann, K. & Grossmann, K. E. (2003 b). Elternbindung und Entwicklung des Kindes in Beziehungen. In: Herpertz-Dahlmann, B. et al. Entwicklungspsychiatrie. Stuttgart. Schattauer.

Grotloh-Amberg, H. (1987). Verhaltenstherapie mit Kindern. In: Petzold, H. & Ramin, G. (Hrsg.). Schulen der Kinderpsychotherapie. Paderborn. Junfermann.

Harrington, R. C. (2001). Kognitive Verhaltenstherapie bei depressiven Kindern und Jugendlichen. Göttingen. Hogrefe.

Havighurst, R. J. (1982). Developmental tasks and education. New York. Langman.

Herpertz-Dahlmann, B.; Resch, F.; Schulte-Markwort, M. & Warnke, A. (2003). Entwicklungspsychiatrie. Biopsychologische Grundlagen und die Entwicklung psychischer Störungen. Stuttgart. Schattauer.

Hippler, B. & Görlitz, G. (2001). Selbsterfahrung in der Gruppe. Person- und patientenorientierte Übungen. Stuttgart. Pfeiffer bei Klett-Cotta.

Hinsch, R. & Pfingsten, U. (2002). 4. völl. neu bearb. Aufl. Gruppentraining sozialer Kompetenz. Weinheim. Beltz. PVU.

Hungerige, H. (2001). Das Explorationsgespräch mit Eltern. In: Borg-Laufs, M. Lehrbuch der Verhaltenstherapie mit Kindern und Jugendlichen. Band II. Tübingen. dgvt.

ICD-10 Kapitel V (F). (2000). Bern. Huber.

ICD-10-GM. (2004). Köln. Deutsches Institut für Medizinische Dokumentation und Information.

Joormann, J. & Unnewehr, S. (2002). Behandlung der sozialen Phobie bei Kindern und Jugendlichen. Ein kognitiv-therapeutisches Gruppenprogramm. Göttingen. Hogrefe.

Junge, J.; Neumer, S.; Manz, R. & Margraf, J. (2002). Gesundheit und Optimismus GO. Trainingsprogramm für Jugendliche. Weinheim. Beltz. PVU.

Kanfer, F. H.; Reinecker, H. & Schmelzer, D. (1996). Selbstmanagementtherapie. Berlin–Heidelberg. Springer.

Kazdin, A. E. & Weisz, J. (1998). Identifying and developing empirically supported child and adolescent treatments. Journal of Consulting and Clinical Psychology, 66, 19–36.

Kern, H. J. (2001). Stottern. In: Lauth, G. W. et al. Verhaltenstherapie mit Kindern und Jugendlichen. Weinheim. Beltz. PVU.

Keupp, H. (1997). Von der (Un-)Möglichkeit, erwachsen zu werden – Jugend zwischen Multioptionalität und Identitätsdiffusion. Gemeindepsychologie-Rundbrief, 3, 10 bis 25.

Krucker, W. (2000). Diagnose und Therapie in der klinischen Kinderpsychologie. Stuttgart. Pfeiffer bei Klett-Cotta.

Laessle, R. G.; Wurmser, H. & Pirke, K. M. (1996). Essstörungen. In: Margraf, J. Lehrbuch der Verhaltenstherapie. Band 2. Berlin. Springer.

Lauth, G. W., Brack, U. B. & Linderkamp, F. (2001). Verhaltenstherapie mit Kindern und Jugendlichen. Weinheim. Beltz. PVU.

Lehmkuhl, G. & Döpfner, M. (2003). Aufmerksamkeitsdefizit-/Hyperaktivitätsstörung (ADHS). In: Herpertz-Dahlmann, B. et al. Entwicklungspsychiatrie. Stuttgart. Schattauer.

Lenz, A. (1999). Modelle psychischer Störungen des Kindes- und Jugendalters. In: Borg-Laufs, M. Lehrbuch der Verhaltenstherapie mit Kindern und Jugendlichen. Band II. Tübingen. dgvt.

Lieberman, A. F. & Pawl, J. H. (1990). Disorders of attachment and secure base behavior in the second year of life: Conceptual issues and clinical intervention. In: Greenberg, M. T. & Networsky (Eds). Attachment in the preschool years. Chicago. University of Chicago Press.

Maaser, R.; Besuden, F.; Bleichner, F. & Schüfi, R. (1994). Theorie und Methoden der körperbezogenen Psychotherapie. Stuttgart. Kohlhammer.

Mackowiak, K. (1999). Motivations- und Beziehungsaufbau in der Verhaltenstherapie mit Kindern und Jugendlichen. In: Borg-Laufs, M. Lehrbuch der Verhaltenstherapie mit Kindern und Jugendlichen. Band I. Tübingen. dgvt.

Margraf, J. (Hrsg.). (1996). Lehrbuch der Verhaltenstherapie. Band 2: Störungen. Berlin. Springer.

Oerter, R. & Dreher, E. (1995). Jugendalter. In: Oerter, R. & Montada, L. Entwicklungspsychologie. Weinheim. Beltz. PVU.

Oerter, R. & Montada, L. (Hrsg.) (1995). Entwicklungspsychologie. 3. Aufl. Weinheim. Beltz. PVU.

Oerter, R. & Montada, L. (Hrsg.) (2002). Entwicklungspsychologie. 5. vollst. überarb. Aufl. Weinheim. Beltz PVU.

Oerter, R.; von Hagen, C.; Röper, G. & Noam, G. (Hrsg.) (1999). Klinische Entwicklungspsychologie. Weinheim. Beltz. PVU.

Papousek, M. & v. Gontard, A. (Hrsg.) (2003). Spiel und Kreativität in der frühen Kindheit. Stuttgart. Pfeiffer bei Klett-Cotta.

Parnell, L. (2003). EMDR-Therapie mit Erwachsenen. Kindheitstrauma überwinden. Stuttgart. Pfeiffer bei Klett-Cotta.

Petermann, F. (2004). Klinische Kinderpsychologie: Aufgaben und Berufsfelder. In: Report Psychologie, 1/2004. Göttingen. Hogrefe.

Petermann, F. (Hrsg.) (2000). Lehrbuch der Klinischen Kinderpsychologie und -psychotherapie. Göttingen. Hogrefe.

Petermann, F. & Petermann, U. (1997). Training mit aggressiven Kindern. Weinheim. Beltz. PVU.

Petermann, U. & Petermann, F. (1996). Training mit sozial unsicheren Kindern. Weinheim. Beltz. PVU.

Petzold, H. & Ramin, G. (Hrsg.) (1991). Schulen der Kinderpsychotherapie. Paderborn. Junfermann.

Pfingsten, U. & Hinsch, R. (1991). Gruppentraining sozialer Kompetenzen (GSK). Weinheim. Psychologie Verlagsunion.

Pulverich, G. (2001). Rechtliche Bedingungen. In: Lauth, G. W. et al. Verhaltenstherapie mit Kindern und Jugendlichen. Beltz. PVU.

Rauh, H. (2002). Vorgeburtliche Entwicklung und frühe Kindheit. In: Oerter, R. & Montada, L. Entwicklungspsychologie. Weinheim. Beltz. PVU.

Reddemann, L. (2004). Psychodynamische Imaginative Traumatherapie. PITT – Das Manual. Stuttgart. Pfeiffer bei Klett-Cotta.

Reddemann, L. (2003). 6. Aufl. Imagination als heilsame Kraft. Zur Behandlung von Traumafolgen mit ressourcenorientierten Verfahren. Stuttgart. Pfeiffer bei Klett-Cotta.

Reinecker, H. (1999). Lehrbuch der Verhaltenstherapie. Tübingen. dgvt-Verlag.

Reiter-Theil, S.; Aich, H. & Reiter, L. (1993). Der ethische Status des Kindes in der Familien- und Kinderpsychotherapie. Praxis der Kinderpsychologie und Kinderpsychiatrie, 42, 14–20.

Remschmidt, H. & Mattejat, F. (2003). Therapieevaluation bei psychischen Störungen von Kindern und Jugendlichen. Dtsch. Ärzteblatt (Heft 16). Köln. Deutscher Ärzte-Verlag.

Resch, F. (1996). Entwicklungspsychopathologie des Kindes- und Jugendalters. Weinheim. Beltz. PVU.

Resch, F. (1999). Beitrag der klinischen Entwicklungspsychologie zu einem neuen Verständnis von Normalität und Pathologie. In: Oerter, R. et al. Klinische Entwicklungspsychologie. Weinheim. Beltz. PVU.

Rollett, B. (2002). Frühe Kindheit, Störungen, Entwicklungsrisiken, Förderungsmöglichkeiten. In: Oerter, R. & Montada, L. Entwicklungspsychologie. Weinheim. Beltz. PVU.

Sarimski, K. (2001). Störungen mit Trennungsangst. In: Lauth, G. W. et al. Verhaltenstherapie mit Kindern und Jugendlichen. Weinheim. Beltz. PVU.

Schmelzer, D. (1997). Verhaltenstherapeutische Supervision. Theorie und Praxis. Hogrefe. Göttingen.

Schmidt-Traub, S. (2001). Selbsthilfe bei Angst im Kindes- und Jugendalter. Hogrefe. Göttingen.

Schneewind, K. A. (2002). Familienentwicklung. In: Oerter, R. & Montada, L. Entwicklungspsychologie. Weinheim. Beltz. PVU.

Scholz, W. (1994). Die therapeutische Beziehung. In: Sulz, S. K. D. (Hrsg.). Das Therapiebuch. München. CIP-Medien.

Schwartz, J. M. (1999). Zwangshandlungen und wie man sich davon befreit. Frankfurt a. M. Fischer.

Seligman, M. E. P. (1995). The optimistic child. Boston, NJ: Houghton Mifflin Company.

Sroufe, L. A. (1979). Socioemotional development. In: Osofsky, J. D. (Ed.). Handbook of infant development. New York. Wiley.

Sroufe, L. A. & Rutter, M. (1984). The domain of developmental psychopathology. Child Development, 55, 17–29 (Kap. 19).

Steil, R. (2001). Posttraumatische Belastungsstörungen. In: Lauth, G. W. et al. Verhaltenstherapie mit Kindern und Jugendlichen. Weinheim. Beltz. PVU.

Steinhausen, H.-C. & v. Aster, M. (1993). Handbuch Verhaltenstherapie und Verhaltensmedizin bei Kindern und Jugendlichen. Weinheim. Beltz. PVU.

Sulz, S. K. D. (1994). Strategische Kurzzeittherapie. München. CIP-Medien.

Sulz, S. K. D. (Hrsg.) (1994). Das Therapiebuch. München. CIP-Medien.

Sulz, S. K. D. (2003) (Hrsg.). Von der Balintgruppe zur Interaktionellen Fallarbeit. Patientenzentrierte Selbsterfahrung zur Aus- und Weiterbildung und als Qualitätssicherung. München. CIP-Medien.

Sulz, S. K. D. & Lenz, G. (Hrsg.) (2000). Von der Kognition zur Emotion. Psychotherapie mit Gefühlen. München. CIP-Medien.

Süss-Burghart, H. (2001). Fütter- und Ess-Störungen bei kleinen und behinderten Kindern. In: Lauth, G. W. et al. Verhaltenstherapie mit Kindern und Jugendlichen. Weinheim. Beltz. PVU.

Toman, W. (1987). Familienkonstellationen. München. Beck.

Traue, H. C. & Deighton, R. M. (2000). Emotionale Hemmung: Dysregulation von Emotionen als Risikofaktor für Gesundheit. In: Sulz, S. K. D. & Lenz, G. Von der Kognition zur Emotion. Psychotherapie mit Gefühlen. München. CIP-Medien.

Unterbruner, U. (1991). Umweltangst – Umwelterziehung. Vorschläge zur Bewältigung der Ängste Jugendlicher vor Umweltzerstörung. Linz. Veritas.

Vopel, Klaus W. (1992). Wege des Staunens. Probleme lösen. Band IV. Salzhausen. Iskopress.

Warnke, A. (2001). Soziale Ängste, Schüchternheit und Selbstwertprobleme. In: Lauth, G. W. et al. Verhaltenstherapie mit Kindern und Jugendlichen. Weinheim. Beltz. PVU.

Zimbardo, Ph. G. (1999). Psychologie. Lehrbuch. Springer. Berlin.

Zimmermann, P. (2001). Reaktive Bindungsstörungen im Kindesalter. In: Lauth, G. W. et al. Verhaltenstherapie mit Kindern und Jugendlichen. Weinheim. Beltz. PVU.

Die Autorin:
Dipl.-Psych. Gudrun Görlitz
Psychologische Praxisgemeinschaft Psychotherapie
Alpenstraße 33
86159 Augsburg